门诊护理专科护士培训指南

冯 梅 李 娟 ◎ 主编

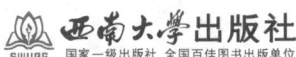

图书在版编目(CIP)数据

门诊护理专科护士培训指南 / 冯梅, 李娟主编. -- 重庆 : 西南大学出版社, 2025.6. -- ISBN 978-7-5697-2915-3

Ⅰ. R47-62

中国国家版本馆CIP数据核字第2025PB1759号

门诊护理专科护士培训指南

MENZHEN HULI ZHUANKE HUSHI PEIXUN ZHINAN

冯 梅 李 娟 主 编

选题策划	李　勇
责任编辑	况　勇
责任校对	雷　兮
装帧设计	闰江文化
排　　版	张　艳
出版发行	西南大学出版社(原西南师范大学出版社)
地　址	重庆市北碚区天生路2号
邮　编	400715
电　话	023-68868624
印　　刷	重庆新荟雅科技有限公司
成品尺寸	170 mm×240 mm
印　张	24
字　数	408千字
版　次	2025年6月 第1版
印　次	2025年6月 第1次印刷
书　号	ISBN 978-7-5697-2915-3
定　价	79.00元

编 委 会

主　编：冯　梅　李　娟

副主编：石　果　张　华　唐　兰　黄龙贤

编　者：王　琦　李仁华　贾雯碧　付兰英　翟　健　曾爱中
　　　　黄　洁　吴春蓉　刘　捷　唐　娇　杨　欣　胡　丹
　　　　余静雅　顾思佳　胡　蓉　刘　欣　刘禹泽　郑　玲
　　　　彭攀宇

专家组：赵庆华　丁　福

前言

门诊是医疗机构的关键场所,也是诊疗技术、智慧化管理、人文服务综合水平集中体现的窗口。近年来,随着社会进步和经济快速发展,人们对健康的需求不断演变和提高。以人民健康为中心的医院高质量发展,对门诊提出更高的要求和寄予更多的期盼。全国各地医疗机构的门诊诊疗量持续增加,门诊护理内涵更加丰富,护理领域不断拓展延伸,服务模式日益创新。鉴于此,急需编撰一本针对门诊护理的具有实用性、指导性的书籍,供广大门诊护士学习参考,以促进门诊护理高质量发展。

本书编委系重庆医科大学附属第一医院工作者,长期从事临床护理工作,有着丰富的医疗、教学和科研经验,历时两年倾心创作本书。旨在进一步提升门诊护理人员专科业务能力和专业素养,进一步加强门诊护士队伍建设,丰富门诊护理服务内涵与外延,提升门诊护理人员管理水平和创新能力,推动门诊护理高质量发展,改善门诊患者就医体验,深化门诊护士职业获得感和增强人民群众幸福感。

本书共14个章节,主要从医院门诊角度阐述门诊护理概况、门诊护理管理、感染预防与控制、技能操作、健康教育、护理心理学、护理礼仪与人际沟通、应急事件处理、护理专科门诊建设、伤口造口护理、门诊信息化建设、门诊护理伦理与法律、门诊护理教学和门诊护理科研等内容,致力于全方位提升门诊护士临床思维能力、专业实践能力及管理能力。

本书对从事门诊管理相关工作和门诊护理的专业人士提供学习参考,对医院门诊护理学科建设起到启发作用,以学科建设带动门诊护理人才培养和护理服务能力提升,为发展专科护士队伍提供人才培养路径。

门诊护理任重而道远,在医疗事业快速发展的今天,我们需不断学习创新护理服务模式,加强门诊护理人才培养,进一步从护理体系、服务、技术、管理、人才等多维度统筹推动门诊护理高质量发展,提高门诊护理同质化水平,为人民大众的健康保驾护航。

赵庆华

目录

第一章 门诊护理学总论 /001

- 第一节 门诊概述 /002
- 第二节 门诊护理 /007
- 第三节 门诊护理发展趋势 /010

第二章 门诊护理管理 /015

- 第一节 门诊护理管理概述 /016
- 第二节 人力资源管理 /019
- 第三节 门诊护理质量与安全 /026
- 第四节 护理管理工具与实践 /035
- 第五节 门诊环境管理 /039
- 第六节 门诊常用医学装备管理 /043

第三章 医院感染预防与控制 /049

- 第一节 概述 /050
- 第二节 清洁与消毒 /054
- 第三节 安全注射 /057

第四章　门诊常用护理技能 /059

- 第一节　生命体征测量 /060
- 第二节　静脉血液标本采集 /066
- 第三节　心肺复苏术 /072
- 第四节　海姆立克急救法 /076

第五章　门诊健康教育 /079

- 第一节　门诊健康促进与健康教育 /080
- 第二节　科普素质培养 /086
- 第三节　科普技巧培养 /088
- 第四节　门诊常见疾病的健康教育 /095
- 第五节　门诊常见检查注意事项 /108

第六章　门诊护理心理学 /121

- 第一节　护理心理学概述 /122
- 第二节　门诊患者心理评估 /127
- 第三节　门诊患者心理健康问题 /131
- 第四节　门诊患者心理干预技巧 /137
- 第五节　门诊护士心理健康与维护 /142

第七章　护理礼仪与人际沟通 /157

- 第一节　护患关系 /158
- 第二节　护理礼仪 /171
- 第三节　人文关怀 /179

第八章 门诊应急事件处理 /191

- 第一节 门诊突发事件应急处理流程 /192
- 第二节 门诊急危重症处理流程与护理 /200

第九章 护理专科门诊 /225

- 第一节 护理门诊发展 /226
- 第二节 护理门诊模式 /229
- 第三节 护理门诊管理 /235
- 第四节 特殊门诊护理管理 /237

第十章 伤口造口护理门诊 /241

- 第一节 伤口概述 /242
- 第二节 伤口评估及处理 /249
- 第三节 造口评估及护理 /265

第十一章 门诊信息化建设 /285

- 第一节 医院信息系统发展简史 /286
- 第二节 门诊信息系统 /289
- 第三节 门诊分诊叫号系统 /293
- 第四节 智慧门诊建设趋势 /296

第十二章 门诊护理伦理与法律 /303

- 第一节 伦理及护理伦理概述 /304

- 第二节　门诊护理工作中的伦理与法律　/305

第十三章　门诊护理教学　/311

- 第一节　护理教学概述　/312
- 第二节　护理教学目标　/315
- 第三节　护理教学方法　/318
- 第四节　护理教学的组织形式　/321
- 第五节　门诊护理教学课程思政　/329
- 第六节　护理教学评价　/335

第十四章　门诊护理研究　/345

- 第一节　文献检索　/346
- 第二节　门诊科研设计基本方法　/353
- 第三节　门诊科研论文撰写规范　/366
- 第四节　其他论文撰写　/371

门诊护理专科护士培训指南

第一章

门诊护理学总论

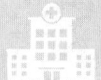

第一节 门诊概述

一、门诊概述

门诊（outpatient department）是医疗机构内为不需要住院或尚未住院的患者提供疾病咨询、预防、诊断、治疗、护理、康复等医疗服务的场所。近年来，随着医疗卫生事业高质量发展的推动，我国医疗机构门诊诊疗服务量持续增加，服务范围和内涵不断拓展。2021年，全国二级以上医疗机构门诊诊疗量达到30亿人次以上，新的服务形式如预约诊疗、多学科联合（MDT）门诊、特需门诊、罕见病门诊、护理专科门诊等也日益增多，人们对门诊护理专业的需求不断提高[1]。门诊的高质量发展不断满足人民群众对美好生活的向往和健康需求。

门诊护理质量和管理能力对门诊诊疗服务质量有显著影响。门诊诊疗服务摒弃以前的"三长一短"现象，向智能化、人性化、科学化、规范化方向全方位发展，这就紧迫要求门诊护理向专业化、规范化、科学化方向发展。门诊相对于病房来说具有环境更复杂、人流量较大、流程较多、应急突发事件较多等特性，门诊护理将以门诊文化建设为核心，以门诊护理质量为抓手，从门诊环境管理、技能操作、健康教育与科普、护理礼仪与人际沟通、应急事件处理、护理专科门诊建设、门诊信息化建设、门诊护理教学和门诊护理科研等多维度打造门诊护理专业，全方位提升门诊护士临床思维能力、专业实践能力及管理能力，以适应医疗健康产业发展趋势。

二、门诊文化建设

1. 门诊文化的概念

门诊文化是指包括对门诊组织结构和管理模式的制定、员工责任意识和集体荣誉感等价值体系的培养,是医院文化的外显表现。这种文化是在医院文化基础上形成的,具有门诊独特性的文化。门诊文化是门诊医疗活动和文化相结合的产物,是门诊全体工作人员在长期工作和生活中创造的物质成果与精神成果的集中反映[2]。

2.门诊文化的特征

(1)战略性:文化建设是一个系统性工程,需要从整体和长远的角度出发,根据门诊的实际情况、外部环境和时代需求进行系统性考虑和规划。

(2)实效性:门诊文化是门诊管理学科的积累成果,它反映了时代精神,并具体化、个性化地将其展现出来,具有明显的时代特征。

(3)人文性:门诊的服务对象和从业人员都是具有社会属性的个体,并且门诊是人员聚集的场所,因此,门诊文化建设实质上是关于个体的建设。人文理念是门诊文化建设的基础,需要建立以职工为核心的管理理念,并同时体现以患者为中心的服务理念。

(4)独特性:门诊文化的独特性是其生命力的源泉,可以带来强大的竞争优势,体现在门诊拥有特有的管理模式、管理理念、价值观念、行为规范及员工责任感、荣誉感等方面,从而形成明显的群体差异性和辨识度。

(5)导向性:随着门诊文化的形成和沉淀,其对团体成员的行为举止有潜移默化的指导性和影响力,影响群体行为和认知,并使之达成高度一致性。

3.文化建设在门诊管理中的作用

(1)引领作用:医院是一个开放的系统,门诊作为服务的窗口,对医院乃至整个社会起着重要的影响。门诊文化建设需确保门诊目标以医院核心文化价值观为基础,从而推动医院目标的实现。

(2)内化作用:内化作用是指通过门诊管理形成一种团体文化氛围,将医德医风观念、行为规范、价值取向和规章制度等因素内化为医务人员的自身素质,从而影响群体意识。门诊文化可以通过内化作用引导门诊工作人员高效完成各项医疗服务工作,从而促进门诊的高质量发展。

(3)约束作用:门诊文化对门诊运行中的制度、目标、过程和结果都具有一定的约束作用,会潜移默化地影响门诊医务人员的言行准则。在门诊文化的影响下,门诊管理可以实现组织合理控制和成员自觉遵守的约束机制。

(4)凝聚作用:门诊文化建设有助于协调门诊工作人员之间的关系,激发员工主动服务意识和创造力,满足员工工作归属感和情感的需求,从而推动"门诊人"在观念和行为上形成凝聚力和合力,发挥"门诊人"的主观能动性,促进医院门诊快速发展。

4.建设门诊文化的方法

(1)科学管理是门诊文化建设的基础。管理人员应不断更新观念,因地制宜地创新,以适应时代的新形势和新要求。例如,贯彻"以患者为中心"的理念,提供全程"五心"(接待热心、解释耐心、护理精心、治疗细心、征求意见虚心)优质护理服务;门诊实行标准化、规范化、数字化管理;门诊的高质量发展离不开科学的管理,若管理无法跟上发展的步伐,将导致门诊资源的闲置浪费或低效运转,增加门诊医疗运营成本。

(2)门诊精神是门诊文化的灵魂,在建设门诊文化中扮演着关键角色。门诊精神可以增强医务人员主动承担责任的自觉性,激发工作积极性,增强主动关注最新门诊诊疗服务水平和发展前景的意识等。培育核心价值观和门诊精神是建设门诊文化的重要方式,能够激励医务人员为门诊的发展做贡献,形成积极向上的思想观念和群体意识,使优秀的门诊精神真正成为门诊文化的核心。

(3)管理制度是门诊文化建设的保障。一个健全的管理制度可以推动门诊的良性发展,例如实施绩效管理、推行奖惩机制以体现公平公正等。科学应用管理制度会保障门诊工作正常运行,提升工作人员的服务质量,增强医院门诊的经济效益和社会效益,提高医院门诊的社会竞争力[3]。

(4)坚持"以人为本"理念是门诊文化建设的关键。人是门诊文化的核心,门诊医务人员是建设门诊文化的主体,他们既是门诊文化的体现者,也是门诊形象的塑造者,应充分发挥门诊人的主人翁精神。建立健全门诊管理制度,营造良好的工作氛围,提升个人素养,树立良好的门诊医务人员形象。通过系统的培训和学习,提高医务人员的专业水平和服务质量,增强医务人员的自我竞争意识,提升门诊的社会竞争力。坚持"以患者为中心"的理念,着力提升门诊服务质量,建立信任和谐的医患关系,畅通医患沟通渠道,持续改善患者门诊就医体验和感受。

三、门诊质量管理

1. 门诊质量管理

门诊质量管理是指依据门诊质量的特点和相关法律法规要求,运用现代科学管理方法,对门诊服务的要素、流程和结果进行有效管理与控制,以实现门诊质量不断提升的目标。门诊质量管理是医疗机构质量管理的重要组成部分,二级及以上医疗机构应将门诊质量管理纳入医疗质量管理委员会工作体系,明确负责门诊日常管理工作的部门,建立门诊质量管理制度,按照院、科两级责任制不断完善门诊质量管理体系,加强日常监督检查,定期收集、分析、反馈门诊质量数据,推动门诊质量持续改善[1,4]。

2. 门诊质量管理制度

门诊质量管理制度是指根据国家相关法律法规和管理要求由医疗机构制定的、要求医疗机构及其医务人员在门诊诊疗活动中严格遵守的一系列规章制度。主要包括医务人员出诊管理制度、号源管理制度、预检分诊制度、门诊医疗文书管理制度、多学科联合(MDT)门诊制度、特需门诊制度、门诊转诊制度、门诊手术管理制度,以及门诊突发事件应急处理制度、危急值管理制度、传染病管理制度等。为了进一步加强医疗机构门诊的质量管理,提升门诊医疗服务的质量,保障医疗安全,2022年6月国家卫生健康委办公厅发布了《医疗机构门诊质量管理暂行规定》[1]。这一规定目前在门诊管理领域具有重要的参考价值。

3. 门诊护理质量与安全管理

门诊护理质量与安全管理是门诊质量的基石,例如门诊环境与标识的规范与安全,仪器设备的维护与管理,门诊沟通解释及健康宣教,门诊流程优化,门诊护理技能操作等都直接影响门诊诊疗质量与安全。门诊护理质量是门诊质量管理的重要环节。管理人员依据门诊场所的特性,结合诊疗能力不断提升门诊护理质量,改善人民群众就医获得感和体验感。

四、门诊发展趋势

随着科技的进步和人们对健康的需求不断增加,医疗领域也在不断发展和创新。门诊作为医疗服务的重要组成部分,未来发展趋势是更加注重个性化服务、智能化技术应用和多学科融合发展。

1. 个性化服务

传统的门诊服务通常是按照一般的流程进行,医生给出诊断和治疗建议,而患者需要自行选择是否接受。然而,每个人的身体状况和需求都是不同的,对待疾病和健康问题的方式也因人而异。未来的门诊可能将通过细致入微的检查和个性化的诊疗方案来满足患者的不同需求,帮助患者更好地了解自己的身体状况并做出精准决策。

2. 智能化技术应用

随着人工智能和大数据技术的发展,医疗健康领域的智能化应用也在逐步发展和普及。未来门诊的设施设备将更加自动化和智能化,可以迅速采集和分析患者的身体数据,并提供精确的诊断和治疗建议。患者可以通过智能手机或其他终端设备随时随地与医务人员进行在线交流或咨询,同时医务人员也可以利用大数据技术对患者的历史病历和临床数据进行查阅分析,提高诊断和治疗的精准性。

3. 多学科融合发展

目前大多数门诊服务通常由单个医生或医疗团队提供,而未来的门诊将可能引进更多的专业人士和资源,实现跨学科综合协作,共享医疗资源和服务,提高对患者的整体健康服务水平。

(冯梅)

第二节 门诊护理

一、门诊护理概述

门诊护理是指已取得护士执业资格的护士在门诊服务场所从事护理工作,如环境管理、健康教育、基础护理、专科护理、心理护理、护理教学和护理科研等。按照国家卫生健康委颁布的《全国护理事业发展规划(2021—2025年)》提出的"进一步从护理体系、服务、技术、管理、人才等多维度统筹推动护理高质量发展,提高护理同质化水平"的要求,并认真贯彻国家卫生健康委《关于开展全面提升医疗质量行动(2023—2025年)的通知》和《关于开展改善就医感受,提升患者体验主题活动的通知》的要求,加强门诊护理队伍建设,切实发挥门诊优质护理优势,改善门诊护理资源布局,满足人民群众日益增长的健康需求。以患者需求为导向、护理人才培养为核心,拓展门诊护理专业内涵,注重门诊护士全方位思维能力、实践能力和人文素养的培养。

门诊护理专科护士培训是一项旨在加强门诊护理学科建设和人才培养的创新举措。通过系统全面的培训,护士能够掌握较丰富的临床疾病护理理论知识及操作技能,提升沟通协调能力和应急处置能力,能灵活高效处置现场突发情况和启动紧急预案,更好地为门诊患者提供优质、全面的专业护理,并不断提升护理教学、科研和管理能力。教学相长,促进门诊护理工作贴近患者、贴近临床和贴近社会,能进一步增强人民群众门诊就医获得感、幸福感、安全感。

二、门诊护理的重要性

(1)门诊护理是促进患者健康的关键环节之一。门诊护理涉及的患者群体庞大,受众广泛,门诊护理质量直接影响患者的就医感受、体验甚至是其生命安全与质量。门诊护理通过借助人工智能,提供专业规范的服务,保障和促进人群健康。

(2)门诊护理是保障门诊诊疗质量与安全的重要环节之一。门诊护理服务以人(即患者)为核心,作为医疗服务系统中的重要环节之一,起着承上启下的作用,其运行必须符合相应的制度、规范、流程和注意事项等,而服务质量的优劣直接影响着门诊医疗的质量和安全水平。

(3)门诊护理是护理学科发展的影响因素之一。随着护理学科向着精细化和亚专科化方向发展,门诊护理作为护理学的一个亚专科领域,具有独特的专业性、知识性、技能性和复杂性。门诊护理学科向专业化方向发展,门诊护士职业获得感增强,对推动护理学科的进步起着积极作用。越来越多的医院不再把门诊当作护士养老的场所,而是高度重视门诊护理的发展,从选人到用人都对门诊护理的发展给予关注。

三、门诊护理的现状

1.地区发展不均衡

我国门诊护理东西部地区发展不均衡、城乡发展不均衡问题较为突出。据《2025—2030中国医院和门诊护理中心行业报告》显示,一线城市的市场规模占全国总量的45%,而中西部仅占25%,基层医疗机构设备缺口率达30%;此外,国家卫生健康委《全国护理事业发展规划》指出,我国护士分布不均,部分中西部省份不足30%,远低于东部发达地区;而且城市每万人拥有注册护士人数是农村的近2倍,城乡护士比存在结构性矛盾。

针对这些问题,各地也采取了不同的措施,以重庆市为例。重庆市护理学会于2022年成立第一届门诊护理专业委员会,重庆市医学会于2023年2月成立重庆市门急诊质量控制委员会,重庆市护理学会门诊护理专委会于2023年3月召开第一届护理学会会议,这一系列的活动提示门诊护理越来越向专业化方向发展。门诊作为医院的重点窗口,门诊护理将是各家医院关注的焦点之一,门诊护理将走向品质化、专业化、专科化的发展道路,逐步缩小地区差距。

2.护士队伍整体素质有待提升

护士职业素质的高低直接影响着患者的就医体验和医院的形象。门诊护士的职业素质主要体现在专业知识和技能水平、突发事件解决能力、服务态度和服务质量、沟通能力等方面。随着社会经济的快速发展和人民群众生活质量的不断提高,患者的法律意识逐渐增强,对护理工作提出更高的要求,越来越多的医院重视门诊护士的学历水平、专业技术、沟通能力、应急处理能力等综合素质。然而,我国目前的门诊护士队伍整体素质仍需提升。据国家卫生健康委统计,截至2023年,全国注册护士达563万,具有大专以上学历者超80%,但地区差异明显,且专科护士缺口较大,基层护士培训覆盖率不足,乡镇卫生院护士急救技能达标率较城市医院低18个百分点。因此,加强门诊护士综合素质的培养,是提高患者满意度、提升医院形象和促进门诊护理工作可持续发展的重要环节[5]。

3.门诊护理面临挑战

传统的门诊护理工作主要包括分诊、导诊、咨询以及采血等。随着医疗科技的进步,传统的服务模式也发生了改变。例如,分诊模式从传统的面对面分诊变为患者通过网络平台预分诊,输入患病相关信息后系统自动推荐专业的专科医生,并实现了门诊候诊和分诊的全流程信息化管理。导诊方式从以往的问路式导诊转变为院内导航体系和手机设备对接,为患者提供智能导航服务,实现了患者从门诊、住院至诊疗全流程的自动化和精准导诊[6]。采血操作也在探索尝试采用采血机器人,通过红外线和超声波成像等技术综合应用,替代护士进行静脉采血操作。传统角色定位的门诊护士更多的是执行制度的工作,但在信息化和智能化发展的趋势下,简单地执行工作已不能满足时代要求。门诊护士的角色需要转变为服务流程的设计者、信息化服务的规划者[6]。护士应参与患者整个就医流程的服务管理,全面评估患者需求。在门诊信息化建设的过程中,护士要积极思考与探索,提升门诊护理和管理水平,拓展门诊护理内涵和提高门诊护理质量。

(冯梅)

第三节 门诊护理发展趋势

随着医学的发展以及信息技术的推广应用,以人为本的理念逐渐成为门诊护理工作的指导思想,从生理、心理和社会等多个角度给予患者有效的护理。随着智慧门诊的建设,尤其是改善门诊流程、提升效率、拓展服务等维度都在发生质的改变。门诊护理正朝着专科化、规范化和品质化方向快速迈进。2011年,国务院学位办将护理学列为一级学科,为护理学科的发展提供了更广阔的空间,也意味着专科护理领域的发展将更有可能性,护士将获得更多职责和自主权[6]。通过专科护士规范化培训,促进各类专科护理快速专业化发展。门诊护理不仅包括分诊和导诊,还涵盖多学科联合门诊、经外周静脉置入中心静脉导管(PICC)护理门诊、伤口造口护理门诊、糖尿病健康教育门诊、肾病慢病门诊和无喉康复护理门诊等服务内容。专科护理门诊的开设整合了护理资源,满足了患者的就诊需求,缩短了患者等待就医的时间,降低了就医成本,并改善了患者的就诊感受和体验。

《"健康中国2030"规划纲要》中明确提出,"健康中国"要从以"治病"为中心转变为以"健康"为中心,关注生命维护的同时,更关注生命质量。门诊在做好健康管理、健康维护等疾病预防控制工作的同时,门诊服务也需要将关注重点从治病转向人的健康。作为健康中国建设中发挥作用最大的团队之一,护理团队不仅规模庞大,而且与患者接触密切、服务连续,因此需要承担起建设健康中国主力军的重任。护理门诊作为医院的前沿与哨点,是医院护理水平和能力的窗口。在服务过程中,门诊护理人员需要不断探索、提升自身水平,为患者提供安全优质的服务。他们需要创新服务模式、改进护理方法,以改善患者就医体验,提高医疗资源利用率并降低医疗运营成本。门诊护理服务的不断拓展将实现护理学科的价值[6]。

一、进一步完善门诊护理绩效考评体系

(1)建立门诊护理人员绩效考核体系能够激励护理人员的工作积极性。完善的绩效体系有助于提高护理人员的自觉性和积极性,为进一步提升护理质量奠定了坚实基础[7]。

(2)建立和完善门诊护理人员的绩效考核体系,明确护理人员的价值取向,在正确和公正的绩效考核制度下,树立护理人员良好的职业道德,有助于进一步降低不良事件的发生率。

(3)在门诊护理人员绩效考评体系中,围绕管理、考核、核算和奖励等4个原则,充分体现多劳多得、公平和公开的原则,激发护理人员的工作积极性,提升护理质量,提高患者满意度。

二、进一步提升门诊护士综合素质

(1)加强深度学习,不断提高门诊护士技术技能、理论水平和临床综合能力。随着自动化、智能化医疗技术以及新药物和新治疗方法逐渐应用于门诊患者的诊疗中,如果门诊护士停滞不前,故步自封,已有的知识储备将无法满足实际工作需要,不能满足现实的护理服务需求,也无法达到患者满意的要求。只有掌握了扎实的护理基础知识和专科理论知识技能,不断学习汲取新知识、新理论、新技能,才能更好地服务于门诊,提高门诊护理质量,为患者提供优质安全的护理服务。方法如下:1)门诊护士需要通过学历教育、专科护士培训等方式不断提升自我服务能力,熟练掌握各种专科新理论、新技术、新仪器、新设备的使用方法和注意事项。2)要勇于探索新技术背景下的护理规律,大胆创新实践,在实际工作中熟练掌握各类疾病的专科分类、掌握临床新药物的适应证、作用及注意事项,掌握各类新仪器设备正确使用和维护的方法,了解并掌握辅助检查检验的结果,对就诊患者进行健康宣教,专业回答患者提出的问题,恰当及时地进行分诊,维持良好的门诊秩序。3)通过积极参与专业持续教育和培训,不仅学习专业知识,还应掌握健康评估、护理心理学、药理学等相关学科知识[5]。4)加强信息技术、数字建设与应用、智慧管理、智慧服务等跨专业学科知识的学习,实现融合交叉发展与应用。

（2）善于换位思考，不断创新门诊护士服务理念。在实践工作中，门诊护理人员应明确职责，树立"以患者为中心、一切为患者服务"的服务意识和服务宗旨，要具备换位思考的能力，真正站在患者角度思考，全心全意为患者着想、迅速解决患者急需。门诊护士需要转变以自我为中心、以经济利益为目标的陈旧观念，多善用语言与非语言的沟通交流技巧，尽量减轻患者因对医院环境的陌生或恐惧而产生的不安与焦虑，尽力帮助患者解决其困惑和难点。护士应以平等、尊重、不歧视的态度对待每一位患者，在工作中要学会善于观察患者病情信息，及时跟踪了解病情严重患者的疾病状况变化和心理情绪变化，为门诊患者提供全方位的关怀服务和优质护理服务，有助于提升患者门诊就医体验，提高门诊患者满意度。但同时护理人员需加强法律法规和《护士条例》的学习，树立法律意识，特殊情况时合理运用法律武器保护自身权益。遇到患者投诉时保持平和、冷静的情绪，重视倾听和包容，运用专业知识和灵活应变能力，维护自身合法权益，最大程度地解决纠纷问题[5]。

（3）提升自我修养，不断优化门诊护士行为习惯，这是门诊护士职业发展的重要方面。1）要通过培养良好的职业行为习惯来塑造自己的专业形象。门诊护理人员需要保持积极的工作态度，在工作中摒弃生活中的负面情绪，以高度的责任心和热情对待每一位门诊患者。2）要学会有效减压的方法。积极参与各类运动和娱乐活动，如有氧运动、休闲旅游等，以缓解疲劳、放松心情[5]。3）积极认识并挑战自己，激励自我、甘愿奉献，兢兢业业地履行职责，使消极情绪转化为积极情绪。这种努力将有助于提升门诊护士的综合素质，促进个人职业生涯的发展，以更优秀的状态为患者提供高品质的护理服务。

三、进一步创新门诊护理服务模式

1.优化门诊流程

门诊流程在医院门诊工作中起着至关重要的作用，传统的门诊流程已无法满足患者不断增长的医疗服务需求[6]，因此需要因地制宜持续优化门诊流程，落实门诊优质护理措施，加强质量安全管理，保持沟通协调畅通机制，从而提高患者门诊就医满意度。

2.提高门诊服务效能

以保障门诊运行的安全性为前提,利用信息技术等方式,推进智慧门诊精细化管理,提升门诊服务品质。例如,构建医院专科护理信息平台,拓展护理服务内涵。通过创新排班管理模式等方式,推动护理人力资源管理的科学规范化。在罕见病管理、MDT建设中,推进医护一体化建设,加强团队协作,提高门诊服务效能。

3.改善患者就医感受

在医疗制度改革的背景下,改善患者就医感受是提升医院核心竞争力的一项重要策略[6]。例如,加强人文教育,增强门诊医务人员的素质培养;创建美丽门诊,打造标杆诊室,营造良好的就医环境;加强护患沟通,保障患者安全;以热情、耐心且专业的态度为患者提供全方位的优质护理服务,推动医院品牌形象建设[6]。

四、加强门诊护理学科建设

(1)设立专科护理门诊,强化和拓展门诊护理平台建设,丰富护理服务内涵。设置伤口造口护理门诊、PICC护理门诊、糖尿病护理门诊、慢病管理门诊等,由满足一定资格条件的护士出诊,根据患者需求酌情开放预约号源,并按照专科护理门诊质量安全标准进行质控。护理门诊还可根据需求进行线上、院前和院后延伸服务的推广。

(2)培养门诊护理专科护士,拓宽服务领域,更好地实现护士价值。与多数医生相比较,护士的临床服务工作场所相对固定在门诊区域,对门诊的环境、流程、制度、规范等更熟悉,充分发挥护士的主观能动性,既重视服务患者,又重视构建和谐医患关系。良好的医患沟通能及时化解现场突发情况或矛盾,对现场的把控是门诊护士技能与水平的体现。门诊护士在医保政策、门诊医疗资源分布情况、门诊流程及环境管理等方面掌握着全面的信息,既有丰富的专科知识和技能,也有通科融合性。

(3)门诊护士长作为门诊护理管理者,同时也是门诊护理学科带头人。门诊护理学科的发展需要强大的门诊护理专业人才队伍。在规划门诊护理学科建设时,护士长应协调门诊临床护理、教学和科研之间的平衡,在持续改进门诊护理质量的同时,抓住不可替代的机会,为门诊护理团队打造释放每位护士潜能的平台。门诊护士长应当带领团队在门诊护理教学和科研中追求创新和突破,借助教学相长的机会,以科技成果等方式作为亮点和特色展示门诊护理学的重要性。

(冯梅)

参考文献

[1] 王平.《医疗机构门诊质量管理暂行规定》意义解读[J].中国卫生质量管理,2023,30(2):20-23.

[2] 郭秀兰.门诊文化与医疗服务的探讨[J].临床医药实践,2006(10):799-800.

[3] 王军琳.文化建设是门诊管理的助推器[J].中国卫生质量管理,2010,17(4):67-68.

[4] 玖九,彭明强,徐向英.门诊质量如何进一步提升?[J].中国卫生人才,2022(8):25-29.

[5] 赵艳.试论门诊护士职业素质的"三要素"[J].现代职业教育,2018(32):231.

[6] 李葆华.门诊——护理学科发展新舞台[J].中国护理管理,2019,19(1):1-3.

[7] 李贞.改良门诊护理人员绩效考核体系在门诊管理中的实践研究[J].中国卫生产业,2019,16(3):103-104.

门诊护理专科护士培训指南

第二章

门诊护理管理

第一节　门诊护理管理概述

一、门诊护理管理概述

护理管理是管理学中的一个重要分支,其中门诊护理管理以门诊为基本场所,依据相应的法律法规和条例等,以患者为中心,持续提升和改进门诊护理质量安全。门诊护理管理的范畴包括：门诊环境与标识管理、医务人员管理、门诊流程管理、门诊护理质量与安全管理等。

二、门诊护理管理内容

(1)门诊护理质量安全管理是门诊护理管理的核心内容,门诊护理质量直接反映门诊护理工作的职业特色和专业性,因地制宜设计与门诊相符的护理服务规范制度和流程,通过门诊护理质量体现门诊护理人员的业务水平、专业素养、管理水平和工作效率。门诊护理质量安全管理包括以下内容：1)预检分诊质量管理,严格执行门诊预检分诊制度,正确分诊。2)院感防控质量管理,严格执行手卫生及各项无菌操作规范,防止交叉感染。保持治疗室、换药室整洁,物品摆放有序。废弃物分类放置,处置规范。3)急救设备质量管理,严格执行抢救车五定制度(定物品种类、定人管理、定位放置、定量保存、定时消毒),抢救设备齐全,功能完好处于备用状态,护士能及时熟练启动抢救设备。4)突发事件处置管理,护士应知晓各类突发应急事件的处理预案,如停电、网瘫、患者病情变化等。突发应急事件发生时,护士必须知晓承担的角色和责任,如发生火灾时,能够熟练使用灭火器、防火栓、手动报警和报警装置,及时有效地启动灭火、疏散程序,安全有序地疏散患者撤离火灾现场。

(2)门诊护理服务管理是提升患者就医感受的重要因素。1)预检导诊服务管理,护理人员需要具有医学专业背景和资格,具有相关的执业证书,具备一定的临床工作经验,具备高度的责任心和同情心,熟悉医院工作流程及各项诊疗环节,对突发事件具备良好的应变能力和处置能力等。2)分诊巡视服务管理,做好开诊前一切准备工作,巡视候诊区及诊区,维持好诊疗秩序,做好患者取药、化验及特殊检查和治疗的指导等。3)礼仪服务管理,准时到岗,着装规范,佩戴胸卡,热情主动地接待每位患者,礼貌用语,有问必答,耐心解释,践行优质护理服务理念。4)健康教育管理,在患者候诊期间,开展多形式的健康教育活动,向患者及家属宣传卫生保健知识、疾病诊疗注意事项、居家护理知识技能等,促进患者健康。

（3）门诊护理人力资源管理是门诊护理管理的首要任务。门诊护理人力资源的管理,应遵循种类齐全、功能多样和富有医院特色的原则,并根据门诊业务开展范畴、服务对象的需求、门诊工作宗旨和现行环境,科学地进行人力配置和编制护理岗位。1)门诊护理人力配置原则,根据国家卫生行政主管部门的政策条例、结合门诊规模、工作量、疾病种类、服务人群等因素,结合护士能力合理配置护士。2)对门诊护士进行分层级管理,根据层级安排相应的分诊、导诊岗位,护理能级与岗位相匹配。3)门诊护理小组的划分,根据门诊物理区域、医疗病种结构、岗位职责等分为若干护理小组,履行不同的分诊、导诊、专科护理等职责。

三、门诊护士职业认同和职业生涯规划

随着现代医院管理的推广应用,以人为本的管理理念被广泛采纳,加强护士职业规划管理已成为护理人力资源管理活动的重要组成部分。这直接关系到护士个人的自我概念、尊严和职业获得感等。科学合理的门诊护士职业规划能使门诊发展目标与护士个人发展目标相联系并协调一致,建立社会、医院、门诊与护士之间的多边共利关系[1],培养门诊护士的职业归属感,促进门诊护士的自我实现,摒弃门诊是护士"养老"场所的陈旧观念。

1.门诊护士职业认同

门诊护士职业认同是指门诊护士对护理职业的自我肯定,在角色实践中感到自己是胜任的,并能清楚地描述自己对职业的承诺与职业理想。门诊护士职业认同包括掌握相应的职业技能、职业道德等职业核心概念,且在职业实

践的运行模式中得到反映[2]。

2.门诊护士职业生涯规划

门诊护士职业生涯规划是指医院人力资源部门和门诊护理管理部门将门诊护士个人发展与医院发展相结合,对决定门诊护士职业生涯规划的主客观因素进行分析、总结与测定,确定门诊护士的事业奋斗目标,选择实现这一事业目标的岗位,制定相应的工作、教育和培训计划,并对每一步骤的时序、方向作出科学合理的安排,提供门诊护士在工作中提高职业素质的机会的人力资源管理方法[3]。

3.提升门诊护士职业认同水平的对策

将门诊护理作为医院整体护理单元的一部分,重视门诊护理发展规划。1)建立门诊护士职业认同形成的关键环节管理机制,比如与劳动强度和付出相匹配的绩效考核机制。2)建立门诊护士职业认同形成的"重要他人"激励机制,形成护士长助理、护理骨干、护理组长等人才培训机制。3)合理配置门诊护理人力资源,探索人力资源管理新模式,在智慧门诊的大力建设与应用推广过程中,摸索门诊护理人力资源配置的最佳比例,如门诊诊室与护士数量比、门诊医生与护士数量比、门诊患者与护士数量比等。4)提高门诊护士专业水平,关注门诊护理人力资源的可持续发展与培养,加强门诊护理教学、护理科研、护理科普等方面高层次人才的培养。5)构建门诊护士发展空间,针对门诊护士的职业生涯发展规划管理,在专业职称、能级、学术学习等方面给予支持。6)提升门诊护士待遇,建立公正、公平、合理的薪酬考核体系和提升空间。7)持续优化执业环境,提升团队凝聚力和执行力,促进门诊文化建设。

(丁福　冯梅)

第二节 人力资源管理

一、门诊护理人力资源管理

门诊护理人力资源是完成门诊护理目标的关键,根据医院的总体护理目标,结合门诊的实际情况,建立一支可持续发展的门诊专业护理队伍,储备专业人才。门诊护理人力资源需科学管理,合理排班,制订相应的岗位职责与制度。

二、门诊各类护理人员岗位职责

1.门诊护士长职责

(1)行政管理职责:1)制订并落实门诊护理工作计划、制度、规范、流程等。2)负责门诊日常物资、耗材、设备的管理与申请领取。3)动态评估人力资源,提出配置计划及应急预案。4)按要求落实科内护士注册、专业技术进行资质管理。5)组织门诊护理人员开展业务学习及技能培训与考核,对考核结果进行分析并持续改进。6)评估门诊护理工作量和护士能力,合理排班,临时紧急调配人员。7)制定并组织实施门诊护士绩效考核方案。

(2)门诊护理质量与安全管理职责:1)制定并负责组织实施门诊护理质量与安全工作计划。2)负责修订门诊护理管理制度、护理流程、技术操作规范等。3)每月组织召开门诊护理质控会议,应用质量管理工具持续改进。4)定期对门诊投诉抱怨等不良事件进行分析总结,避免或杜绝类似事件发生。5)督查护工、保洁员的工作质量,按"6S"管理要求管理门诊环境。6)定期检查或抽查门诊护理质量,了解存在的问题,提出整改措施并持续追踪。7)定期排查仪器设备的性能,保证正常使用或及时按流程申请报废。

(3)教学科研管理职责:1)组织开展门诊新知识、新理论、新技术培训。2)指导门诊护士撰写护理论文。3)负责实习护士、进修护士、规培护士的带教管理工作。4)负责保障教学老师的教学工作时间,合理安排教学任务。5)加强门诊护理学科建设与发展规划。

2. 门诊助理护士长的职责

助理护士长协助处理门诊行政及日常事务,是护士长的得力助手。具体职责包括:1)接待电话、咨询、门诊来访者以及门诊患者投诉,主动协助解决门诊患者的困难及投诉,及时记录,必要时上报。定期总结,及时反馈相关护理单元。2)协调处理解决门诊现场抱怨及纠纷,维持门诊环境,避免事件进一步扩大波及其他患者,影响医院门诊秩序及医院形象。3)巡视督查门诊护理工作常规运行情况。4)完成各项护理数据收集、统计与上报,为科学规范管理提供数据支撑。5)督导护士劳动纪律及医德医风行为。6)评估日常门诊、午间门诊、早班、周末、节假日门诊并协助合理安排值班值守。7)协助完成门诊义诊、健康教育、宣传等公益活动。8)管理门诊区域环境,促进各项便民服务措施落实到位并不断完善,方便人民群众就医。9)配合信息中心等部门完善智慧护理门诊建设。10)协助管理自助机、微信公众号等正常运行,发现故障及时报修。11)参与门诊护理质控与持续改进,发现门诊问题及时反馈总结并改进,促进流程优化。12)协助处理门诊突发事件,组织危重患者的抢救与转运,参与组织门诊各项应急演练。13)组织协助完成门诊节假日前安全排查。14)协助落实门诊护理质控会议并完成记录。15)及时完成各项指令性任务。

3. 门诊管理巡查岗位职责

门诊管理巡查岗位是在工作时间对门诊运行的情况做全面动态的巡视,发现纠纷隐患和现场处理突发情况的重要角色。门诊巡查可以由护士完成,也可以由其他专业技术或行政人员完成。具体职责如下:1)在门诊部主任及护士长领导下开展日常巡查工作。2)巡查门诊区域的设备设施,包括但不限于候诊椅、消防设备设施、饮水机等便民服务设施,及时发现和排除隐患,必要时报维修科并跟踪反馈,确保各诊区设备设施安全使用。3)巡查门诊区域自助机状态,发现故障及时报修。4)巡查就诊秩序,包括各诊区医生出诊接诊情况、平台科室排队情况、就诊患者数量异常和情绪异常等情况,及时协调解决巡查中发现的问题。5)巡查门诊区域标识,及时发现不规范、破旧、过期标识,以及新增标识建议,由办公室标识管理专项负责人确认后整改落实。6)巡查门诊环境,重点巡查卫生间、公共候诊区清洁卫生、垃圾清运等,及时联系保洁人员处置。7)现场协调处理门诊突发事件,包括但不限于门诊患者病情突变、患者与患者之间的冲突、医患冲突等事件,并及时上报门诊部主任和护士长。

4.患者服务中心接待岗位职责

门诊流程复杂,人员较多,患者良好的就医感受和体验是门诊服务的方向。患者的意见、建议、抱怨和投诉是门诊优化改进的重要参考指标。服务中心接待岗位具体职责如下:1)接待时妆容整洁大方,应态度和蔼、主动热情。做好班班交接记录汇报工作,遵守院纪院规。2)接待时要耐心倾听,详细了解患者及家属的诉求和反映的问题。3)接待时应认真详实记录,保持资料的完整性、真实性和可追溯性。4)接到投诉后,根据投诉内容,及时与涉及科室及当事人核实情况,在厘清事情真相后争取现场处理解决患者诉求。5)对于涉及其他部门的、不能短时间解决的或事态可能有扩大的投诉建议,应分析评估并及时上报门诊部护士长或主任,请求指示或加派人员协助,及时分流避免人员聚集,必要时协调安保人员维持现场秩序。6)现场处理仍需进一步回复的投诉建议,应告知患者,在规定工作日内(一般为5天)进一步调查处理后予以回复;需要多科室协作处理,明确较长时间(10个工作日)调查处理,进行沟通回复。7)遇到棘手问题不能及时解决,需联系护士长或科主任协助处理。8)妥善管理好投诉接待的原始资料物资等。9)遵守劳动纪律,不迟到早退,上班时不做与工作无关的事情。10)及时完成各项指令性任务。

重庆医科大学附属第一医院门诊对护理医患纠纷投诉抱怨有制订相应的整改书,详见表2-1。

表2-1 整改书

	重庆医科大学附属第一医院门诊护理 医患纠纷投诉抱怨整改书
当事人 签名		发生日期		发生时间	
事件经过		
个人整改 举措	本人签名：　　日期：
小组整改 举措	组长签名：　　日期：
科室整改 举措	护士长签名：　　日期：

5.门诊服务总台岗位职责

门诊服务总台设置在醒目的位置,便于及时提供患者相应的服务,也是门诊的重要形象窗口。具体职责如下:1)在门诊部办公室主任和护士长的指导下工作。2)着装符合规范,执行优质护理,热情接待,用语规范,解释耐心,护理精心。3)对诊疗文书进行审核、确认、盖章、登记、存档等工作,如有疑问需进一步核实,并与患者保持良好的沟通,特殊情况需及时向上级汇报。4)加强巡视,疏导行动不便、儿童及老年患者乘坐升降电梯或代步工具。5)发现危急重症患者立即现场施救并及时护送到抢救室救治。6)发现自助设备故障及时报修并落实。7)提供便民服务(轮椅租借、电话、一次性水杯、代存代寄等)。8)妥善管理失物招领工作,核定相关信息及时登记并定期移交。9)加强环境管理,落实院感要求。加强戒烟宣传和吸烟劝阻,定期清理标识,维护办公用物的规范摆放,督导落实环境保洁消毒和保障速干手消等用物有效使用。10)对疑似传染病(如新冠肺炎疑似患者)或传染病患者按照院感要求规范转运至发热门诊或指定就诊点,正确引导就诊。11)及时完成指令性任务。

6.导诊岗位职责

导诊岗位目前没有相关文件规定资格限定必须是具有护士执业证书的护士,但在入职前需经过专业的岗前培训,以应对门诊复杂多变的工作场景。具体职责如下:1)严格遵守院纪院规和部门制度,在各级领导和老师指导下完成门诊导诊工作。2)着装符合要求,重视服务礼仪。3)实施优质服务,热情接待患者,耐心解答各种问题。4)主动学习医学相关知识,正确有序引导患者挂号就诊,掌握手卫生、心肺复苏等技能操作。5)熟悉并掌握医院挂号流程及各种自助设备的使用,主动指导协助患者,提升患者就医体验。6)熟悉医院相关部门及门诊各个科室的位置和职能,以便正确指引患者。7)熟悉各种应急处理预案,正确处理突发意外事件并及时上报。8)动态巡视,发现异常情况及时处理和上报。9)做好环境管理,按照院感要求对门诊区域环境实施科学规范管理。督导落实环境保洁消毒、保障速干手消等有效使用。10)具备良好的沟通协调能力,以及保持护患、医护间的工作沟通协调处理能力。11)为患者提供便民、惠民措施。12)实施健康教育。13)完成临时指令性任务。

7.分诊岗位职责

按照国家相关法律法规要求,分诊岗位需由持有护士执业证书的护士履职。具体职责是:1)严格遵守医院和部门规章制度和劳动纪律,着装规范、行为规范、语言规范、礼仪规范。2)优化流程,实施优质护理,热情接待患者,耐心解答各种问题。3)熟练掌握分诊规则,应用分诊系统和门诊护理信息软件等,遵循"一室一诊一患"要求,保护患者隐私,做好巡视工作,组织安排患者有序就诊。4)做好门诊环境管理,保持诊区、诊室物品摆放规范有序,按照院感要求对门诊区域环境实施科学规范管理,督导落实环境保洁消毒、保障速干手消等有效使用。5)熟悉各种应急预案,具备应急或突发事件处理能力,具备心肺复苏等各种意外情况紧急处理和应急能力。6)具备良好的沟通协调能力,保持护患、医护及院内多部门多科室间的工作沟通协调处理能力。7)开展健康教育指导。8)根据院方、部门各级领导要求,及时有效完成各项指令性任务。9)根据情况完成护理教学和科研工作。

8.治疗室岗位职责

门诊有各种技术性护理操作,比如拔尿管、伤口换药、胃肠造口护理、PICC置管护理等。具体职责是:1)严格按照护理操作规范,做好门诊患者的身份核实。2)掌握换药、拆线和各专科护理技术操作规范及注意事项。3)做好护理记录,加强对患者的健康教育和护患沟通。4)做好各类医疗器械、药品和用品的保管、维修和补充。5)保持治疗室整齐、清洁,维持就诊秩序。各类消毒物品放置有序,严格执行消毒隔离制度,防止交叉感染,正确处置生活垃圾和医疗垃圾。6)按照物价标准规范合理收取费用,杜绝乱收、错收费用。7)指导患者诊前预约途径和方法,制订诊后注意事项及随访计划。

9.标本采集岗位职责

门诊标本采集量较多,标本流转较快,要求护士具备较强的责任心、敬业精神和娴熟的技术。具体职责是:1)在门诊主任及护士长的指导下工作。2)着装整齐,按照要求佩戴手套、口罩和帽子等,提供优质服务。3)严格遵守劳动纪律,不迟到,不早退。4)热情接待患者,抽血前做好解释工作,观察患者面色、情绪、心理状态,询问有无晕针、过敏史等,防止意外事件发生。5)严格遵守规范制度和操作常规,防止不良事件发生,熟悉并掌握抽血相关应急预案,做到在有效的时间内及时处理。6)严格执行查对制度及无菌操作规程,认真核对患者身份、检验项目等信息,有错误和存疑之处及时与开单医生、实验室工作人员取得联系,确保标本采集准确无误。7)正确掌握采血标本留取的方法及注意事项。8)严格遵守临床危急值报告制度,及时报告医生、患者及家属。9)严格遵守消毒隔离制度,防止交叉感染。10)采血后打印回执单并耐心向患者、家属做好领取报告、复诊等解释工作。

10.门诊护理组长岗位职责

门诊护理工作根据物理空间区域、疾病专业特点、护理功能等划分为若干小组,每个小组设置1~2名护理组长。具体职责是:1)在门诊部主任及护士长的指导下工作。2)负责小组护士排班,合理调配组内人员。3)督查日常分诊、导诊等护理工作质量安全,强化落实与整改。4)召开小组护理质控会,持续整改优化。5)组织健康教育、健康促进活动的开展与创新。6)现场协调处理突发情况,必要时报告护士长和主任。7)收集患者意见与建议,针对小组内的投诉抱怨等不良事件进行举一反三整改。8)落实院感措施,规范管理医疗废物。9)带动护理人员参与门诊相关的护理教学与科研。

三、门诊护士排班

为了充分利用人力资源,科学管理,可结合部分管理工具实现精细化管理,比如钉钉考勤打卡系统、企业微信等。门诊护理排班需遵循一定的原则:1)护理排班应以患者的需求为依据,结合专科特性,合理安排人力资源,保证门诊护理工作的延续性。2)实行弹性潮汐排班机制,根据人流量的测算高峰时段增加人手,保证节假日、诊疗前后等特殊时段护理工作的连续性。3)保障护理人员获取正当的休息时间和轮休机制,缓冲工作压力。4)根据护士能力、工作经验、学历、职称等合理安排岗位。5)部门排班结合护士个人需求,实行周排班制或月排班制,在特殊应急情景下(如重大公共卫生事件或疫情)采取临时短期排班制,以便灵活调配人力资源。

(冯梅)

第三节 门诊护理质量与安全

一、门诊护理质量管理

门诊护理质量是护理工作的目标,是门诊护理管理的关键。门诊护理质量不仅取决于护理人员的素质和技术水平,同时与护理管理水平息息相关,尤其是护理质量管理的方式与方法。强化门诊质量管理意识,持续进行科学有效的门诊质量改进,为患者提供安全、优质、高效的门诊护理服务。

1. 门诊护理质量与门诊护理质量管理概述

(1)门诊护理质量:门诊护理质量是指护理工作为门诊患者提供护理技术和护理服务的效果及满足门诊患者对护理服务的一切合理需要的特性总和,即患者对门诊护理效果满意程度的高低。门诊护理质量直接反映了门诊护理工作的职业特性和工作内涵,呈现为患者感受到的护理服务作用和效果。门诊护理质量通过制度制定、流程规范、护理服务标准及其在工作实施过程中的作用和效果而取得,经信息反馈形成的结果,是衡量门诊护理人员素质、护理管理水平、护理业务技术和工作效率的重要指标[4]。

(2)门诊护理质量管理:门诊护理质量管理即门诊护理质量安全控制,门诊护理工作中各级护理人员各司其职,应用现代科学管理方法制定门诊规范、制度、流程,在此基础上建立健全完善的门诊护理质量评价体系,通过质量策划、质量控制和质量持续改进来实施有效的护理质量安全控制管理的过程。

2. 门诊护理质量管理的原则

(1)以患者为中心的原则:门诊护理质量管理的目的就是为门诊患者提供优质的护理服务。门诊护理质量管理要做到"以患者为中心",需时刻关注患者现存和潜在的需求及其对现有服务的满意程度,持续改进门诊护理质量,最终实现满足患者需求并超越患者预期的目标。

(2)标准化原则:门诊标准化管理是门诊质量管理的基础,明确门诊护理质量评价尺度是提高护理质量的依据。门诊护理标准化管理要求在护理管理中围绕标准的制定和贯彻实施进行,包括各类护理工作质量标准、各项规章制度、各种操作规程及质量检查标准等。

(3)数据化管理原则:数字护理管理是现代医院管理的关键要素,门诊是一个庞大的系统,以数据支撑的科学规范化管理,结合门诊各类数据、数字护理管理的管理系统和门诊数字护理工具,遵循统计学的原理,进行数据抽样分析比较汇总,进行持续质量改进。

(4)持续改进原则:持续改进是指在现有水平上不断提高门诊服务质量、优化服务过程的管理体系。为了实现持续改进,在门诊护理质量出现问题或问题隐患时,不仅是处理问题本身,还需借助各种质量管理工具如PDCA法、目标法、根因分析法等,调查分析薄弱环节和产生问题的原因,举一反三,总结经验教训,修订制度标准,优化流程,并形成新的规范,杜绝类似事件再次出现,实现门诊护理质量持续改进。

(5)通用原则:门诊护理质量管理是涉及多学科、多部门、多层次的系统要素,每个护理人员的工作质量、服务水平都与门诊护理质量密切相关。门诊护理质量管理组织由不同层次的护理人员组成,应做到层层责任压实、人人履责到位,不断增强门诊护理人员的质量安全意识及持续改进行动。

(6)预防为主原则:门诊护理质量管控的重点包括终末质量、环节质量、结构质量等。关注结果与关注过程并举,对门诊护理质量的产生、形成和实现的全过程每个环节都充分重视。定期分析影响门诊护理质量的所有因素,找出主要问题并进行跟踪控制,建立一套完善的全流程质量监控体系,将问题隐患控制在萌芽中。

(7)系统管理原则:在进行门诊护理质量管理时要将事件还原到门诊全景中进行分析,系统论和方法论是门诊护理质量行动指南。按照系统的相关性、整体性、动态性、目的性、时空性等基本特征理解、分析、解决门诊护理质量管理中的问题。

(8)可追溯性原则:根据门诊护理质量管理形成计划、实施、总结、反馈等机制,不同时段按照相关的文书格式记录并存档,提供科学规范管理的可追溯性和可回顾性。

3.门诊护理质量管理组织架构

门诊护理质量管理组织架构是基于全院护理质量安全管理委员会形成的门诊质量安全管理质控小组,由门诊部主任、护士长担任组长,选派若干护理组长和骨干组成门诊护理质量管理委员会。在此基础上可以设置多个质控专题项目组比如:院感组、人力资源组、不良事件专项组等,形成门诊护理质量安全网格管理,每月召开护理质控专题会议,对门诊护理质量安全进行督导和持续改进。

4.门诊护理质量管理办法

(1)培育门诊护理质量管理文化。全体门诊护理人员应树立"守正创新,固本增效"高质量发展的理念,不断增强门诊护理质量安全意识。护士通过参与质控工作,树立持续质量改进的工作理念,不断提高护理质量安全管理精细化、科学化和规范化程度。通过培训教育改变护理人员对质量安全管理的片面性认识,使其进一步了解质量安全管理的基本概念、方法及步骤,掌握关键的质量标准、管理方法和质量管理工具应用。同时,建立健全全员质量安全管理责任制,将质量安全管理的责任明确落实到岗,形成完整的质量管理体系,持续提高人民群众对门诊护理服务的满意度。

(2)制定门诊护理质量安全标准。科学、完善的门诊护理质量标准是管理的基础,也是门诊护理质量控制的依据。参照国家卫生健康委、省市卫生主管部门及医院护理部的护理质量纲要制定门诊护理质量管理标准,包括门诊护理管理质量标准(表2-2)、技术操作质量标准、门诊流程质量标准、护理文书质量标准、临床护理质量标准等。

(3)加强门诊医务人员管理。按照国家有关规定强化护士准入和执业管理,以临床护理指南、技术规范、操作教程为指引,加强对门诊护理人员基础理论、基本知识、基本技能的培训和考核,不断提升护士业务能力。

(4)实施门诊护理质量控制。门诊护理质量控制是护理管理的重要环节,即根据部门制定的效率指标、质量指标和时间指标等对个人和小组进行护理工作考评,进行质和量的分析、评价。通过评价,随时发现质量缺陷。通过定期或不定期自查、抽查、全面检查等方法,找出工作中的薄弱环节并加以改进,不断改善和优化患者就医感受和体验[5]。

(5)进行质量评价反馈。通过门诊护理质量考核与评价信息反馈,全面了解和掌握门诊护理质量、工作效率和人员情况,为今后的护理管理改进提供信息及参考依据。

表2-2 "五心"优质护理质量检查标准-门诊版检查清单

项目	检查内容(在后面相应"□"内进行勾选)	分值	是	否	NA	情况说明
人力资源管理(8条)	1.无护生(含未在本院注册护士资格者)单独上岗。	0.5	□	□	□	
	2.有科内人员培训计划。	0.5	□	□	□	
	3.按照培训计划及时完成各项培训。	1	□	□	□	
	4.对科内各项培训计划完成效果有评价。	1	□	□	□	
	5.按时上岗,无迟到、早退、无缺岗。	0.5	□	□	□	
	6.着装符合要求,佩戴工作牌上岗。	0.5	□	□	□	
	7.接待礼仪、电话礼仪规范。	2	□	□	□	
	8.岗位上无串岗、玩手机游戏等与工作无关的行为。	0.5	□	□	□	
医疗护理制度落实(22条)	(一)毒麻药品					
	9.麻醉、精一药品保险柜存放,双锁管理。	1.5	□	□	□	
	10.麻醉、精一药品清点及使用记录符合要求。	1	□	□	□	
	11.毒、麻药品使用经双人核对并签名。	1	□	□	□	
	12.精二药品上锁管理,每日清点。	1	□	□	□	
	13.双人管理毒、麻药品柜钥匙。	1	□	□	□	
	14.麻醉、精一药品护士长或专人每周督查,有记录。	1	□	□	□	
	(二)抢救(车)药品、物品					
	15.抢救车药品、物品与基数相符。	1	□	□	□	
	16.抢救车最近失效期药品使用黄色标识。	1	□	□	□	
	17.抢救车药品、物品按分布图放置。	0.5	□	□	□	
	18.抢救车药品、物品在有效期内,完好备用。	1	□	□	□	
	19.抢救药品、物品清点记录符合要求。	1	□	□	□	

续表

项目	检查内容(在后面相应"□"内进行勾选)	分值	是 否 NA	情况说明
医疗护理制度落实（22条）	20.护士长或专人每周督查抢救车,并有记录。	1	□ □ □	
	21.熟悉并严格执行门诊管理制度。	1	□ □ □	
	22.熟悉并严格执行首诊(问)负责制。	2	□ □ □	
	23.熟悉并严格执行危急值报告等核心制度。	2	□ □ □	
	24.掌握门诊患者入院流程。	1	□ □ □	
	25.分诊护士知晓专科常见疾病的健康教育内容。	1	□ □ □	
	26.诊室牌信息准确,出诊医生符合排班要求。	0.5	□ □ □	
	27.使用电子叫号,维持就诊秩序,落实一诊一医一患。	2	□ □ □	
	28.手卫生管理符合要求。	1	□ □ □	
	29.医疗垃圾、生活垃圾按规定分装。	0.5	□ □ □	
	30.熟悉并提供便民服务措施。	0.5	□ □ □	
患者风险管理（8条）	31.评估患者转运风险。	1	□ □ □	
	32.患者转运工具使用正确。	1	□ □ □	
	33.掌握停电应急处理流程。	1	□ □ □	
	34.掌握停水应急处理流程。	1	□ □ □	
	35.掌握网络瘫痪应急处理流程。	2	□ □ □	
	36.掌握火灾等应急处理流程。	1	□ □ □	
	37.护士知晓不良事件的处理及报告流程。	1	□ □ □	
	38.掌握职业暴露处理方法。	1	□ □ □	
护理操作技能（7条）	39.着装规范。	0.5	□ □ □	
	40.用物齐备。	0.5	□ □ □	
	41.遵守无菌技术原则。	1	□ □ □	
	42.遵守操作流程。	1	□ □ □	
	43.保护患者隐私,有爱伤观念。	0.5	□ □ □	
	44.无徒手分离锐器。	1	□ □ □	
	45.无徒手回套针帽。	1	□ □ □	

续表

项目	检查内容(在后面相应"□"内进行勾选)	分值	是 否 NA	情况说明
环境管理(8条)	46.候诊区、诊间、治疗室清洁、安全。	1	□ □ □	
	47.诊间窗帘、隔帘、床单等干净整洁。	1	□ □ □	
	48.各种物品、仪器表面清洁、放置有序。	0.5	□ □ □	
	49.冰箱内部清洁,冷藏室无厚冰霜。	1	□ □ □	
	50.冰箱内药品按用药途径分区存放。	0.5	□ □ □	
	51.冰箱内药品标识清楚。	0.5	□ □ □	
	52.冰箱温度符合药品存放要求。	0.5	□ □ □	
	53.每日监测冰箱温度并有记录。	0.5	□ □ □	
合计53条	人力资源管理缺陷 （ ）条、合格率（ %）		共8条	
	医疗护理制度落实缺陷 （ ）条、合格率（ %）		共22条	
	患者风险管理缺陷 （ ）条、合格率（ %）		共8条	
	护理操作技能缺陷 （ ）条、合格率（ %）		共7条	
	环境管理缺陷 （ ）条、合格率（ %）		共8条	
	总缺陷 （ ）条、合格率（ %）		共53条	

备注:1.NA表示未涉及;2.本检查表总分:50分。

5.门诊护理质量持续改进

门诊护理持续质量改进是在门诊质量管理基础上优化,注意过程管理、环节质量控制的质量管理过程,包括过程改进、结构改进及结果改进。主要通过检查护理服务是否按照规章制度、职能职责和操作规范进行,护理服务的效果是否达到质量管理预期目标,是否坚持以人民健康为中心,从中找出差距和存在的问题,分析原因、制订改进措施和方法[6]。在门诊护理质量管理中,应用PDCA循环是持续质量改进的基本方法之一,其循环过程分为计划(plan)、实施(do)、检查(check)、处理(action)。四个阶段即:1)计划阶段。根据门诊的整体规划,结合门诊护理工作的特点分析现状,找出存在的质量问题,分析产生问题的各种影响因素,就其主要因素制订工作计划和改进措施。2)实施阶段。按照预定的质量管理计划、目标、措施及分工要求组织有关护理人员实施计划。3)检查阶段。根据计划的要求检查实际执行的效果,判断是否达到预期的结果。4)处理阶段。检查结果应及时反馈并进行分析、评价、总结。把成功经验纳入标准规范进行惯性运行,对遗留或新发现的质量问题转入新一轮PDCA循环持续改进[1]。

二、护理安全管理

1.护理风险与护理风险管理的概述[7]

(1)护理风险:指患者在接受医疗护理过程中,由于风险因素直接或间接的影响导致可能发生的一切不安全事件。除具有一般风险的特征外,护理风险还具有风险水平高、客观性、不确定性、复杂性及风险后果严重等特征。

(2)护理风险管理:指对现有的或潜在的护理风险的识别、评价和处理,有组织地、系统地消除或减少护理风险事件的发生及风险事件给患者、医务人员和医院等带来的危害和经济损失,以最低成本实现最大安全保障的科学管理方法。

2.护理安全与护理安全管理的概述

(1)护理安全:护理安全是服务质量的首要质量特征,是指在医疗服务过程中,既要保证患者的人身安全不因医疗、失误或过失而受到危害,又要避免因发生事故和医源性纠纷而给医院及当事人带来的风险。因此,护理风险是与护理安全相并存的概念,二者是因果关系,即在医疗护理风险较低的情况下,医疗护理安全就会得到有效的保障。

(2)护理安全管理:指为保证患者身心健康,对各种不安全因素进行有效的控制,是避免发生医疗护理差错和事故的客观需要[8]。

3.护理风险管理的程序

护理风险管理是指对患者、医务人员等可能产生伤害的潜在风险进行识别、评估,采取正确行动的过程[9]。

(1)护理风险识别:护理风险识别是整个护理风险管理工作的基础和首要环节,通过采用系统化的方法,识别某些特定已知的和不可预测的风险事件,并对风险事件进行判断、归类,鉴定其性质的过程。常用的护理风险识别方法有:1)呈报护理风险事件,正确收集相关的信息,分析和明确各类风险事件的易发部位、环节和人员等;2)设计专门调查表,调查关键人员,注重积累临床护理资料,全面掌握风险控制规律;3)分析护理工作的流程,全面分析各个环节可能发生的风险事件,科学预测护理风险的发生。

(2)护理风险评估:护理风险评估是对已经明确发生的风险事件的可能性及其造成损失的严重性进行估计,为采取相应的护理风险管理措施提供决策依据的过程[7]。它在风险识别的基础上对护理风险进行定量分析和描述,通过对这些资料和数据的处理,发现可能存在的风险因素,确认风险的性质、损失程度和发生概率,为选择较佳的处理方法和正确的风险管理决策提供依据[10]。

(3)护理风险控制:护理风险控制是针对经过风险识别、风险评估之后的风险问题采取措施,是护理风险管理的核心内容。主要的风险控制措施有风险预防、风险回避、风险转移、风险承担、风险取消、风险教育等。

(4)护理风险管理效果评价:风险管理效果评价是风险管理组织针对风险防范措施的执行情况进行检查,对高风险项目定期进行结果分析,从而监测、评价和改进护理风险防范措施,为下一个周期提供更好的决策依据[11]。

4.护理风险的防范

(1)建立健全风险管理组织。进行长效、稳固的风险管理,需建立健全风险管理组织,它能使风险管理活动有系统、有计划、有目的、有程序地进行,达到有效监督及控制风险的目的[12]。

(2)制定并完善各项护理制度及各项护理风险预案,抓好安全管理的关键环节[12]。在制订风险预案时,应首先突出"预防为主"的原则,并在其预案制订的基础上进一步完善事件发生后的应急处理措施,达到对患者安全质量的持续管理,使护理风险降至最低水平。

(3)合理调配人力资源。使护理人员数量与门诊实际工作量相匹配,并根据护士自身条件、业务能力、工作资历等合理构建人员梯队,使护理人员最大限度地发挥专长,进一步增强护理人员的责任心和竞争意识,减少和避免护理人员不安全因素的发生[13]。

(4)加强门诊护士的专业技术培训和继续医学教育。护理管理者需要有计划、有目的地结合专业需求,组织门诊护士业务学习,选送护理骨干外出进修学习等,不断更新知识,以适应护理学科的发展。

（5）构建安全文化体系。将安全文化视为一种管理思路，运用到护理管理工作中，培养护理人员有安全管理的态度及信念，并使护理人员能够从法规的高度上认识职业的责任、权利和义务，规范安全护理的行为，以建立安全的保障体系。

（6）建立良好的护患关系和护理风险预告制度，维护患者知情同意权并实施签字认可制度，以减少因人为因素而引发的护理风险事件。

5.患者安全

（1）患者安全的概述：患者安全是指在实施护理服务全过程中，患者不发生允许范围以外的不幸或损失的风险[13]。患者安全是实现优质医疗护理服务的基础，全面提升医疗护理质量的关键环节。

（2）护理风险与患者安全的关系：护理风险和患者安全是在实施护理服务过程中的一对既互相消长又始终相伴的概念。护理风险降低，患者安全就会最大限度地得以实现。反之，如果护士风险意识薄弱，护理风险增加，患者安全系数降低，患者在接受护理服务过程中将无安全保障。

（3）护理风险管理与患者安全的关系：护理风险管理的目的是最大限度地降低风险系数，保障患者的安全。加强护理风险管理，有利于确保患者安全。

（冯梅）

第四节 护理管理工具与实践

一、PDCA循环管理

1.PDCA循环管理概念

PDCA循环即管理循环,在20世纪50年代初由美国的质量管理专家戴明博士提出,故又称"戴明循环"。PDCA是计划(plan)、实施(do)、检查(check)和处理(action)的英文缩写,PDCA循环是全面质量管理所应遵循的科学程序,可以提高管理质量和效益。作为一种科学的质量管理方法,被广泛应用于医疗质量管理持续改进中,通过有效的计划、实施、检查和处理,以螺旋上升方式推进管理、提升效率[14]。PDCA循环反映了人们"认识—实践—再认识—再实践"这一认识事物的客观规律。

2.PDCA管理工具的应用

遵循PDCA循环理论,将门诊中需要解决的问题分为4个阶段:计划阶段的重点是明确问题,因此需要针对患者就诊等候时间中存在的具体问题,详细收集资料,分析现状及原因,确定目标,提出对策和实施方案;在实施阶段,需要切实有效地执行前一阶段制定的对策和方案;在检查阶段,核实计划的执行情况,找出偏差,分析原因,纠正偏差;在处理阶段,要进一步巩固前面取得的成果;对于这一循环未解决的问题,移到下一个循环去解决,每转一周都有新问题与新目标,每转一周就提高一步,每次循环都解决一批问题,使护理人员质量管理水平不断提高[1]。处理阶段是PDCA循环的关键,该阶段的主要任务是解决存在的问题,总结经验和吸取教训。运用PDCA管理工具,每次循环结束后,通过对上次循环质量和效果进行总结,然后制定新的循环方案,通过不断实施、改进方法,有助于提高管理质量,还能发现门诊中存在的新问题,并做到持续改进[14]。因此,有效运用PDCA管理工具,对于门诊管理工作具有重要意义。

二、目标管理法

1.目标管理法(Management by Objectives，MBO)的概念

目标管理概念是管理专家彼得·德鲁克在1954年最先提出的。目标管理是指组织中管理者与被管理者共同参与目标制定，并且定期检查完成目标进展情况的一种管理方式。由此而产生的奖励或处罚则根据目标的完成情况来确定。

2.目标管理法的目的

(1)以实现目标的成果来评定贡献大小。

(2)调动广大员工的积极性。

(3)保证总目标的实现。

3.目标管理法的特点

(1)员工参与管理。

(2)强调自我评价。

(3)以自我管理为中心。

(4)以结果为导向，重视成果。

4.目标管理法的基本内容[15]

(1)要有目标。目标的设立是最重要的，要确定一个战略性的整体总目标。一个组织总目标的确定是目标管理的起点，总目标再分解成各部门各单位和每个人的具体目标。目标管理的核心就在于将各项目标予以整合，以目标来整合各部门各单位和个人的不同工作活动及其贡献，从而实现组织的总目标。

(2)目标管理必须制定出完成目标的周详严密的计划。健全的计划既包括目标的订立，还包括实施目标的方针、政策以及方法、程序的选择，使各项工作有所依据，循序渐进。计划是目标管理的基础，可以使各方面的行动集中于目标。它规定每个目标完成的期限，否则，目标管理就难以实现。

(3)目标是组织行动的纲领，是由组织制定、核准并监督执行的。目标从制定到实施都是组织行为的重要表现。它既反映了组织的职能，同时也反映了组织和职位的责任与权力。目标管理实质上就是组织管理的一种形式、一个方面。目标管理使权力下放，责权利统一成为可能。目标管理与组织建设必须相互为用，才能互相为功。

(4)普遍地培养员工参与管理的意识，使员工认识到自己是既定目标下的

成员,促使员工为实现目标积极行动,努力实现自己制定的个人目标,从而实现部门单位目标,进而实现组织的整体目标。

(5)必须和有效的考核办法相配合。考核、评估、验收目标执行情况,是目标管理的关键环节。缺乏考评,目标管理就缺乏反馈过程,目标管理的目的即实现目标的愿望就难以达到。

5.目标管理法的步骤

(1)制定目标。包括制定目标的依据、对目标进行分类、确定组织结构和职责分工、确定目标、目标沟通一致等。

(2)实施目标。被管理者应自主、自治和自觉实现目标;管理者须定期检查、互相协调、帮助下级,必要时修改原定的目标。

(3)总结及评估。下级自我评估,提交书面报告;上下级共同考核目标完成情况,决定奖惩。制定下一阶段目标,开始新一轮循环;若目标未完成,分析原因并总结教训。

6.目标管理法的优缺点

(1)优点:激励作用、提高效率、任务明确、自我管理等。

(2)缺点:过度强调短期目标、目标设置困难等。

三、根因分析法

1.根因分析法(Root Cause Analysis, RCA)的概念

RCA是一个结构化的问题处理法,用以逐步找出问题的根本原因并加以解决,而不是仅仅关注问题的表征。根本原因分析是一个系统化的问题处理过程,包括确定和分析问题原因,找出问题解决办法,并制定问题预防措施[16]。

2.根因分析法的目标

(1)找出问题:发生了什么?

(2)找到原因:为什么发生?

(3)提出措施:什么办法能够阻止问题再次发生?

3.根因分析法的工具

(1)因果图。这是一种描述一个结果和所有可能对它有影响的原因之间的关系的方法,其步骤包括:定义问题,作图,描述所有相关的任务,复核图表,

确定纠正行动。

(2)头脑风暴法。头脑风暴法是揭示所有可能的原因和所有的选择方案并导出纠正措施的最有效的一种方法[17]。

(3)鱼骨图。问题的特性总是受到一些因素的影响,通过头脑风暴找出这些因素,并将它们与特性值一起按相互关联性整理而成的层次分明、条理清楚并标出重要因素的图形,因其形状如鱼骨,所以称作鱼骨图,它是一种透过现象看本质的分析方法,又叫因果分析图。鱼骨图的具体步骤如下:1)清楚地陈述问题或目标;2)确认三到六个主要的原因类别;3)运用头脑风暴法在每个类别下填写原因,并将每个原因联系到主要类别上去;4)针对每个原因思考可能对其起作用的因素,把这些因素放在从原因出发的一条线上;5)讨论每个因素和它如何对某个原因起作用,将该信息列在原因旁;6)对最可能的原因达成一致,将它们圈出来,寻找那些重复出现的原因;7)收集数据确认原因或通过采取纠正措施消除原因[17]。

4. 根因分析法的实施步骤

(1)明确问题:确定问题的类型和范围,明确是技术的问题还是管理的问题,以及问题的具体描述。

(2)收集信息:调查问题发生的前因、过程、历史和一般信息,以及现象背后的可能原因。

(3)分析数据:对收集的信息进行分析和整理,归纳出关键原因,分解现象背后的本质。

(4)确定原因:根据分析结果得出可能的原因,找出可能的调整目标。

(5)做出决策:根据原因和最佳结果,提出方案和行动,实施解决方案。

5. 根因分析法的作用

(1)以简单的方式解决复杂的问题,有利于对复杂问题进行有效规划,从而提高效率和节省成本。

(2)节省时间和精力,可以很快地解决问题。

(3)可以根据解决问题的方法、思路,激发新的创造性思维,从而激活个体潜能。

(4)有助于形成团队凝聚力,并能更好地控制和弥补预期目标。

(5)寻求新的发展方向,在解决问题同时,还可以发现新的机遇,从而提高绩效。

(冯梅　彭攀宇)

第五节 门诊环境管理

一、门诊环境概述

门诊是医院的重要窗口部门，它是一个功能设置需求较多，人流量较大，工作节奏快的诊疗场所，门诊环境要求安全、舒适、美观、便捷等。门诊根据功能定位空间布局应合理，交通便利，满足院感要求，设施设备齐全。现代医院门诊着重强调以患者为中心，提供便捷周到的服务。智慧门诊建设、文明单位建设、无烟医院、无障碍医院等理念需纳入门诊环境管理的日常工作。

（1）门诊物理空间分为诊疗区和候诊区、公共区及生活区等，诊疗区包括诊室、辅助检查室、治疗室、手术室等。候诊区根据功能分为第一候诊区和第二候诊区。

（2）门诊空间布局：门诊空间宜宽敞明亮，采光通风良好。设置无障碍通道及标识，根据不同群体布置不同物理空间，如儿童诊疗区宜颜色鲜艳，有游戏活动空间；产科设置母婴室等。诊室布置有洗手池、擦手纸装备、垃圾桶、检查床及配套床上用品、隔帘、电脑桌、椅、电脑、打印机、观片灯、报警装置等。诊室布局宜考虑洗手池、检查床、办公桌等的摆放位置，避免医生背门而坐。诊室门口及候诊区安装叫号显示屏。设置专家简介屏介绍各专科特长，以方便患者选择就医。

（3）门诊温度湿度：门诊温度为18~26 ℃为宜，空调、电风扇、暖气设备等应定期组织清洗维护。湿度控制为50%~60%。房间保持通风换气，每次通风30分钟即可，有条件则可保持持续通风。

（4）灯光及标识：门诊灯光明亮，门诊应设有平面示意图、路标和安全疏散、无障碍通道标识等，并设有轮椅禁止进入扶梯以及预防意外伤害等警示标识。

(5)音响音量:门诊环境复杂,人流量大,易产生各种噪音。工作人员在门诊应做到四轻:说话轻、走路轻、关门轻、操作轻;提醒候诊区的人员说话轻、打电话轻、玩游戏或刷视频轻;门诊区域使用的扩音器、音响等应根据场景动态调整音量,确保信息传达清晰且不干扰患者。

(6)隐私保护:门诊人员流动性大,患者隐私保护尤其重要。采用物理的隔离方式保护患者的隐私,检查床的摆放位置尽量避免在开门同一方向,隔帘位置与高度得当,妇科等区域有限制男性家属出入的标识。

(7)根据相关法律法规要求设置感染性疾病科、发热门诊、肠道门诊,建筑应规范,医疗设备和设施、人员应符合国家有关规定[18]。

二、门诊无障碍设施

门诊作为一个综合服务部门,需满足无障碍设施建筑标准,检查标准具体内容如下:1)主要出入口大门到服务台(前台)沿途有楼梯或台阶的地方,设有轮椅通道、扶手或缘石坡道等无障碍设施,能够保证乘用轮椅者和老年人正常、安全通行。2)门诊各个入口及进门各个方向能看到无障碍指示牌(指示牌要较为醒目)。3)停车场设有无障碍停车位,停车场入口及沿途指示牌均能看到明显无障碍标识(有停车场的才需要设置,没有停车场的要有指示牌)。4)对视力残疾人和听力残疾人提供信息无障碍服务(设立信息无障碍服务牌);服务内容包括对视力残疾人和听力残疾人提供信息无障碍服务,还包括比如对不会使用智能手机出示健康码或者出行码的人提供帮助等。5)设有无障碍卫生间。6)设有母婴室(配备座椅、沙发、洗手台、插座、垃圾桶、门、床等)。7)各类无障碍设施(包括无障碍标识牌、求助电话牌、求助电话)管理良好,无污秽破损,保证正常使用。

三、门诊环境管理制度

(1)门诊环境管理:门诊环境管理包括消防、院感管控、设施设备布局等,按照属地化管理原则,门诊主任和护士长是第一责任人,对门诊的物理环境、生物环境、化学环境等(见表2-3)进行全程监管,具体措施落实到相应岗位。

（2）门诊环境管理制度：1)门诊是公共场所，任何人不得随意破坏或挪用公物。2)门诊区域的温度和湿度由物管中心集中调控。3)门诊区域的保洁由后勤负责实施，门诊部进行现场监督管理。4)门诊区域的标识标语等由党政领导下的宣教科和门诊部共同把关，不得随意增减门诊标识标语等。5)门诊区域公共平台的资产由门诊部指定专人管理，定期清点维护盘存。6)建立门诊环境定期督查机制，每天或每班次对区域内的环境进行巡查反馈并持续改进。7)定期进行消防培训和消防演练。8)维持良好的就诊秩序，加强护患沟通。9)保护患者隐私，设立物理隔离空间及妥善保管患者病历文书等资料，避免泄露。10)定期及节假日前进行门诊环境安全隐患大排查及整改。11)门诊区域设置饮水机、轮椅租借等便民设施。

表2-3 门诊环境管理评分表

门诊"标杆"诊室评分标准					
房间号：_____ 评分人员：_____ 得分：_____					
检查项目	检查内容	分值	评分标准	扣分	备注
环境方面（50分）	1.诊室门口标识牌、诊间屏信息齐全、规范。	2	标识牌或诊间屏内容不合格扣1分，两者都不合格扣2分。		
	2.室内整洁，地面干净，无杂物，如油水、烟头、纸屑、医疗废弃物及痰迹。	3	室内不整洁或地面不干净扣3分。		
	3.墙面、天花板等部位表面干净，无灰尘、污渍；无渗水漏水现象。	4	墙面或天花板不干净扣2分，有渗水漏水扣2分。		
	4.门窗、桌椅、柜子、电脑、打印机、擦纸盒、灯具、空调等无灰尘无破损且功能完好；检查床清洁无污渍。	8	其中一项不合格扣1分，超过三项不合格扣8分。		
	5.洗手池干净无污垢，洗手柜无杂物堆放。	4	洗手池不干净扣2分，洗手柜有杂物堆放扣2分。		
	6.诊间物品定位分类放置，区域划分合理，无乱堆、乱放、乱挂现象。	4	区域划分不合理扣2分，物品乱放乱堆等扣2分。		
	7.台面物品摆放整齐、拿取方便；抽屉物品摆放整齐，无杂物。	4	台面摆放不整齐扣2分，抽屉物品放置乱、有杂物扣2分。		

续表

检查项目	检查内容	分值	评分标准	扣分	备注
环境方面（50分）	8.标识清楚准确、无破损卷边现象，无白条、过期标识等。	4	标识不准确扣2分，有过期破损标识扣2分。		
	9.各类管线统一分类整理，扎带捆扎固定，规范放置有条理；各种设备、用品处于功能状态。	4	管线杂乱扣2分,设备用品功能不完好扣2分。		
	10.诊室医疗垃圾、生活垃圾放置规范，桶外清洁无垃圾，医疗垃圾放入医疗垃圾桶。	5	垃圾桶摆放不规范,扣2分；垃圾处置错误扣2分；桶外有垃圾扣1分。		
	11.诊室内没有与医疗行为无关的牌板、资料及推销类宣传资料。	2	有任意一种扣2分。		
	12."一键报警器"安装位置合理。	2	安装位置不合理或未安装扣2分。		
	13.每天按时填写《分诊岗位岗前工作重点内容清单》表。	2	漏填或补填扣2分。		
	14.物品均在有效期内,如速干消毒液等。	2	物品未在有效期内扣2分。		

（付兰英　冯梅）

第六节 门诊常用医学装备管理

门诊常配置有许多医学装备辅助医务人员检查、诊断和治疗。良好的医学装备可以提高临床诊断水平、治疗效果和医疗质量，可以提升医院的整体服务效率，降低医院运行成本，促进医学技术发展。门诊医学装备管理人员需要对本部门的设备进行分类管理。

一、医学装备的概述

1.医学装备的定义

医学装备（medical devices）又称医疗器械，是指医疗机构用于医疗、教学、科研、预防、保健等工作，具有卫生专业技术特征的仪器设备、各类自助机、耗材和医学信息系统等的总称[19]。这些装备在医疗过程中发挥着至关重要的作用，包括但不限于诊断、治疗、监测、康复以及医疗管理等环节。

2.医学装备的分类

医学装备通常按照其风险程度和用途进行分类，根据中国《医疗器械监督管理条例》及相关法规，医疗器械按照风险程度从低到高划分为一类、二类和三类医疗器械。

（1）一类医疗器械：是指风险较低，通过常规管理可以确保其安全性和有效性的产品，如听诊器、血压计、医用X线胶片及其防护用品、普通病床、轮椅、纱布绷带、一次性使用无菌医用手套、创可贴等。

（2）二类医疗器械：是指具有一定的风险，需要对其安全性和有效性加以控制，以确保使用的安全有效，如体温计、心电图机、光学内窥镜、牙科综合治疗仪、医用脱脂棉、部分物理治疗设备等。

（3）三类医疗器械：是指风险较高，对安全性和有效性要求极为严格的医疗器械，往往涉及生命支持或植入体内，如植入式心脏起搏器、人工关节、血管支架、体外震波碎石机、有创内镜、超声手术刀、激光手术设备、CT、MRI等大型影像诊断设备以及一次性使用输液器、一次性使用无菌注射器等。

医疗器械按照其用途划分为诊断设备、治疗设备和辅助设备。1)诊断设备：包括X射线诊断设备、超声诊断设备、内窥镜检查设备、核医学设备、实验诊断设备及病理诊断设备等；2)治疗设备：包括病房护理设备、手术设备、放射治疗设备、理疗设备、激光设备、透析治疗设备、急救设备等；3)辅助设备：包括消毒灭菌设备、医疗气体供应设备、空调设备、医用数据处理设备、医用录像摄影设备等，这些设备主要用于支持医疗服务的正常运行和优化患者护理环境[20]。

二、门诊医学装备的管理

门诊医学装备的管理是医院管理工作的重要组成部分，门诊的医学装备实行医院领导、医学装备管理部门和使用部门三级管理制度，门诊应建立健全设备管理制度，制定相应的设备管理规定和操作规程，明确设备的维护、保养和使用等方面的具体要求，确保设备的使用和管理有章可循[21]。

1.门诊仪器设备的常规管理

(1)专人管理：使用部门设专职或兼职医学装备管理人员，在医院装备管理部门的领导下开展本部门的设备管理工作，定期接受医院的设备管理培训，对本部门的医学装备进行管理。

(2)合理配置：根据本部门医疗需求，合理配置医学装备资源，配合医学装备管理部门做好医学装备的安装、调试和验收，确保设备的质量和性能符合要求。避免设备的浪费和短缺现象，提高医学装备的管理水平和使用效率。

(3)使用管理：加强设备使用人员的培训，确保使用人员正确、安全地使用设备。同时，监控设备的使用情况，做好医学装备使用登记、临床不良反应记录和报告、保管等工作，保证医学装备安全有效地运行。

(4)维护保养：按照设备的使用说明书要求以及医院的规定，制定设备的维护和保养计划，定期对设备进行清洁、检查、润滑等保养工作，确保设备的正常运行和延长设备使用寿命。强制检定类计量医学装备应按照国家相关法律法规的要求进行，血压计每半年检测一次，心电图机一年检测一次，质检合格后方可使用。依法管理各类医学装备，如医用超声设备(超声源)、输注泵、除颤仪等做到应检尽检。

2.门诊自助机的管理

随着医院信息化的不断发展,为减少患者排队等候时间,提高患者就医体验感,门诊各楼层放置了各种类别的自助机,以方便患者自助挂号、自助缴费、自助打印处方、发票和各类报告等,门诊要加强这类设备的管理。

(1)自助机的安装位置要科学、合理,符合医院的整体规划,方便患者使用。

(2)提供门诊自助机的使用培训,使患者和工作人员熟悉自助机的操作流程和功能。通过演示、操作指南或视频教程等方式进行培训,让患者能够正确使用自助机。

(3)加强门诊自助机的日常巡检和维护,确保设备的正常运行和使用安全。建立自助机故障处理流程,及时维修或更换故障自助机,必要时到人工服务窗口,以确保患者在自助机无法使用时仍能顺利就医。

(4)加强自助机的信息安全和隐私保护措施,保护患者的个人信息和就诊数据不被泄露或滥用。

3.门诊医用耗材的管理

门诊医用耗材是指在门诊医疗过程中使用的消耗性医疗器械和材料,主要包括一次性使用的注射器、输液器、吸氧管、各种敷料、引流袋、引流管、留置针、医用手套等。这些耗材在门诊医疗中发挥着重要的作用,是医疗机构开展日常医疗工作所必需的物质基础。

(1)专人定期盘点医用耗材库存,保证账实相符,按照先进先出的使用原则,及时发现临近有效期产品、滞用产品并进行处理。

(2)医用耗材使用前,应核对其型号、规格和有效日期等信息。一次性医用耗材使用后按照国家有关规定进行销毁,不得重复使用,并做好记录。

(3)可以重复使用的医用耗材,应按照国家的有关要求进行清洁、消毒或者灭菌,同时监测效果。

(4)医用耗材使用后一旦出现医用耗材不良事件,应及时上报主管部门,并及时整改。

三、门诊医学装备不良事件处理

1.医学装备不良事件的定义

医学装备不良事件是指已上市的医疗器械,在正常使用情况下导致或者可能导致人体伤害的各种有害事件[22]。不良事件的发生可能会对患者的诊断和治疗产生负面影响,甚至危及患者的生命安全。因此,及时发现和解决门诊医学装备不良事件是医院管理工作的重要内容之一[23]。

2.门诊医学装备不良事件的处理

门诊医学装备使用部门应当按医院要求,建立医疗器械不良事件监测工作制度,将医疗器械不良事件监测纳入质量安全管理重点工作,配备相应的人员从事医学装备不良事件监测相关工作。

(1)医学装备不良事件报告遵循"可疑即报"的原则,工作人员在使用过程中发现医疗器械存在安全隐患,发生了疑似的不良事件,应立即停止使用,调查原因。采取措施保障患者和医务人员的安全,并调查原因。同时,根据医院或门诊的规定,及时报告不良事件。报告的内容应包括事件的时间、地点、涉及的设备、患者的信息、事件的经过、初步判断的原因等。

(2)组织专业人员对不良事件进行调查和分析,根据调查结果,采取相应的整改措施,如修复设备、更换设备、改进操作流程等,以防止类似事件再次发生。

(3)详细记录不良事件的处理过程和结果,并将相关信息反馈给相关部门和人员,以便进行后续的改进和跟踪。

(4)针对不良事件的原因和教训,加强相关人员的培训和教育,提高他们对医学装备不良事件的防范意识和处理能力。

(5)事后评估不良事件处理的效果,总结经验教训,持续改进门诊医学装备不良事件的处理流程和机制。

总之,处理门诊医学装备不良事件需要迅速、有效、全面地进行。通过停用设备、确保患者安全、报告事件、调查原因、采取补救措施、记录和反馈、加强培训和教育以及持续改进等步骤,最大程度地减少不良事件对患者和门诊的影响,提高门诊的医疗质量和安全水平。

四、门诊医学装备的报废处置

门诊医学装备的报废是指对无法修复或无使用价值的设备进行处置。凡符合下列情形的门诊医学装备,由使用部门提出报废申请,并提供设备的基本信息(如名称、型号、购置日期、原值、已使用年限等)以及报废的具体原因,有计划地进行报废处理:1)国家规定淘汰的设备;2)老化、技术落后或存在严重安全隐患,无法修复或无改造价值的设备;3)在使用寿命期内,损坏严重或关键部件损坏,无法修复或更换的设备;4)维修费用过高,已超过设备原值的50%,无维修价值的设备;5)性能不稳定,无法满足临床诊疗需要的设备[24]。

关于门诊信息软件的管理,将在门诊信息化建设章节具体阐述。

（唐兰　李仁华）

参考文献

[1]侯淑肖.护理实践中的管理学理论[J].护士进修杂志,2007(12):1061-1063.

[2]张春梅,高红霞,方鹏骞.护士职业认同的研究进展[J].医院管理论坛,2009,26(8):52-55.

[3]郑宏,韩卉.护士职业生涯规划的研究进展[J].当代护士(下旬刊),2018,25(5):20-22.

[4]覃丽英.护理组长模式应用于消化内科对提高护理质量的价值[J].名医,2023(11):192-194.

[5]刘宝兰.浅谈当代护士长角色[J].天津护理,2000(2):81-83.

[6]邵海燕.持续质量改进在晨间护理质量管理中的应用[J].护理学杂志,2006(4):62-63.

[7]郑雪吟,厉跃红,张锦玉.产房护理风险管理的效果研究[J].解放军护理杂志,2009,26(11):7-9.

[8]金爱芳.护理安全管理的实践与体会[J].中医临床研究,2015,7(1):137.

[9]李娜.浅议重症监护室的护理风险识别与管理[J].世界最新医学信息文摘,2016,16(18):221-222.

[10]杨飞.探讨心血管内科重症患者的护理风险评估和措施[J].中国医药指南,2017,15(27):252-253.

[11]杨玉英,张素超,南振红.运用护理风险管理程序提高护理安全的体会[J].护理实践与研究,2013,10(4):88-89.

[12]高建华.护理风险与防范[J].包头医学,2014,38(4):254-256.

[13]王静,韩洁,高畅.护理不安全因素分析与防范研究的进展[J].天津护理,2010,18(2):115-117.

[14]马荣,刘文慧,王路.PDCA管理工具在门诊缩短患者就诊等候时间中的应用[J].兵团医学,2023,21(4):70-71.

[15]张红林.BX公司研发人员量化绩效考核体系设计研究[D].苏州:苏州大学,2015.

[16]陈云,陈慕蓉,王上东.根本原因分析法在降低软式电子内窥镜故障率中的应用[J].中国医疗设备,2017,32(10):97-99,104.

[17]徐东明.RCA/CA:根源分析和纠正措施[J].科教文汇,2006(4):185-186.

[18]国家卫生计生委办公厅关于印发三级和二级妇幼保健院评审标准实施细则(2016年版)的通知[J].中华人民共和国国家卫生和计划生育委员会公报,2016(8):78-408.

[19]付天坤,杨罗宽.在用医学装备质量控制与管理探讨[J].中国医疗设备,2017,32(4):155-157.

[20]奚钰.医疗器械产品是否适宜面向中小企业[J].中国招标,2023(5):166-167.

[21]重庆市卫生和计划生育委员会.重庆市医疗卫生计生机构医学装备管理办法[Z].渝卫规划发[2015]16号,2015-03-06.

[22]刘新武,吴立顺.浅谈医院医疗器械不良事件监测与风险管理[J].中国医疗器械信息,2022,28(5):129-132.

[23]国家市场监督管理总局,国家卫生健康委员会.医疗器械不良事件监测和再评价管理办法[EB/OL].(2018-08-13)[2024-09-18].https://www.gov.cn/gongbao/content/2018/content_5343748.htm.

[24]中华人民共和国卫生部.医疗卫生机构医学装备管理办法[Z].卫规财发[2011]24号,2011-03-24.

门诊护理专科护士培训指南

第三章

医院感染预防与控制

第一节 概述

医院感染的预防与控制是保证医疗质量和医疗安全的底线工作。医疗机构门诊人员密集,各种急慢性感染性疾病患者在门诊流动,环境容易被病原微生物污染,就诊者和医务人员存在交叉感染风险。因此,门诊医院感染防控是医疗机构院感管理非常重要的环节。门诊医务人员应掌握并遵循医院感染管理的相关制度和流程,重点落实标准预防措施和基于传播途径的预防措施,遏制感染性疾病在门诊传播,确保医务人员和患者安全。

一、标准预防

(1)定义:基于患者的体液(血液、组织液等)、分泌物(不包括汗液)、排泄物、黏膜和非完整皮肤均可能含有病原体的原因,针对医院患者和医务人员采取的一组预防感染措施。

(2)措施:包括手卫生,根据预期可能的暴露穿戴手套、隔离衣、口罩、帽子、护目镜或防护面罩等个人防护用品,穿戴合适的防护用品后再处理污染的物品与医疗器械和进行安全注射等[1]。

二、手卫生

手卫生是最简单、最经济、最有效的院感防控措施。门诊每间诊室均应设置手卫生设施,包括流动水洗手设施、干手设施、垃圾桶、速干手消毒剂、手卫生图示等。

1.手卫生相关的定义

(1)手卫生为医务人员在从事职业活动过程中的洗手、卫生手消毒和外科手消毒的总称。

(2)洗手是指医务人员用流动水和洗手液(肥皂)揉搓冲洗双手,去除手部皮肤污垢、碎屑和部分微生物的过程。

(3)卫生手消毒是指医务人员用手消毒剂揉搓双手,以减少手部暂居菌的过程。

(4)外科手消毒是指外科手术前医务人员用流动水和洗手液揉搓冲洗双手、前臂至上臂下 1/3,再用手消毒除菌或者杀灭手部、前臂至上臂下 1/3 暂居菌和减少常居菌的过程[2]。

2.洗手和卫生手消毒方法

(1)洗手方法:以六步洗手法为基础,必要时加洗手腕,即七步洗手法。《医务人员手卫生规范》规定:洗手过程中,揉搓双手至少15秒。

(2)卫生手消毒方法:揉搓步骤同洗手的揉搓步骤;揉搓时保证手消毒剂完全覆盖手部皮肤,揉搓直至手部干燥。

3.外科手消毒方法

外科手消毒包括一遍洗手和两遍手消毒。

(1)手消毒范围。第一遍消毒范围:双手、前臂及上臂下 1/3;第二遍消毒范围:同卫生手消毒,揉搓至手腕。

(2)涂外科手消毒剂前应先浸泡指尖(时间≥5 s),涂外科手消毒剂揉搓手、前臂直至上臂下 1/3,速度不能太快,且持续揉搓10~15 s,直至消毒剂干燥。

4.手卫生的五个时刻或指征(两前三后)

(1)接触患者前;(2)清洁、无菌操作前;(3)接触患者后;(4)暴露患者体液风险后或接触患者体液、血液、分泌物后;(5)接触患者周围环境后。

5.洗手与卫生手消毒应遵循的原则

(1)医务人员在下列情况时应洗手:1)当手部有血液或其他体液等肉眼可见的污染时;2)可能接触艰难梭菌、肠道病毒等对速干手消毒剂不敏感的病原微生物时。

(2)手部没有肉眼可见污染时,宜使用手消毒剂消毒双手代替洗手。

(3)医务人员在下列情况时应先洗手,然后进行卫生手消毒:1)接触传染病患者的血液、体液和分泌物以及被传染性致病微生物污染的物品后;2)直接为传染病患者进行检查、治疗、护理或处理传染患者污物之后[2]。

6.手卫生的注意事项

(1)手卫生消毒效果应达到的要求:1)卫生手消毒,医务人员手表面监测的细菌菌落总数应≤10 CFU/cm²。2)外科手消毒,医务人员手表面监测的细菌菌落总数应≤5 CFU/cm²。

(2)手消毒剂选择:1)卫生手消毒时首选速干手消毒剂,过敏人群可选用其他手消毒剂;针对某些对乙醇不敏感的肠道病毒感染时,应选择其他有效的手消毒剂。2)手消毒剂应符合国家有关规定和GB27950的要求,在有效期内使用[2]。

(3)戴手套不能代替手卫生,摘手套后应进行手卫生。

7.手卫生管理与基本要求

(1)医院管理:医疗机构应明确医院感染管理、医疗管理、护理管理以及后勤保障等部门在手卫生管理工作中的职责,加强对手卫生行为的指导与管理,将手卫生纳入医疗质量考核,提高医务人员手卫生的依从性。

(2)制度落实:医疗机构应制定并落实手卫生管理制度,配备有效、便捷、适宜的手卫生设施。

(3)人员培训:医疗机构应定期开展手卫生的全员培训,医务人员应掌握手卫生知识和正确的手卫生方法[3]。

三、个人防护用品的使用

个人防护用品是用于保护使用者避免接触病原体的各种屏障防护用品。医务人员应根据标准预防、不同传播途径的疾病预防与控制要求,选择适宜的个人防护用品,包括口罩、手套、护目镜、防护面罩、隔离衣、医用一次性防护服、防水围裙等[1]。

(1)口罩的使用:一般诊疗活动,可佩戴一次性使用医用口罩或医用外科口罩;手术部(室)工作或诊疗护理免疫功能低下患者、进行有体液喷溅的操作或侵入性操作时应戴医用外科口罩;接触经空气传播传染病患者、近距离(≤1 m)接触飞沫传播的传染病患者或进行产生气溶胶操作时,应戴医用防护口罩[1]。

(2)护目镜、防护面罩的使用:在进行可能发生患者体液(血液、组织液等)、分泌物、排泄物等喷溅诊疗、护理操作时,应使用护目镜或防护面罩。为呼吸道传染病患者进行气管插管、气管切开等近距离操作,可能发生患者体液(血液、组织液等)、分泌物等喷溅时,宜使用全面型防护面罩。

(3)手套的使用:接触患者的体液(血液、组织液等)、分泌物、排泄物等及污染物品时,应戴一次性使用医用橡胶检查手套。进行手术、换药等无菌操作以及接触患者破损皮肤、黏膜时,应戴一次性使用灭菌橡胶外科手套[1]。注意:戴手套不能代替手卫生,一次性手套应一次性使用。

(4)帽子的使用:应能够遮盖全部头发,分为布质帽子和一次性帽子。帽子使用的要点有:1)进行无菌技术操作,进入污染区、保护性隔离区域、洁净医疗用房等应戴帽子。2)被患者体液(血液、组织液等)、分泌物等污染时,应立即更换。3)布质帽子应保持清洁,每次或每天更换与清洁。4)一次性帽子应一次性使用[1]。

(5)应根据诊疗工作的需要,选用隔离衣(一次性隔离衣、可复用隔离衣)或医用一次性防护服。下列情况应穿隔离衣:1)接触经接触传播的感染性疾病患者或其周围环境,如肠道传染病患者、多重耐药菌感染患者等时。2)可能受到患者体液(血液、组织液等)、分泌物、排泄物等污染时。3)对实施保护性隔离的患者,如大面积烧伤、骨髓移植等患者进行诊疗、护理时穿无菌隔离衣。下列情况应穿医用一次性防护服:1)接触甲类及乙类按甲类管理的传染病患者时。2)接触传播途径不明的新发传染病患者时。3)为高致病性、高病死率的传染病患者进行诊疗护理操作时[1]。

(李仁华 冯梅)

第二节 清洁与消毒

一、环境清洁与消毒

1. 门诊风险区域划分

门诊根据患者获得感染危险性的程度划分为低度风险区域、中度风险区域和高度风险区域。

(1) 低度风险区域：门诊办公室、门诊药房内部、挂号室内部等区域。

(2) 中度风险区域：门诊大厅、挂号和缴费窗口、候诊区、普通诊室、心电图室、超声科和其他功能检查室等区域。

(3) 高度风险区域：采血室、换药室、穿刺室、注射室、耳鼻喉科诊室、妇科诊室、感染性疾病诊室、肠道门诊、发热门诊、门诊手术室、口腔科、血透室、内镜室等区域[4]。

2. 清洁与消毒措施

(1) 日常清洁与消毒：不同风险区域实施不同等级环境清洁与消毒管理（见表3-1）。

表3-1　不同等级的风险区域的日常清洁与消毒管理

风险等级	环境清洁等级分类	方式	频率(次/天)	标准
低度风险区域	清洁级	湿式卫生	1~2	要求达到区域内环境干净、干燥、无尘、无污垢、无碎屑、无异味等
中度风险区域	卫生级	湿式卫生，可采用清洁剂辅助清洁	2	要求达到区域内环境表面菌落总数≤10 CFU/cm^2，或自然菌减少1个对数值以上

续表

风险等级	环境清洁等级分类	方式	频率(次/天)	标准
高度风险区域	消毒级	湿式卫生,可采用清洁剂辅助清洁	≥2	要求达到区域内环境表面菌落总数符合GB15982要求
		高频接触的环境表面,实施中、低水平消毒	≥2	

注:各类风险区域的环境表面一旦发生患者血液、体液、分泌物、排泄物等污染时,应立即实施污点清洁与消毒[5]。

(2)强化清洁与消毒:1)发生感染暴发时,如不动杆菌属、艰难梭菌、诺如病毒等感染暴发;2)环境表面检出多重耐药菌,如耐甲氧西林金黄色葡萄球菌(MRSA)、产超广谱β-内酰胺酶(ESBLs)细菌以及耐碳青霉烯类肠杆菌科细菌(CRE)等耐药菌[5]。

二、医疗废物管理

(1)医疗废物定义:是指医疗卫生机构在医疗、预防、保健以及其他相关活动中产生的具有直接或者间接感染性、毒性以及其他危害性的废物[6]。

(2)医疗废物分类:医疗废物分以下5类,门诊最常见的医疗废物为感染性废物和损伤性废物。1)感染性废物:携带病原微生物具有引发感染性疾病传播危险的医疗废物,包括被患者血液、体液、排泄物污染的物品,传染病患者产生的生活垃圾等。2)病理性废物:在诊疗过程中产生的人体废弃物和医学试验动物尸体,包括手术中产生的废弃人体组织(胎盘、残肢等)、病理切片后废弃的人体组织、病理蜡块等。3)损伤性废物:指能够刺伤或割伤人体的废弃的医用锐器,包括医用针、解剖刀、手术刀、玻璃试管等。4)药物性废物:指过期、淘汰、变质或被污染的废弃药品,包括废弃的一般性药品,废弃的细胞毒性药物和遗传毒性药物等[7]。5)化学性废物:指具有毒性、腐蚀性、易燃易爆性的废弃化学物品,如废弃的化学试剂(实验室、病理科)、汞血压计、汞温度计等。

(3)医疗废物分类收集、运送与暂时贮存。1)根据医疗废物的类别,将医疗废物分置于符合《医疗废物专用包装物、容器的标准和警示标识的规定》的包装物或者容器内。盛装的医疗废物达到包装物或者容器的3/4时,应当使用有效的封口方式,使包装物或者容器的封口紧实、严密。2)感染性废物、病理性废物、损伤性废物、药物性废物及化学性废物不能混合收集。3)隔离的传染病患者或者疑似传染病患者产生的医疗废物应当使用双层包装物,并及时密封。4)放入包装物或者容器内的感染性废物、病理性废物、损伤性废物不得取出。5)运送医疗废物应当使用防渗漏、防遗撒、无锐利边角、易于装卸和清洁的专用运送工具,运送前,检查包装物或者容器的标识、标签及封口是否符合要求,不得将不符合要求的医疗废物运送至暂时贮存地点。6)建立医疗废物暂时贮存设施、设备,不得露天存放医疗废物;医疗废物暂时贮存的时间不得超过2天[8]。

(李仁华　冯梅)

第三节 安全注射

一、安全注射的定义

安全注射是指对接受注射者无害,使实施注射操作的医护人员不暴露于可避免的危险,注射后的废弃物不对环境和他人造成危害[5]的医疗行为。

二、安全注射的注意事项

(1)医务人员应掌握治疗和用药的指征。

(2)注射应使用一次性的灭菌注射装置。

(3)对患血源性传播疾病的患者实施注射时宜使用安全注射装置。

(4)尽可能使用单剂量注射用药。多剂量用药无法避免时,应保证"一人一针一管一用",不应使用已经用过的针头及注射器再次抽取药液。

(5)使用后的注射针头等锐器应及时放入符合规范的锐器盒内[5]。

(李仁华　彭攀宇)

参考文献

[1]医院隔离技术标准 WS/T 311—2023[J].中国感染控制杂志,2023,22(11):1398-1410.

[2]医务人员手卫生规范 WS/T 313—2019[J].中华医院感染学杂志,2020,30(5):796.

[3]王祎然.做好医务人员手卫生守护医疗质量安全线[J].中国卫生,2023(6):83.

[4]医疗机构门急诊医院感染管理规范 WS/T 591—2018[J].中国感染控制杂

志,2018,17(9):848-852.

[5]医疗机构环境表面清洁与消毒管理规范 WS/T512—2016[J].中国感染控制杂志,2017,16(4):388-392.

[6]韦彩嫩,张淑娟.医疗垃圾集中处置建设项目的环境影响评价[J].环境科学动态,2005(1):55-57.

[7]林彩珍,邱菲.我院静脉药物配置中心配置间的管理[J].全科护理,2014,12(13):1223-1224.

[8]廖伟洪.医疗卫生项目环境影响评价要点研究[J].科技视界,2013(15):133-134.

门诊护理专科护士培训指南

第四章

门诊常用护理技能

第一节 生命体征测量

一、体温的测量

人体具有一定的温度,这就是体温(body temperature)。正常情况下人的体温保持在相对恒定的状态,当机体受到致热原的作用或体温调节中枢的功能发生障碍时,体温可发生变化失去平衡。动态平衡的体温是身体进行新陈代谢和正常生命活动的必要条件。

发热是呼吸道传染病中最普遍的症状,因此发热成为呼吸道传染病诊断、治疗、判断病情严重程度、隔离和检验的客观指标[1]。二级以上医疗机构按照规范要求设立发热门诊,为患有发热症状的患者提供诊断、治疗和咨询服务。

1. 体温的概念

一般所说的体温是指身体深部的平均温度。正常情况下,人的体温保持在相对恒定的状态,当机体受到致热原的作用或体温调节中枢的功能发生障碍时,体温可发生变化失去平衡。

2. 体温的评估

(1)正常体温:临床上常以口腔、腋窝、直肠等处测量的温度来代表体温。这3个部位测得的温度略有不同,口腔温度居中,直肠温度较高,腋下温度较低。3个部位的温差一般不超过1 ℃,其中直肠温度最接近于人体深部温度。正常体温的范围如下:1)口温 36.3~37.2 ℃;2)肛温 36.5~37.7 ℃;3)腋温 36.0~37.0 ℃。

(2)发热(fever)是指机体在致热原作用下,体温调节中枢的调定点上移而引起调节性体温升高,当体温上升超过正常值的0.5 ℃或昼夜体温波动在1 ℃以上,即可诊断为发热。以口腔温度为例,发热程度可划分为:1)低热 37.3~38.0 ℃;2)中等热 38.1~39.0 ℃;3)高热 39.1~41.0 ℃;4)超高热 41.0 ℃以上[2]。

(3)体温过低(hypothermia)是指机体温度持续低于正常,体温在35 ℃以下者。体温过低可影响体内葡萄糖等物质的代谢,损害脑细胞,甚至造成心跳减慢和心律失常。

3.影响体温的因素

(1)昼夜节律:人体体温在24小时内呈周期性波动。一般清晨2时~6时体温最低,下午2时~8时最高。波动的幅值一般不超过1 ℃。

(2)年龄:1)新生儿由于体温调节机制发育还不完善,调节体温的能力差,所以他们的体温容易受环境温度的影响而变动,避免暴露于过热或过冷的环境。2)儿童由于代谢率高,体温可略高于成人。3)老人代谢率低,血液循环慢,加上活动量减少,因此体温偏低。

(3)性别:成年女性的基础体温随月经周期而发生变动,即在月经期和月经后的前半段较低,排卵日最低,排卵后升高0.3~0.6 ℃。

(4)其他:1)饮食。饥饿、禁食时,体温会下降;进食后体温可升高。2)肌肉活动。剧烈劳动或运动时,骨骼肌紧张并强烈收缩,致产热量增加,使体温升高。3)情绪。情绪激动、精神紧张可使交感神经兴奋,加快代谢速度,增加产热量,使体温升高。4)药物、环境温度的变化等都会对体温有影响,在测量体温时,应加以考虑。

4.常见测量体温的设备

(1)水银体温计。1)种类:分为口表、肛表和腋表3种。2)原理:利用汞的热膨胀正比于温度来工作,汞是很稳定的,当与人体接触后,温度上升引起水银的体积变大,所以水银柱上升[1]。水银体温计测量的温度范围为35~42 ℃,每一小格为0.1 ℃,在每0.5 ℃和每1 ℃的刻度处用较长的线标记,便于辨认体温度数。3)方法:在水银温度计的使用过程中正式测量体温之前,需要将温度计的水银柱甩到35 ℃以下,并且在测量过程中必须保证温度计的感温泡与人体皮肤密切接触,而且测温最佳时间一般为5~10 min[3]。4)注意事项:水银体温计使用寿命较短、易破碎、有汞中毒危险等隐患;测量温度时间长、对患者配合度要求高,费时费力;为接触式测量,需要一用一消毒。5)应用范围:主要应用于小范围人群的体温筛查,如家庭成员的体温监测或住院患者常规的体温监测,在呼吸道传染病流行期间不适合进行大规模人群的体温筛查[1]。

(2)电子体温计。1)原理:以热电偶作为测温的感应元件,测得与温度相应的热电动势后,在显示屏上显示出温度值。2)方法:使用时,将探头置于测量部位,当体温计发出蜂鸣声,再持续3秒后,即可读取所显示的体温值。3)优点:对人体安全、无害;测量结果是以数字方式显示的,比水银温度计更加直观,并且不会存在视觉误差。缺点:在使用电子温度计测量温度时,需要经常校准,再加上指示精度受电子元器件和电池供电的影响比较大,大多数电子温度计在测量温度段的温度36~39 ℃是最为准确的,体温过低或者过高,都会对测量精度产生影响[3]。4)应用范围:小范围人群如家庭体温监测或住院患者常规的体温监测筛查,在呼吸道传染病流行期间不适合进行大规模人群的体温筛查[1]。

(3)红外温度计。1)类型:红外耳温计和红外体表温度计(红外额温计)是红外温度计中较为常见的类型[3]。2)原理:是用红外透镜组成光学系统,将被测目标辐射的红外线汇集在高灵敏的红外探测器上,再对探测器输出的电信号放大、处理、校准成被测目标的温度值[4]。3)方法:耳温计,开启电源,等到显示屏完全显示标记后,才可以将耳温计探头完全插入耳道内,并且要按下耳温计的操作开关,约1秒后可以发出警告声,最后关闭开关表示完成测量,取出耳温计探头读取数值后就可以获取实测温度。额温计,使用过程中,保持温度计和额头之间距离3~5 cm,注意要移开对测量结果产生影响的各种障碍物,例如汗液、头发等,保证温度的精准度。4)耳温计测量人体温度的时间比较短,读数比较方便,不需要被测对象长时间配合。因此,在婴幼儿体温测量过程中,耳温计的应用比较普遍[3],但3个月以下的婴儿不建议测量耳道温度。

(4)AI自动定位面部测温。1)原理:在红外接收的基础上引入AI算法定位模型,通过红外技术抓取巨大人流中的高温人员,快速定位体温异常者并自动预警。2)优点:测温精度高,在佩戴帽子和口罩等面部特征过少的情况下能精确定位人脸;效率高,待检测人群无需逗留,快速通过时即可实现人脸抓拍,实现远距离非接触式测温;降低交叉感染风险。缺点是现阶段设备费用成本较高[1]。3)应用范围:在呼吸道传染病流行期间,商场、地铁、火车站、机场、医院等人流量较大的公共场所[1]。

二、血压的测量

血压是人体重要的生命体征。血压测量是了解血压水平、诊断高血压、指导治疗、评估降压疗效以及观察病情变化的主要手段[5]。常见的血压问题有高血压和低血压，引起这两种状况的疾病都存在比较高的致死率，也有可能诱发其他并发症[6]。

让居民了解自己的血压水平、让高血压患者知晓自己患高血压，从而提高高血压患者的治疗率和控制率，是现阶段我国高血压防治的主要任务[5]。《中国防治慢性病中长期规划（2017—2025年）》中提出我国将全面实施35岁以上人群首诊测血压行动。

1. 血压的概念

血压（blood pressure，BP）是指血液在血管内流动时对血管壁的侧压力。在一个心动周期中，动脉血压随着心室节律性的收缩和舒张而发生周期性的变化。

2. 血压的评估

（1）正常血压。正常成人在安静状态下的血压范围：收缩压90~139 mmHg（12.0~18.5 kPa），舒张压60~89 mmHg（8.0~11.9 kPa），脉压30~40 mmHg（4.0~5.3 kPa），平均动脉压75~100 mmHg（10.0~13.3 kPa）。

（2）高血压（hypertension）。未服用降压药物的情况下，至少3次非同日测量血压，成人收缩压≥140 mmHg和（或）舒张压≥90 mmHg。若仅收缩压达到标准则称为单纯性收缩期高血压。患者既往有高血压史，目前正在服用抗高血压药，血压虽低于140/90 mmHg，也应诊断为高血压。

（3）低血压（hypotension）。收缩压低于90 mmHg，舒张压低于60 mmHg。患者会出现明显的血容量不足的表现，如脉搏细速、心悸、头晕等；低血压也可有体质原因，患者自诉一贯血压偏低，一般无症状。

（4）脉压变化。1）脉压减小：指脉压 < 30 mmHg，主要见于主动脉瓣狭窄、心力衰竭、心包积液等。2）脉压增大：指脉压 > 40 mmHg，主要见于主动脉瓣关闭不全、动脉导管未闭、甲亢等。

3.影响血压的因素

(1)受测者准备:与受测者有关的诸多因素均可引起血压测量的偏差。如室内温度、运动、饮酒或吸烟、手臂位置、肌肉紧张、膀胱充盈、讲话和环境噪声等。受测者讲话是常见的因素,因此,测压时受测者不能讲话,医护人员也不能与受测者讲话[5]。

(2)体位:血压测量最常采用的体位是坐位或仰卧位,但一般卧位时收缩压比立位时约低8~13 mmHg。对于长期卧床、贫血或者在使用某些降压药物的患者,若是从卧位改成立位时,可能会出现直立性低血压,表现为收缩压明显地下降20 mmHg以上,且伴有头晕、昏厥等。

(3)手臂的位置:测量血压时气囊位置应该与右心房水平同高。如果上臂位置低于右心房水平,测得值偏高;如果上臂位置高于心脏水平,测得值偏低。因此需按体位调整上臂高度:坐位时,右心房水平位于胸骨中部、第四肋水平,应将上臂置于桌面等支撑物上,使气囊中心与此高度齐平;卧位时用小枕支托以使上臂与腋中线同高[5]。

(4)不同部位血压的差别:正常情况下,一般右臂比左臂的血压高10~20 mmHg;下肢血压比上肢血压高20~40 mmHg,左右下肢的血压基本相等。若两上肢血压相差20 mmHg以上,多见于多发性动脉炎、先天性动脉畸形、血栓闭塞性脉管炎等;若下肢血压等于或低于上肢血压,多见于主动脉缩窄、胸腹主动脉型大动脉炎等。

(5)血压计的位置:测压过程中血压计水银柱要保持垂直,读数时必须保持视线垂直于血压计刻度面的中心[5]。

(6)袖带位置及缠绕松紧程度:袖带气囊中部放置于上臂肱动脉的上方,袖带边缘不要卷起以免袖带起止血带的作用。袖带的下缘在肘窝的上方2~3 cm。袖带绑得太紧,测出的收缩压、舒张压都偏低;绑得太松可使测得的血压偏高[5]。

(7)其他:1)情绪。情绪紧张、恐惧、兴奋、焦虑、发怒时可使血压(主要是收缩压)升高。2)体型。通常高大、肥胖者血压较高。3)疼痛。疼痛可使血压上升,但剧烈疼痛会使机体大量出汗,导致血压下降。4)温度。遇冷时血管收缩,血压可上升;遇热则血管扩张,血压下降。5)剧烈运动、吸烟可使血压升高;年龄、睡眠、饮酒、摄盐过多、药物等对血压也有影响。

4. 测量血压的方法

(1) 直接测量法。1) 定义:经皮穿刺将导管送至周围动脉(如桡动脉)内,导管末端接监护测压系统,自动显示血压数值。2) 优点:实时测量,测得的血压数值准确,可以直接观察压力波形;缺点:需要专门设备,且有一定创伤,适用于危重和大手术患者。

(2) 间接测量法。1) 目前广泛采用的是血压计测量的袖带加压法。2) 优点:简便易行,适用范围广;缺点:易受多种因素影响,数值有时不够准确。但间接测量法是护士必须掌握的基本技术。

5. 常见测量血压的设备

(1) 汞柱式血压计:又称水银血压计。使用汞柱式血压计测量血压的方法为听诊法,优点是测得的数值较准确可靠,但它较笨重且玻璃管易破碎。汞柱式血压计应定期校验,准确定标,误差不可超过 3 mmHg。测量血压的部位是上肢肱动脉或下肢腘动脉。

(2) 电子血压计:常见的有上臂式电子血压计和腕式电子血压计等,但为了确保电子血压计检测结果的准确性,最好选择使用上臂式电子血压计。用电子血压计测血压时,无须用听诊器听诊,血压值可以用 mmHg、kPa 两种单位显示在液晶显示屏上,清晰直观、使用方便、准确性好,也可排除测量者听觉不灵敏、噪音干扰等造成的误差,故目前推荐广泛应用。但对于严重心律不齐或心力衰竭者、处于急救或手术后的重症监护患者、手臂过细或过短的婴幼儿不适用。需注意的是,如果在使用电子血压计过程中遇到故障问题,应当先找出故障类型,确定故障原因,在排查完毕并处理后才能继续使用电子血压计。

(3) 臂筒式全自动血压计:为了方便一般群体或高血压群体测量和了解自身血压,目前许多医院在门诊公共区域投放了臂筒式全自动血压计,一些健康中心也有此类血压计的使用。臂筒式血压计使用时测量的标准位置是上臂位(袖带下缘距肘窝 2~3 cm)。但一般公众并不完全掌握臂筒式血压计进行血压监测的要领,常会错误地使用肘窝位进行测量。据文献统计,臂筒式血压计肘窝位所测的血压值比上臂位的血压值低 5 mmHg 左右。因此,当公众使用臂筒式血压计测量血压时应当指导或宣传采用正确上臂部的测量方式。

(冯梅)

第二节 静脉血液标本采集

一、概念

静脉血液标本采集(venous blood specimen collection)是从静脉抽取血液标本的方法。

二、目的

(1)全血标本：测定血沉及血液中某些物质(如血糖、尿素氮、肌酐、尿酸、肌酸、血氨等)的含量。

(2)血清标本：测定肝功能、血清酶、脂类、电解质等。

(3)血培养标本：培养检测血液中的病原菌。

三、穿刺静脉的选择

(1)首选手臂肘前区静脉，优先顺序依次为正中静脉、头静脉及贵要静脉。

(2)当无法在肘前区的静脉进行采血时，也可选择手背的浅表静脉。全身严重水肿、大面积烧伤等特殊患者无法在肢体找到合适的穿刺静脉时，可选择颈部浅表静脉、股静脉采血。

(3)不宜选用手腕内侧的静脉，穿刺疼痛感明显且容易损伤神经和肌腱；不宜选用足踝处的静脉，可能会导致静脉炎、局部坏死等并发症；其他不宜选择的静脉包括：乳腺癌根治术后同侧上肢的静脉(3个月后，无特殊并发症可恢复采血)，化疗药物注射后的静脉，血液透析患者动静脉造瘘侧手臂的血管，穿刺部位有皮损、炎症、结痂、疤痕的血管。

四、静脉血液标本采集前的准备

1.饮食

(1)患者在采血前不宜改变饮食习惯,24小时内不宜饮酒。

(2)采集有空腹要求的检查项目时,要求患者至少禁食8小时,以12~14小时为宜,但不宜超过16小时,宜安排在上午7:00~9:00采血。需要空腹采血的检测项目包括(不限于):1)糖代谢,如空腹血糖、空腹胰岛素、空腹C肽等。2)血脂,如总胆固醇、甘油三酯、高密度脂蛋白胆固醇、低密度脂蛋白胆固醇、载脂蛋白A1、载脂蛋白B、脂蛋白a、载脂蛋白E、游离脂肪酸等。3)血液流变学(血黏度)。4)骨代谢标志物,如骨钙素、I型胶原羧基端肽β特殊序列、骨碱性磷酸酶等。5)血小板聚集率(比浊法)。

2.运动和情绪

采血前24小时,患者不宜剧烈运动,采血当天患者宜避免情绪激动,采血前宜静息至少5分钟。

3.采血时间有特殊要求的检测项目(包括但不限于)

(1)血培养:寒战或发热初起时,应用抗生素之前采集最佳。

(2)女性性激素:生理周期的不同阶段有显著差异,采血日期需遵循医嘱,采血前与患者核对生理周期。

(3)血液疟原虫检查:最佳采血时间为寒战发作时。

(4)口服葡萄糖耐量试验:试验前3天正常饮食,试验日先空腹采血,随后将75 g无水葡萄糖溶于300 mL温水中,在5分钟内喝完。从服糖第一口开始计时,于服糖后30分钟、1小时、2小时采血。

4.采血体位及部位的暴露

(1)采血体位:1)安静状态下体位以舒适为原则,采取坐位或卧位。门诊患者以坐位采血为主,病房患者以卧位采血为主。2)住院和门诊患者的椅子应有扶手防止患者发生晕厥时跌倒,有晕厥史的患者建议采取平卧位。

(2)采血部位的暴露:1)坐位采血。要求患者侧身坐,上身与地面垂直,将手臂置于稳固的操作台面上,肘关节置于垫巾上,使上臂与前臂呈直线,手掌略低于肘部,充分暴露采血部位。2)卧位采血。要求患者仰卧,使上臂与前臂呈直线,手掌略低于肘部,充分暴露采血部位。3)告知患者不宜穿着袖口紧的上衣,以减少采血后出血和血肿的情况发生。

五、操作流程

1. 查对医嘱,绑定采血管

(1)审核执行采血医嘱。

(2)在抽血系统打印抽血条码标签及采血汇总审核单,检查采血管质量(有效期、是否松动、有无裂痕),将抽血条码贴到正确的采血管。

(3)双人查对汇总单和电子医嘱是否相符(涉及纸质化验单时需核对化验单、电子医嘱及采血管是否一致)、抽血条码标签与所贴采血管种类是否相符。

2. 操作者准备

(1)着装规范、洗手、戴口罩。

(2)宜在完成每一位患者血液标本采集后更换新的手套;如条件不允许,至少在完成每一位患者血液标本采集后使用速干手消毒剂进行消毒;如采血过程中手套沾染血液或破损,应及时更换。

3. 用物准备

(1)检查申请单(医嘱执行单)、治疗车、治疗盘、弯盘、试管架、已绑定的采血管、采血针、医用胶带、压脉带、治疗巾、消毒用碘伏棉棒或75%酒精棉片、棉签、手套、胶带、锐器桶、压脉带回收篮、速干手消毒液等。

(2)检查物品有效期及包装是否完好。

4. 评估、解释

(1)核对患者信息,评估患者病情、过敏史、是否空腹、情绪、合作程度、穿刺部位皮肤及静脉情况,问二便;评估环境是否安全,光线是否充足。

(2)向患者解释操作目的、注意事项及配合要点,取得患者配合。

(3)协助患者采取合适体位。

5.实施步骤

(1)再次确认患者信息无误。

(2)戴手套。

(3)选择血管:垫治疗巾、放压脉带、备医用胶带,选择合适静脉。

(4)扎压脉带:1)在穿刺部位以上6~8 cm处扎压脉带。2)宜在开始采集第一管血时松开压脉带,使用时间不宜超过1分钟。如需绑扎止血带的部位皮肤有破损,宜选择其他的采血部位。

(5)消毒:1)以穿刺点为中心,自内向外进行2次消毒,消毒范围直径≥5 cm。2)消毒剂发挥作用需与皮肤保持接触至少30秒,待自然干燥后穿刺,可防止标本溶血及灼烧感。如静脉穿刺比较困难,在消毒后需要重新触摸血管位置,宜在采血部位再次消毒后穿刺。

(6)采血、混匀:1)进针前再次核对患者身份,嘱患者握拳,进针,用胶带(布)固定采血针的针柄。2)将针头插入第1个真空采血管放血,当血液开始流入采血管时松开压脉带,嘱患者继续握拳,按照采血要求依次采血和混匀。

(7)拔针和废弃针头、压迫止血:1)所有血标本采集完后,让患者放松,去除胶带(布),拔出针头,将针头弃入锐器盒。2)用棉签顺着血管按压穿刺部位1~2分钟,年龄稍大或有出血倾向的患者,适当延长加压止血的时间;若患者能自己按压,指导其按压穿刺点直至不出血为止。

(8)再次查对:再次核对患者信息与标本信息是否一致。

(9)整理、记录、交代注意事项:整理床单位,协助患者采取舒适体位,整理用物、分类放置,洗手、记录。门诊患者需告知报告时间及地点。

(10)及时更新采血时间,并送检。

六、注意事项

(1)采血前确认患者状态:平静、休息。对有空腹要求的检验项目,建议在空腹12~14小时状态下采集标本。患者在接受采血前24小时内尽量避免剧烈运动,禁止饮酒,不宜改变饮食习惯和睡眠习惯。

(2)在穿刺时可让患者握拳(不可反复拍打采血部位),使静脉更加充盈,以利于成功穿刺。穿刺成功后宜让患者放松拳头,尽量避免反复进行握拳的动作。

(3)压脉带的捆绑时间不应超过1分钟,如果压脉带在一个位置使用超过1分钟,应松开压脉带,等待2分钟后重新绑扎[7]。

(4)进针方法:以30°角进针,针头斜面向上直刺血管,见回血后压低角度(约5°~15°)再进少许;进针深度以针芯进入血管超过2/3为宜。

(5)混匀:采血后每支含有添加剂的采血管应立即轻柔上下颠倒且充分混匀8~10次。

(6)血液应尽量沿试管壁缓缓注入采血管,防止溶血和泡沫产生。

(7)按照正确的采血顺序进行采血,以免试管间的添加剂交叉污染[7]。根据WHO采血指南推荐,结合本院采血管特点,任何时候应遵循以下采血顺序:血培养或无添加剂标示的红头管→蓝头管→有促凝剂标示的红、橘、橙、黄头管等→绿头管→白头管→黑、紫头管→灰头管。

七、操作常见问题及并发症

1.常见问题

(1)血液标本无法正常采集时,轻微调整进针位置;如采血针刺入静脉过深,可略微抽出;如穿刺不够,可将采血针向静脉中略推入。不宜在不明静脉走向时盲目探查。

(2)如穿刺已成功,采集中途血流突然停止,可能是血管壁贴附了针孔,可将采血针旋转半周。

(3)如怀疑真空采血管真空度不足,应及时更换采血管。

2.常见并发症

(1)皮下血肿

原因:1)穿破血管。穿刺前选择血管错误或针头型号与静脉管腔直径不符;穿刺过程中针头在皮下多次进退或者误伤动脉;穿刺成功后针柄固定不当致针头移位。2)按压不正确。拔针后按压方向、部位、力度、时间不当。

预防及处理:1)穿刺前应充分评估患者配合度、血管情况并选择型号合适的采血针。2)穿刺中动作要轻、稳、准,避免反复穿刺。如误入动脉,应立即拔出针头,并用棉签顺着血管走行方向按压穿刺处5~10分钟,直至不出血为止。

3)穿刺成功后用胶带固定针柄,防止针头移位。4)抽血完毕后,用棉签顺着血管走行方向按压1~2分钟,避免揉搓穿刺点,有出血倾向者按压时间应延长,以不出现青紫为宜。5)如果出现皮下血肿,48小时内冷敷,以减少皮下出血。

(2)误抽动脉血

原因:1)穿刺部位选择不当。2)部分患者动脉表浅、搏动不明显,容易误判为静脉。3)在股静脉抽血时,部分患者因过度肥胖或血容量不足,动脉搏动不明显,容易误抽股动脉血。

预防及处理:1)如误入动脉,应立即拔出针头,按压穿刺处5~10分钟,直至不出血为止。2)准确掌握股静脉的解剖位置和采血方法。

3.其他问题

(1)晕针或晕血

原因:1)心理因素。抽血时患者由于紧张、恐惧、反射性引起迷走神经兴奋,血压下降,脑供血不足而发生晕针或晕血[8]。2)体质因素。空腹或饥饿状态下,患者机体处于应激阶段,通过迷走神经反射,引起短暂血管扩张,血压下降,脑供血不足。3)疼痛刺激。疼痛刺激会引起全身神经高度紧张,反射性引起血管扩张,血压下降,脑供血不足。

预防及处理:1)操作前做好解释工作,进行心理疏导,让患者身心放松。2)患者在采血过程中出现晕针或晕血时,宜立即停止采血,拔出采血针止血。3)将患者置于平卧位,松开衣领。4)疑似患者为空腹采血低血糖可予以口服糖水。5)观察患者意识恢复情况及脉搏、呼吸、血压等生命体征,如生命体征不稳定应立即通知急诊科。

(2)疑似神经损伤时的处理

在采血过程中,如患者感到在穿刺部位近端或远端有放射性的电击样疼痛、麻刺感或麻木感,怀疑穿刺到神经,立即终止采血并拔出采血针止血。如需要,可在其他部位进行静脉穿刺。必要时可请临床医生对患者神经损伤程度进行评估及处理。

(冯梅 翟健)

第三节 心肺复苏术

一、概念

心肺复苏术(cardiopulmonary resuscitation,CPR)是针对心脏、呼吸骤停所采取的抢救措施,即应用胸外按压形成暂时的人工循环并恢复心脏自主搏动和血液循环,用人工通气代替自主呼吸并使被抢救对象恢复自主呼吸,达到促进苏醒和挽救生命的目的。

二、心脏骤停判断标准

(1)意识突然丧失或伴有短暂抽搐,面色死灰或发绀;轻摇或轻拍并大声呼喊,观察患者是否有反应,如确无反应,说明患者意识丧失。

(2)大动脉搏动消失:颈动脉浅表且颈部易暴露,可作为首选诊脉部位。颈动脉位于气管与胸锁乳突肌之前,可用示指、中指指端先触及气管正中,男性可先触及喉结,然后滑向颈外侧气管与肌群之间的沟内,触摸有无搏动,时间不超过10秒,若动脉无搏动或触摸不清,按动脉搏动消失处理,立即实施CPR。

(3)心脏骤停还可能出现喘息性呼吸或呼吸停止、胸廓运动消失、瞳孔散大、无对光反射、心音消失等其他表现。具备意识丧失、大动脉搏动消失两项即可作出心搏骤停的判断。

三、操作流程

(1)确认现场安全。

(2)判断意识、呼救。1)用双手轻拍患者双肩,并大声呼叫:"您怎么了?"

患者无反应。2)立即呼救。3)通知医生抢救患者,准备抢救用物、除颤仪等。

(3)检查呼吸、脉搏。用右手的中指和食指从气管正中甲状软骨下、气管环旁滑向近侧颈动脉搏动处,同时观察患者胸部起伏5~10秒(1001、1002、1003、1004……1007)判断是否有颈动脉搏动、是否有自主呼吸。

(4)将患者置于复苏体位。就地使患者去枕仰卧于坚实平面,如硬板床或地面上,必要时背垫复苏板;使患者头、颈、躯干无扭曲,双上肢放置身体两侧,松开患者衣领和裤带。

(5)胸外按压。1)抢救者站或跪于患者一侧,按压点取两乳头连线中点(胸骨中下1/3交界处),用一手掌根部置于按压点,另一手掌根部重叠置于此手的手背上,手指并拢或相互握持。下方手五指翘起,仅以掌根接触按压点。2)两臂位于患者胸骨正上方,双肘关节伸直,以髋部为支点,利用上身重量按压30次(按压频率100~120次/分,按压深度5~6 cm)。每按压一次后迅速放松,解除压力,使胸骨自然复位,放松时手掌根不离开胸壁。

(6)开放气道。1)检查口鼻腔有无分泌物,有分泌物立即清除;有无活动性假牙,有活动性假牙即刻取下。2)采取仰头抬颏法打开气道;颈部有损伤的患者,采取托颌法开放气道。

(7)人工呼吸。1)口对口人工呼吸法:在仰头抬颏法开放气道的基础上,抢救者用按于患者前额一手的拇指与食指捏紧患者鼻翼下端,正常吸气,双唇包绕封住患者的嘴外缘形成一个封闭腔,向患者口内缓慢吹气,每次吹气应持续至少1秒,使患者胸廓抬起。吹气毕,松开捏鼻孔的手,抢救者头稍抬起,侧转换气,观察患者被动呼气情况。2)使用简易呼吸器进行人工辅助呼吸:连接氧源并调节氧流量(10~12 L/min);EC手法固定面罩无漏气,同时打开气道挤压简易呼吸囊。按压-通气比例为30∶2;每次送气500~600 mL,送气时间为1秒;能见明显胸廓起伏视为通气有效。

(8)配合胸外按压,反复循环。以胸外按压/人工呼吸为30/2的比例进行,每5个循环为一轮,完成一轮后进行复苏效果评估,如未成功则继续进行CPR,评估时间不超过10秒。

(9)除颤。1)先检查心律,如为室颤或无脉性室速则尽快除颤。2)正确选择同步或非同步除颤:成人首次单相波除颤360 J,双相波除颤200 J。3)正确放置除颤板的位置:将除颤板置于患者心尖部和胸骨右缘第二肋间。4)除颤前确认所有人与患者无接触。5)除颤完毕立即进行5个CPR循环,再进行评估。

（10）复苏有效指征。1)扪及大动脉搏动。2)血压维持在60 mmHg以上。3)口唇、面色、甲床等颜色转红润。4)瞳孔由大变小,对光反应恢复。5)呼吸逐渐恢复。6)昏迷由深变浅,出现反射或挣扎等。

（11）进一步加强生命支持。

四、注意事项

（1）胸外按压禁忌证：严重胸廓畸形、广泛性肋骨骨折、血气胸、心包填塞、心脏外伤等。

（2）通气量不宜过大：每次约500~600 mL。

（3）胸外按压交换按压时中断时间小于10秒。

（4）尽早、快速完成除颤,除颤后即刻高质量进行5个心肺复苏循环。

五、操作常见并发症

1.肋骨骨折

（1）原因：1)用力过大。2)按压位置不准确。3)按压动作不规范：肘关节未伸直、按压回弹时掌根离开胸壁、冲击式按压、用力方向与胸壁不垂直等。4)患者本身原因：高龄患者伴骨质疏松、肋骨弹性差、胸廓顺应性差。

（2）预防及处理：1)按压时深度、频率均匀,保持胸骨下陷5~6 cm,胸外按压人员每2分钟更换一次。2)受力点为手掌根部,放松时掌根不要发生移位,按压时前臂保持与胸壁垂直。3)对于高龄患者按压时酌情降低压力。4)肋骨骨折患者采取腹部提压CPR。

2.血气胸

（1）原因：1)胸外按压时用力过猛或用力不当。2)高龄患者骨质疏松。

（2）预防及处理：1)按压深度、频率均匀,保持胸骨下陷5~6 cm,胸外按压人员每2分钟更换一次。2)对于高龄患者按压时酌情降低压力。3)发生血气胸时建议采取腹部提压CPR。4)若为闭合性气胸,气体量小无需特殊处理,2~3周内自行吸收;气体量多时可行胸腔穿刺。若为张力性气胸,应行胸腔闭式引流术。

3.心脏创伤

(1)原因:胸外按压时因前下胸壁直接受压力撞击,可在心脏接受压力的部位或其对侧产生创伤,一般伤情较轻,多为心脏挫伤。

(2)预防及处理:1)卧床休息、心电监护。2)抗心律失常药物治疗。3)对于充血性心力衰竭或者房颤患者给予强心药物治疗。

4.腹腔脏器损伤:胃、肝、脾破裂

(1)原因:胸外按压部位过低、用力过重。

(2)预防及处理:1)按压部位应准确。2)按压时掌根不要发生移位,若有移位应重新定位。3)严密监测病情变化,定时测量生命体征,观察腹部体征变化。4)对疑有内脏破裂者应禁食,并及时进行外科手术干预。

(付兰英　冯梅)

第四节 海姆立克急救法

一、概述

海姆立克急救法（Heimlich Maneuver），又名"海氏急救法"，是美国医师亨利·海姆利希（Henry J·Heimlich）1974年发明的一套利用肺部残留气体，形成气流冲出异物的急救方法。

二、基本原理

利用冲击腹部——膈肌下软组织而产生向上的压力，压迫两肺下部，从而驱使肺部残留空气形成一股气流。这股带有冲击性、方向性的长驱直入于气管的气流，就能将堵住气管、喉部的食物硬块等异物驱除，使人获救[9]。

三、"海姆立克"征象

异物卡喉的患者，不能说话，不能呼吸，也不能咳嗽。此时，患者可能会用一只手或双手抓住自己的喉咙[9]，即"海姆立克"征象。

四、操作方法

1. 自救

（1）方法一：在肚脐上两指的位置，自己一手握拳，拳眼对住两指位置，另一手包裹住，双手急速冲击性地、向内上方压迫自己的腹部，反复有节奏、有力地进行，直到异物排出。

（2）方法二：稍弯下腰，靠在一固定物体上（如桌子边缘、椅背、扶手栏杆等),以物体边缘压迫上腹部,快速向上冲击。重复以上手法,直至异物排出[10]。

2.成人患者

抢救者站在患者后面,脚呈弓步状,前脚置于患者双脚间。以大拇指侧与食指侧对准患者剑突与肚脐之间的腹部(肚脐上两横指处)。用左手将病人背部轻轻推向前,使病人处于前倾位,头部略低,嘴要张开,有利于呼吸道异物排出。一手置于拳头上并握紧,双手急速冲击性地、向内上方压迫患者腹部,反复有节奏、有力地进行,直到异物排出。

3.孕妇或肥胖患者

对于极度肥胖及怀孕后期发生呼吸道异物堵塞的患者,抢救者双手无法环抱腹部做挤压,则在患者胸骨下半段中央垂直向内做胸部按压,直到气道阻塞解除。注意不要偏离胸骨,以免造成肋骨骨折[9]。

4.婴幼儿(1岁以下)

(1)一手置于婴儿颈背部,另一手置于婴儿颈胸部,先将婴儿趴在大人前臂,使其倚靠在操作者的大腿上,头部稍向下前倾,在其背部两肩胛骨间拍背5次,依患者年纪决定力量的大小。再将婴儿翻正,在婴儿胸骨下半段,用食指及中指压胸5次,重复上述动作直到将异物吐出[9]。

(2)勿将婴儿双脚抓起倒吊从背部拍打,不仅无法排出异物,还可能造成颈椎受伤。

五、注意事项

海氏冲击法虽然有一定的效果,但也可能带来一定的危害,尤其对老年人,因其胸腹部组织的弹性及顺应性差,故容易导致损伤的发生,如腹部或胸腔内脏的破裂、撕裂及出血、肋骨骨折等。故发生呼吸道堵塞时,应首先采用其他方法排除异物,在其他方法无效且患者情况紧急时才能使用该法[10]。

六、健康教育

(1)预防异物卡喉窒息:将食物切成细块;充分咀嚼;口中含有食物时,避免大笑、讲话、行走和跑步;不允许儿童将小玩具等放入口中。

(2)谨慎食用容易使老人和小孩发生气管堵塞的食物:果冻、麻花、糖果、鱿鱼丝、花生酱、坚果类、小巧水果(龙眼、葡萄、樱桃等)、大肉块、长面、多刺的鱼等。

(冯梅　李仁华)

参考文献

[1]李倩,李红霞,李宝珍,等.不同穿戴体温测量设备在重大公共卫生事件发热筛查管理中的应用[J].医学信息,2023,36(22):49-52.

[2]何春梅,张晓聪,胡萍.双氯芬酸钠栓对高热病人解热疗效观察[J].现代护理,2005(10):797-798.

[3]张新影.分析测量人体温度用温度计的选择和使用[J].科技资讯,2023,21(9):226-229.

[4]方凯飞,鲍芳,汪仁煌,等.基于血压及体温的家庭健康网络的构建[C]//中国自动化学会制造技术专业委员会.《制造业自动化与网络化制造》学术交流会论文集.《制造业自动化》杂志社,2004:389-391,397.

[5]王文,张维忠,孙宁玲,等.中国血压测量指南[J].中华高血压杂志,2011,19(12):1101-1115,1100.

[6]孙云华.电子血压计的应用研究进展[J].中国医疗器械信息,2022,28(7):58-60.

[7]叶圆圆.临床检验重要质量指标:静脉采血过程和标本不合格原因的研究与分析[D].北京:北京协和医学院,2018.

[8]吕玉兰.探讨循证护理在体检采血晕针人群的应用[J].世界最新医学信息文摘,2016,16(27):233,236.

[9]潘子烁.海姆立克急救法[J].农村青少年科学探究,2020(4):22-23.

[10]李燕.异物卡喉应如何正确诊疗[J].家庭医药:快乐养生,2020(9):37.

门诊护理专科护士培训指南

第五章

门诊健康教育

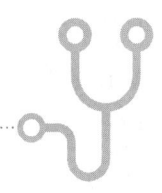

第一节 门诊健康促进与健康教育

一、健康促进

1. 健康促进的概念

WHO 提出"健康促进是要尽一切可能使人们的精神和身体保持在最优状态,宗旨是使人们知道如何保持健康,在健康的生活方式下生活,并有能力作出健康的选择"。

健康促进的重点不仅在于治疗疾病方面,更意在解决和预防不良健康的根源,从而确保每个人的健康和生活质量能够获益并受到保护。因此,维护和促进健康需要个人、家庭、卫生保健机构、社会团体、社区以及整个社会的共同努力和参与。这种综合性的合作和共同努力是实现人们全面健康和提升生活质量的关键,只有各方通力合作,才能建设一个更加健康和繁荣的社会。

2. 健康促进的原则

(1) 关注全社会的人,涉及人们日常生活的方方面面,而非仅限于某种疾病的高危人群。这种全面性的关注不仅能够提升整体健康水平,也能够促进社会公平和福祉,确保每个个体都能受益于健康促进措施。

(2) 针对影响健康的决定性因素,包括社会行为、生态环境、生物因素和卫生服务等多方面内容。这些因素相互交织影响着个体和社区的健康状况,因此健康促进工作需要综合考虑这些方面,采取相应措施来改善整体健康状况。综合干预各个方面的因素,能够有效地增强人们的健康意识、促进健康行为和提升生活质量,为建设一个更加健康、平等和可持续发展的社会奠定坚实基础。

(3) 运用多学科、多部门、多手段和多途径,包括传播、教育、法制规定、财政措施、组织改革、社区建设以及促进健康的各类社区活动等。多元化的健康促进策略能够更好地满足不同人群的健康需求,促进全民健康意识的增强和健康行为的养成。通过跨学科协作和综合措施的整合,可以更有效地推动健康促进工作,为社会的整体健康作出积极贡献。

（4）强调公众的有效参与,旨在激发公众对自身健康的责任感,促使他们积极参与自我健康管理。同时,重视社区在健康促进过程中的责任,以及在控制影响健康危害因素方面的作用。培养公众对个人健康的重要性意识,激发社区各层面的动力和责任感。这种全民参与的健康推广模式不仅能够提升整体社会的健康水平,也有助于建立更加健康和团结的社会环境。

（5）卫生保健专业人员在健康促进中扮演重要角色,从"患者-提供者"的关系到"参与-合作"的关系。他们不仅提供医疗服务,更积极参与健康促进工作,与个体和社区共同合作,制定有效的健康方案。这种转变强调了卫生保健专业人员作为健康促进的引领者和支持者的作用,倡导他们与公众之间建立更加紧密的合作关系,共同促进健康行为的养成和健康环境的建设。

3.健康促进的内容

（1）健康教育:通过实施健康教育,消除或减轻影响健康的危险因素,促进个人和群体改变不良行为与生活方式,从而达到预防疾病、促进健康和提高生活质量的目的。如戒烟、限酒、饮食健康、合理用药等教育,通过集中授课、资料宣传、影视宣讲等灵活多样的形式传播健康生活行为的信息,以促进健康[1]。

（2）自我保健:指个人以预防为主,在发病前进行干预以促进健康,增强机体生理及心理素质和社会适应能力。自我保健包括不吸烟、不饮酒、远离毒品、注意合理营养摄入、注重日常卫生护理、加强体育锻炼、减少精神紧张等。

（3）环境保护和监测:当前全球环境恶化问题日渐突出。工业污染、大气污染、水污染、食品污染及家具污染等严重威胁着人类的生命及繁衍质量。做好环境的物理、化学和生物监测工作,治理危害人类的有害因素,使人人成为保护环境、保护健康的使者,确保生态环境向良性循环方向发展。

二、健康教育

1.健康教育的概念

健康教育(health education)是通过信息传播和行为干预,帮助个人和群体掌握卫生保健知识,树立健康观念,自愿采纳有利于健康的行为和生活方式的教育活动与过程[2]。它既是健康保健的重要手段,也是重要的护理实践活动之一。正确、适时的健康教育是护理对象作出健康决策和提高自身整体健康水平的必要条件。

门诊健康教育是在门诊候诊期间向患者及其家属传授关于疾病的防治、护理等相关知识的过程。通过健康教育,医务人员能够帮助患者及家属自觉采纳有益于健康的行为和生活方式,消除或减轻影响健康的危险因素,实现疾病的预防,促进整体健康,提升生活质量[3]。这种针对性的健康教育不仅可以帮助患者及家属更好地管理自身健康,还有助于提高患者对疾病的认识和控制能力,从而实现更加积极的健康成果。

2. 健康教育的基本程序

护理健康教育程序是一种以促进人的身心健康为目的所进行的一系列连贯的、有计划的、有评价的系统教育活动,是综合的、动态的、具有反馈功能的教育活动过程[4]。

(1)健康教育评估。系统地收集教育对象的学习需求以及身体、心理、社会、文化等多方面的信息,以识别教育对象在健康观念和行为方面的问题,以及对个人疾病了解的程度。评估的目的在于全面了解教育对象的健康状况和需求,有针对性地设计和实施健康教育计划,帮助个体更好地理解和应对健康挑战。通过评估,可以更好地调整教育内容和方法,以更有效地达到提升健康意识和促进健康行为的目标。

(2)确立健康教育问题。对健康教育评估中获得的各种信息资料进行深入分析和研究,以揭示问题的本质,从而确立健康教育诊断并制定教育目标。准确确立健康教育的问题和目标,可以更有效地制定教育措施和方法,帮助教育对象增强健康意识,改善不良生活行为,最终达到促进整体身心健康的目标。

(3)制定健康教育计划。制定健康教育计划是进行健康教育活动的基准,是健康教育实践和评估的指南。计划涵盖了教育项目的次序排列、确定教育目标、选择教育方法以及利用学习资源等内容。为了能有效地进行健康教育,需依据健康教育问题和预期目标制定健康教育计划。制定的计划必须具有针对性和可行性,提出解决问题的具体方案和相应的教育措施,并能体现个体化的教育原则。

(4)实施健康教育计划。实施是将健康教育计划中的各项教育措施落实于教育活动中的过程,将计划付诸实践。实施的主要内容包括准备工作、方法选择、时间安排的合理性以及对实施过程的记录等方面。通过实施健康教育计划,教育工作者能够有效地改变受教育对象存在的健康观念和生活行为问题,帮助他们建立科学的健康观念和正确的健康行为。这种系统的实施过程从根本上促使个体接受健康教育内容,培养积极的健康态度和行为,从而推动个人健康意识的增强和整体健康水平的提高。

(5)健康教育效果评价。健康教育效果评价是评估教育活动的结果的过程,旨在客观评估预期教育目标的达成效果和护理健康教育活动的实际效果。评估的内容包括判断教育效果、评估教育对象行为和态度的改变程度,以及检查教育目标是否达到预期等方面。若评估结果显示未达到预期目标,则可对教育计划进行调整或修改,以更好地适应教育对象的实际情况。通过健康教育效果评估,不仅可以全面了解健康教育活动的有效性和效果,也可为进一步改进健康教育方案提供有力的指导和支持[4]。

3.门诊健康教育的基本内容

对患者进行健康教育是根据患者及其家属的个别需求,在诊疗过程中有针对性地开展健康教育活动。根据实施场所的不同,健康教育可分为门诊健康教育和住院患者健康教育两种形式。门诊健康教育指的是在门诊治疗过程中为患者提供健康教育,在候诊、就诊、检查、治疗、化验、取药等环节中贯穿进行。由于门诊患者和家属流动性大,不可能针对每个人的具体需求进行系统化教育,因此门诊健康教育应更注重普及性。根据不同季节和疾病特点设立随诊健康教育、健康咨询、科普讲解和专科讲座等形式,以囊括不同方面的健康知识。门诊健康教育需要由具备广泛专业知识和社会知识以及良好语言表达能力的护士来进行,对个体差异进行因材施教,帮助解决疑难问题并注意保密原则[5]。

4.门诊健康教育的方法

(1)口头讲解是最基本、最主要的语言教育方法。选择合适的教育方法应兼顾患者的年龄、文化水平、职业背景、信仰与价值观,以及护理人员的专业水平和医疗机构的资源条件等多方面因素,包括健康讲座、健康座谈和健康咨询等形式。讲座要求个人进行系统性的发言,突出重点,注重知识性、科学性、实用性和趣味性。健康座谈是在专业人员指导下,集中相关人员进行座谈,宣教正确的知识,纠正错误的观念。而健康咨询则是专业人员对公众关于卫生保健问题进行解答和咨询,具有针对性强、效果好的特点。综合运用这些语言教育方式可以更好地满足患者的学习需求,促进健康信息的传达和理解。

(2)文字教育是通过标语、传单、报纸、墙报、宣传册、专栏、宣传画等形式,让患者自行阅读相关教育内容的方法。这种方式适用于具有一定文化水平的患者,可以在一定程度上提高患者对健康信息的认识和理解。通过文字教育,患者可以独立、自主地获取健康知识,更好地了解疾病防治、健康维护等问题,促进健康观念的深入树立。利用书面教育方式能够为患者提供更全面的健康信息,激发他们对健康的关注和参与,从而促进个体的自我健康管理能力的提升。

(3)视听材料播放是一种形象化的教育方式,借助电视、幻灯片、投影、广播等媒体进行健康教育。这种形象化教育适用于向广大群众传达具有共性的健康教育内容。通过视听材料的展示,患者可以通过生动形象的图像和声音信息更直观更快地了解关于疾病预防、健康促进等方面的知识。形象化教育有助于增强健康教育的吸引力和影响力,提升健康信息传递的效果,从而促进患者的健康意识的增强和积极的健康行为的养成。

(4)电化教育是指在教学过程中应用投影、幻灯、录音、录像、广播、电影、电视、计算机等现代技术,传递教育信息并对教学过程进行设计、研究和管理的教育形式[6]。这种教育方式是实现教育现代化的重要内容之一,通过运用各种电子设备,可以更直观、生动地展示教育内容,激发患者了解健康知识的兴趣,提升健康教育的效果。

(5)示范演示教育。护士通过为患者或家属演示某些操作方法,使其掌握并运用,有利于促进疾病康复。如对于长期卧床患者,护士教患者家属正确的翻身拍背法;如门诊需要做雾化的患者,护士教患者及患者家属正确使用雾化器的方法和使用期间的注意事项。

(6)信息化教育方法。通过短信、微信、微博、公众号等平台传递不同类型疾病的健康教育内容,使公众掌握正确的疾病预防和保健措施等。

5.门诊健康教育的形式

（1）接诊教育：在分诊过程中通过与患者交流，了解患者心理，识别病情的轻重缓急，安排患者就诊科室。

（2）候诊教育：护士对候诊患者进行健康知识的宣教，内容以常见病、多发病、流行病的防治知识为主，也可以在专科区域进行专科知识宣教如骨科、眼科等，形式多样、内容精练、语言通俗易懂。通过宣教既可安抚患者的情绪，又可向患者及家属传播医学科学常识及自我保健措施。

（3）健康大讲堂或讲座：将患者及家属集中起来，对疾病的症状、治疗方法、预后及并发症的预防等知识进行系统讲解，对家庭护理、康复操等进行操作示范及现场体验。

（4）健康咨询：对患者的疾病康复、随访情况提供电话咨询服务或开设专科随访门诊服务，以满足患者健康咨询的需求。

（冯梅）

第二节 科普素质培养

一、科普与医学科普

1. 科普与医学科普的概念

（1）科普是科学普及的简称，是指利用各种公众易于理解和接受的方法普及科学知识、传播科学思想、弘扬科学精神、倡导科学方法以及推广科学技术应用的活动[7]。

（2）医学科普是指以科普的形式把医学与健康的知识、理念、方法和技术传播给公众，从而提升公众健康素养，帮助其实现自我健康管理的一项长期性活动。普及医学知识、提高居民健康素养水平，是提升全民健康水平最根本、最经济和最有效的措施之一。医学科普作为科普事业中与居民生命健康联系极为密切的一项，对于引导居民树立健康理念、养成健康行为具有重要意义[8]。

2. 医学科普的意义

（1）医学科普宣传具有重要的社会背景及作用。我国政府已提出推进"健康中国"建设的战略部署，倡导通过推广健康生活方式、完善健康服务、改进健康保障制度、创造健康环境、发展健康产业等举措，全方位、全周期保障人民的健康[9]。医学科普是实现这一目标的重要工具。医学知识以易懂方式传达给普通民众，有助于增进和谐的医患关系，促进社会形成全民重视健康的氛围，也有助于医护人员提高自我认知。专家医生不仅是医疗的实践者，更应充当健康知识的传播者，有助于公众形成正确的健康观念和生活方式。

（2）医疗系统人员要成为科普宣传的主力军。医学领域具有较强的经验依赖性，因此社会和公众更愿意接受知名专家、教授及医疗系统内部人员提供的健康知识。专家们应当善于以浅显易懂、生动活泼的语言，将医学前沿科技向大众介绍，传达医学知识和健康理念，满足公众对健康由疾病治疗向预防保健、健康促进转变的需求[9]。从事科普宣传工作的医务人员不仅需要深入了解医学知识,同时也需要具备优秀的沟通技巧和人际交往能力,以确保信息传递的准确性和可理解性。通过医务人员的大力支持和参与,科普宣传活动可以更贴近实际需求,更有效地提高公众对健康知识的理解和运用水平,推动整个社会健康意识和健康素养的提升。

3.提升医学科普创作素养的方法

(1)树立良好的科普宣传理念。医疗系统人员应主动突破传统学术观念,建立优秀医学科普创作者的形象,定期举办科普宣传活动,利用新媒体和医学学术期刊等平台,加强自我健康科普宣传意识与科普能力。通过这些活动,可以一定程度上满足公众对健康知识科普的实际需求,提高科普传播的效果。

(2)培育与提高创新思维能力。优秀的医学科普创作者不仅需要具备丰富的医学知识,还应具备出色的科普宣传意识和创意创新能力,能够将专业医学知识转化为通俗易懂的语言,使文章更加生动新颖,提高可读性。为此,医学科普创作者需要摒弃以往保守的学术思维,积极采用多样化、多元化等创新的宣传方式开展健康科普工作。例如,结合视频、图文等形式,将专业术语和知识转变为口语化、简单化的表达,运用生动形象的语言,使受众能够清晰理解和掌握健康科普知识。同时,创作者应积极关注社会热点和时事新闻,充分挖掘更具创造性和吸引力的题材内容,以满足大众对健康科普的实际需求[10]。通过不断培养创新思维,医学科普创作者可以提升文章的质量和吸引力,从而更好地推动健康科普事业的发展,促进健康知识的传播与公众对知识的理解。

(3)增强社会服务意识。随着"读屏时代"的到来,大众阅读媒介习惯的改变,以及实时交流的便利性增加等因素,医学科普创作者的社会服务意识与服务能力得到提升。对于患者或一般大众阅读需求,需要有针对性地进行主题策划活动,并有效利用新媒体传播平台,开展科学传播活动。同时,提高与公众的互动性和交流性,为他们提供精准、全面的医疗科普知识和多元化、多角度的社会服务[10]。这种社会服务意识的增强不仅可以提升传播效果,更有助于营造积极健康的社会氛围,为推动科学普及工作和促进公众健康做出较大的贡献。

(冯梅　彭攀宇)

第三节 科普技巧培养

一、医学科普文章

医学健康教育是一种低投入、高产出的保健措施,是提高全国人民健康水平的重要途径。撰写、出版医学科普文章是开展健康教育的重要形式之一[11]。通过科普文章,可以向公众传达正确的医学知识,增强健康意识,引导人们养成良好的健康行为,促进健康素养的提升。

1. 医学科普文章的特点

(1)作者一般具有相关专业的背景。

(2)选题具有贴近生活、热点话题的倾向。

(3)语言凝练准确,内容风趣幽默。

(4)叙述的手法具有构思巧妙的故事性。

(5)标题、开头、结尾的处理别出心裁。

(6)插图的视觉冲击力有日益加强的趋势。

2. 医学科普文章的写作技巧

(1)首先确立一个"非我写不可"的主题是关键。专业有专攻,撰写自己熟悉专业的科普文章,能够相对保证文章内容的正确性和观点的与时俱进,体现专家的权威性。例如,一名胸外科专家撰写关于提高食道癌早期发现率的科普文章比起撰写阑尾炎发作应对方法的文章更具有专业性和可信度,更容易获得读者的信任。此外,独特的临床经历、新颖的观点、理念、技术同样是选题时的重要考量因素。还需注意结合自己的真实体会和经验素材,用自己的语言和写作风格,呈现独特、原创的文字,避免大段抄录教科书。个人经历的独特性决定了找到一个"非我写不可"的主题并非十分困难。

(2)出色的标题和开篇是文章成功的一半,给医学科普文章确定一个好的标题和引人入胜的开篇是至关重要的。确定标题和切入点的方法也是多种多样,比如可以抓住热点或满足需求进行切入,设置小说式悬念或运用拟人描写等技巧。通过这些手法,可以为文章注入更多生机和吸引力,吸引读者的关注并引导他们深入阅读,从而达到科学传播和教育的目的。优秀的标题和开篇设计不仅能够提升文章的可读性,还能够增加读者的兴趣,使得医学科普内容更易被接受和理解。

(3)在撰写文章时,要把最想让读者记住的核心内容和关键知识点放在最醒目的位置。通过精心谋篇布局和构思,将核心内容置于最引人注目的位置,有助于读者对知识点一目了然。以故事作为载体的科普文章,突出的地方不仅是里面的故事情节和人物,更重要的是故事所传递的知识和实用信息,让读者在阅读故事情节的同时,也能深入且正确了解相关医学内容。鉴于信息时代的阅读模式倾向于快速浏览碎片化内容,除非有特殊要求,医学科普文章应偏向简短而非冗长。

(4)建议提供自制、自描、自画、自摄的图片,并加上简明文字说明。在撰写科普文章时,适当插入与文字内容相关的图片,不在于图片数量多少,而在于能否传递与该文主题相关的核心信息、医学知识和人文理念等。需要特别注意的是图片的版权问题,最好是自制、自描、自画、自摄的图片,避免抄袭他人作品。在提供图片时,配以简短文字说明,有助于进一步梳理重点信息,使得读者更容易理解和记忆。这样的文图结合能够使科普文章更加生动有趣,有助于提升读者的阅读体验和学习效果。

(5)医学科普文章的写作需要经历观察、积累、思考和练习的不断循环,逐渐达到"文章写我"的境界[11]。同时,勤练笔墨是必不可少的环节,循序渐进,持续努力,逐步提高写作能力,向着更高的创作境界迈进。

3.科普作品常见规则性错误

(1)使用非授权、非原创的图片素材,如百度图片、微信公众号图片等。

(2)以未注明的形式摘抄他人文章。

(3)出现药品、器材的介绍推广,如药物、医疗耗材价格等。

(4)出现科室人员信息、名单、私人联系方式等。

(5)出现患者真实姓名、病历、肖像;患者家属信息等。

(6)与科普无关的诊室诊疗信息、图片、视频,如工作照、工作场景、活动等。

(7)违反国家法律法规的内容。

二、科普讲解

1.科普讲解的概念

讲解是以展陈为基础,运用科学的语言和其他辅助方式,将知识传递给公众的一种社会活动。讲解是人人都应具备的基本能力,它不仅是生活的需要,也是工作的需要,更是参与社会生活和公共事务必不可少的基本交往能力。讲解不是讲课,也有别于演讲。讲解汇集了导游、教师、播音员、演讲者、主持人、演员等专业的技术手段,是专业性、知识性和艺术性的综合[12]。

科普讲解是普及科学知识最直接、最广泛、最有效的途径和方法[11],是在一定的时境内,运用有声语言、态势语言及其他辅助方法面向观众普及科学知识、弘扬科学精神、传播科学思想、倡导科学方法的实践活动。

2.科普讲解的特点

(1)科普讲解必须以科学性为核心。科普讲解的主要目的是准确且生动地向公众传达深奥的科学知识,使他们对科学产生立体、愉悦的认知体验。通过这种方式,公众可以增长自然科学和社会科学的知识,传播科学理念,宣传普及科学技术,提高公众的科学文化素养,推动科学技术的转化应用。

(2)科普讲解必须强调真实性。科普讲解主要是普及那些经过实践检验证明是正确的理论,讲解实际可行的技术和方法。因此,科普作品的内容必须真实有效,符合客观规律和时代发展要求。

(3)科普讲解必须讲究准确性。在科普讲解中,应使用学科术语恰当表达事物的现象和本质,做到概念清晰、数据可靠、描述客观。对于易混淆的概念,要确保表达准确,不能模棱两可。

(4)科普讲解应该具备成熟性。科普讲解不同于慷慨激昂的演讲,也不同于学术研讨会,不应该用个人情感或喜好影响公众,不宜盲从或捕风捉影,更不应该主观臆断,以个人观点去评判和分析。只有这样才能深入诠释科学本质,传播科学精神,推广科学方法,让公众有所感悟并产生共鸣[11]。

3.科普讲解词的撰写技巧

(1)要养成勤奋收集整理相关资料的好习惯。在科普讲解时,需要将科学知识转化为易于理解的语言,做到准确掌握知识,并恰当控制难易程度。讲解的主题和知识点应简明易懂,使每个听众都能听懂、理解,从而唤起公众对科学和技术的兴趣,增进对科学概念和本质的理解。

(2)做到科学技术与思想认识相统一。科普工作者除了要学习科学知识外,还应当关注科学的精神、态度、思想以及方法论。作品应围绕主题,力求真、善、美,将科普主题和讲解内容和谐统一,使科普讲解能够启迪、感染和教育听众。

(3)追求通俗性与趣味性的融合。科普讲解的词汇应该易于理解,结构清晰,突出主次,同时融入生活、历史、文学和哲学等元素。以通俗、简洁的语言阐释复杂的科学理念,用来自生活的语言解释抽象的概念,激发人们对未知事物的探求兴趣。同时,讲解词应当做到生动有趣,浅显易懂,具备启发性、教育性和趣味性,使受众可以比较容易理解所传达的科普知识、理解科学思想,并掌握所传授的科学方法。

(4)背景图片要求清晰、美观。选用精美的图片、视频,以呈现丰富多样的视觉效果;结合多维动漫设计和现实生活的映像,让科普讲解更具趣味性和生动性;还可以搭配现代先进的灯光音响效果,使观众的视听体验更为愉悦,为理解科普讲解内容提供更好的辅助[11]。

4.科普讲解的语言表达技巧

(1)讲解语言要清晰。在科普讲解时,讲解员需做到字正腔圆,在语调圆润丰满、语气亲切温和的同时,确保发音准确、语速平稳、音量适中、吐字清晰、表达张弛有度。发音应准确、干净、利落。除了注意语音标准和清晰外,还应努力使声音悦耳、表达流畅,引人入胜,令人感受层次分明,听起来舒心愉悦。

(2)讲解语言要准确。讲解员应该使用标准的普通话、规范的语言,措辞准确、得体,符合科学合理性。在讲解过程中,应避免使用不确定性的词汇,如"大概""好像""可能"等;尽量使用通俗的学科术语,避免使用生僻或奇异的词汇来表达事物。对于专业术语的使用和解释,应查证明确,对于易混淆的概念要讲明区别,确保表达准确无误。

(3)讲解语言要精练。科普讲解时应力求简洁,避免结巴、口头禅和无意识的重复解释;对讲解内容的关键词、短语和句子进行精练讲解,突出重点,使语言内容更加通畅丰富;同时在讲解过程中适时运用语气强调或语速放缓等方式调节情感表达,但不必将每个细节都过度阐释。

(4)讲解语言要融通。科普讲解员除了要充分发挥讲解的传播沟通功能以及对科普内容具有的全面而深入浅出的介绍、解释功能外,还应注重语言形式的美感,调整语音、语速、表达态度、肢体动作,并与PPT或视频协调配合,以语言传递科普信息、介绍科普知识、传达科普情感,实现自我价值,最终达成科普讲解的目标[11]。

5.科普讲解的表达技巧

(1)着装和仪表。讲解员的着装应该得体庄重,展现出知性和大方的形象,发型应与个人特征相适应,并与讲解环境相协调,适当淡妆打扮。良好的仪表仪态能够增强讲解员的自信和表现欲。衣服的领型、图案和颜色的选择也非常考究。衣服的领型应根据人的脸型去选择,比如圆形脸最好选择"V"字领、"U"字领,可对脸部起到拉长的效果,而长形脸不适宜过低的方形或圆形或"V"字领型,最好选择开口高一些的圆形或船型领,以增加脸部的横向距离,显得圆润丰满一些;衣服的图案应该选择一些线条比较简单,清晰度高,颜色比较单一的图案,不要选择那些窄条纹、小细格、小碎花,或者由不同颜色形状组成的图案,这些在镜头前显现出来都是比较模糊杂乱、晃眼的;而衣服的不同颜色会带给人不同的心理感受,比如红色会给人热情开朗、积极向上的感觉;蓝色会给人宁静、沉稳、知性的感觉等等。同时,需要注意一些选择衣服的禁忌:1)最好不要穿格子和条纹的衣服;2)不要穿高领衣服,要把脖子露出来,不然会显得脖子短、人特别的臃肿;3)上装不要太花哨,以纯色为主,或者上装颜色种类不超过3种;4)衣服大方得体,不要选择不适合自己肤色的颜色。

(2)表情和神态。表情是通过面部形态变化展现内心想法和情感的方式,其中微笑是最常用、最基础的一种表情。一般微笑的方式分两种:一种是抿嘴笑,双唇闭合,嘴角上扬,提起颧肌;另一种是露齿笑,嘴角上扬,露6~8颗上牙齿最佳。根据讲解内容的不同,应适时调整面部表情,确保展现的表情与讲解内容相符合,避免因过度夸张的表情而显得装腔作势。

(3)站姿和仪态。在讲解过程中,站立是最基础的态势语言表达形式。端庄、挺拔的站姿可以展现自信、可靠和稳重的形象。标准的站姿应做到以下几点。1)抬头:头部自然摆正,平视前方;2)挺胸收腹:脊椎、后背挺直,胸略向前上方挺起;3)重心主要支撑脚掌脚弓上,两肩放平、放松;4)双手:有话筒时,可一手握话筒柄,一手虎口握话筒前端或放于另一只手上;无话筒时,双手自然放在一起,可以配合相应的动作;5)脚位:男士小八字或者双脚分开与肩同宽,女士丁字步。讲解员要避免双手插兜或交叉抱于胸前,以及一些不经意的小动作,这些举止会显得不礼貌,同时注意避免背对观众。

(4)走姿。讲解员在行走时,男士应表现出稳健和矫健;女士则应显得轻盈和优雅。双眼平视前方,步伐轻快不拖泥带水,双臂自然摆动在身体两侧,保持身体直立,避免过度摆动。具体做法如下:上台前,状态到位,表情要准备好;留头45°侧向观众,与观众做好眼神交流;如果要拿话题应单手拿话筒,胳膊放于腰间,另一只胳膊自然下垂;台下就要观察好自己应站的位置。

(5)眼神和目光。科普讲解时,与观众进行眼神交流是很重要的。眼睛是心灵的窗户,眼神动作是否运用得当能直接影响沟通效果。眼神交流主要分为前视法、环视法、专注法、虚视法。前视法即视线平直向前流动的方法。它要求讲解者的视线平直向前流动,统摄全场。一般来说,视线的落点应放在全场中间部位,观众的脸上;环视法即用眼睛环视观众的方法。要求讲解者的视线,从现场的左右前后迅速来回扫动,不断地观察全场,与全体观众保持眼光接触,增强双方的情感交流;专注法即把视线集中到某一点或某一方面的方法;虚视法即似看非看的方法。这种视而不见的方法,可减轻讲解者的心理压力,还可引发思考,把观众带入想象的境界。

(6)手势和肢体语言。在讲解过程中,需要根据内容适时使用指示手势。手势要得当、适时、准确、简洁、协调,眼睛跟随手势,做到肢体动作与口头表达一致,避免反复多次摆动。注意不要使用过于夸张或不符合礼仪规范的肢体语言和手势。比如伸出一根手指做出"1"的手势可用于提出一个概念(举一个例子)或只是为引出下文重点而吸引听众的注意力,切记勿单独使用中指或小指;做循环手势,双手往内往上移动,有效强化你的影响力,让人觉得你是值得信赖且可靠的人;做模仿手势,需要根据故事的情景展现相应的动作,增强情景的生动性(演讲者前方)等等。

(7)其他方面。讲解员需要具备亲和力,准确把握与公众之间的心灵沟通,能够与听众互动交流,以营造良好的讲解氛围。同时,讲解员必须拥有良好的心理素质,做好充分准备,胸有成竹,预先设想突发情况的应对方案,应对自如等[11]。

(冯梅)

第四节 门诊常见疾病的健康教育

一、流行性感冒健康教育

流感患者常因咳嗽、发热等症状来医院门诊诊治,门诊护理专科护士应了解流感的症状、处理和传播途径,树立较强的院感防控意识,做好自我防护及患者的健康教育。

(1)接种流感疫苗是预防流感及其严重并发症最有效的手段。门诊医护人员可推荐60岁及以上老年人、儿童、孕妇、慢性病患者等重点人群每年接种流感疫苗。对有重症流感高危因素的密切接触者暴露后48小时内使用奥司他韦或扎那米韦进行药物预防。

(2)门诊护士要指导患者养成良好的个人卫生习惯,勤用洗手液或肥皂在流动水下洗手,减少病毒的传播。

(3)告知患者尽量少去人群聚集的公共场所,避免接触有呼吸道症状的患者,必要时佩戴口罩并定时更换。打喷嚏或咳嗽时用纸巾遮住口鼻,咳嗽或打喷嚏后洗手,尽量避免触摸眼睛、鼻或口。

(4)每天定时开窗通风30分钟以上,保持室内空气新鲜,同时保持环境清洁卫生。

(5)指导患者采取健康的生活方式,注意均衡饮食和蛋白质摄入,加强体育锻炼,保证充足睡眠,增强身体的免疫力。

(6)告知流感人群应遵医嘱服药,多休息、多饮水,不要带病上学或上班,避免病情加重或传染他人,如出现持续高热、呼吸困难、严重呕吐等变化时应及时就医。

(7)人群对流感病毒普遍易感。尤其对高风险人群,如儿童、老人、孕妇和患有哮喘、糖尿病、心脏病等慢性疾病患者,流感感染率和发生重症的风险更高,要特别注意流感的预防。

二、慢性阻塞性肺疾病健康教育

慢阻肺患者在急性加重期会住院治疗,稳定期则应避免诱发因素,提高生活质量。门诊护理专科护士需对患者疾病的情况予以相应的健康教育。

(1)保持呼吸道通畅,询问患者咳嗽、咳痰的情况,教会患者及家属/照护者有效的咳嗽咳痰方法,如适当饮水,稀释痰液,有利于痰液的咳出;可进行雾化,湿化气道。

1)有效咳痰:鼓励患者将聚积在肺内的痰液咳出。方法:患者取坐位,头略前倾,双肩放松,屈膝,先深吸一口气,屏气3~5秒,从胸腔进行2~3次短促有力的咳嗽,同时收缩腹肌,帮助痰液咳出。咳痰后恢复坐位,进行放松性深呼吸[13]。

2)协助排痰:照护者通过胸部叩击,翻身拍背等方法,使滞留在气道内的分泌物松动,利于痰液的排出。取侧卧位或坐位,照护者手指弯曲并拢,呈空心杯状,利用手腕力量,从肺底自下而上,由外到内,迅速而有节律地叩击胸壁,发出空而深的叩击音,力量适中,以患者不感到疼痛为宜。每次叩击时间3~5分钟,同时密切注意患者的反应[13]。胸部叩击在餐后2小时或餐前30分钟完成。痰液黏稠者,病情允许情况下,可鼓励患者适当多饮水,以稀释痰液,便于咳出。

(2)呼吸功能锻炼:通过呼吸功能锻炼,使患者从浅快的呼吸变为深而慢的呼吸,增大呼气期肺泡的压力,防止小气道过早闭合,延缓气道塌陷,从而改善肺的呼吸功能。常见的呼吸功能锻炼方法有缩唇呼吸和腹式呼吸两种。

1)缩唇呼吸:吸气时,闭住口唇,呼气时,口呈吹口哨或吹笛状,收缩腹部,吸:呼 = 1:2 或 1:3。也可让患者通过吹泡泡、吹气球、吹蜡烛等来进行锻炼。指导患者吹蜡烛的时候,缩唇程度与呼气流量使距口唇15~20 cm等高点水平的蜡烛随气流倾斜又不至于熄灭为宜[13]。

2)腹式呼吸:患者取立位、卧位或半卧位,两手分别置于前胸部和上腹部,用鼻缓慢吸气,腹部凸起,然后缓慢地呼气,腹部凹陷。可在腹部放置小枕头、杂志或书,如吸气时,物体上升,则是腹式呼吸,每天训练3~4次,每次进行8~10次腹式呼吸。

(3)用药指导:慢阻肺患者以吸入方式给药,起效快,能迅速缓解症状,且吸入制剂携带方便,不良反应小,在临床广泛使用。门诊护理专科护士了解患者在家是否坚持服药,服药的时间和剂量是否正确,患者是否正确掌握吸入装置的使用方法。必要时让患者现场演示吸入的方法,并进行指导。应告知患者所服用药物的种类、药物作用、用药剂量及用法和副作用等。

(4)家庭氧疗指导:建议患者每日进行持续15小时以上的长期家庭氧疗,采用鼻导管持续低流量吸氧0.5~2 L/min[14]。1)对长期氧疗的患者,门诊护理人员重点强调吸入高浓度氧的危害,避免引起二氧化碳潴留和呼吸抑制。2)指导家人或照护者做好氧气装置的清洁、消毒和更换,避免细菌生长。3)定期检查家庭用氧是否安全,是否远离火源、高温等。4)对于使用家庭呼吸机的患者,应详细了解使用情况、参数设置情况,指导患者及照护者进行呼吸机管道、面罩的消毒及清洁维护。了解患者的血氧饱和度,观察发绀程度是否减轻,呼吸困难是否改善,活动耐力是否增加,氧疗是否有效。5)教会患者指脉氧的自我监测方法,并做好记录。

(5)心理支持和社会支持:门诊护理人员应与患者及家属积极沟通,消除负性和消极情绪,提高患者对生活的热情,使之乐观面对疾病。

(6)避免诱因:戒烟、减少有害气体及颗粒吸入,防止感冒。在2023版最新指南中疾病控制与预防中心(Centers for Disease Control and Prevention,CDC)取消了对肺炎链球菌疫苗注射的年龄限制,可注射肺炎球菌结合疫苗、肺炎球菌荚膜多糖疫苗及流感疫苗,增强患者对疾病的抵抗力。

(7)门诊护士鼓励开展肺康复训练。2023版《慢性阻塞性肺疾病全球倡议》(Global Initiative for Chronic Obstructive Lung Disease,GOLD)提到远程康复可以作为传统康复的替代方法[15]。可通过多种远程康复交互平台,如视频会议、电话、网站以及能同时支持电话沟通并提供反馈的移动小程序、公众号等进行远程康复,指导患者进行呼吸肌耐力训练、呼吸训练等,提高患者的生活质量。

(8)加强营养,进食清淡,富含蛋白质、维生素,易消化的食物。避免辛辣、刺激的食物,多吃谷类、蔬菜、水果等食物。同时,门诊护理专科护士指导患者定期随访,如有不适,及时就诊。

三、高血压健康教育

门诊护士让患者了解自己血压水平、危险因素,讲解高血压的危害,解释改变生活方式及终身治疗的重要性,帮助患者树立战胜疾病的信心,提高治疗依从性。

(1)生活方式指导:门诊护理人员告知高血压患者,除了必要的药物治疗,生活方式的改善应贯穿治疗的全程。改变不良生活习惯,可增强降压药物的效果,降低心血管风险。

1)饮食指导:门诊护理人员指导高血压患者以低钠高钾饮食为主,建议食物补钾,多吃蔬菜、水果及含钾高的食物,如:蘑菇、香蕉、橘子等。①减少钠盐摄入:护士应告知患者钠盐可显著升高血压以及高血压的发病风险,每天钠盐摄入量应低于5克,减少味精、酱油、火腿、小苏打、油条等含钠盐较高的调味品及食品的使用。少食腌制或熏制食品,如:腊肉、酱菜、泡菜。②合理膳食,限制总热量,尤其要控制油脂类及脂肪类食物的摄入量。

2)戒烟限酒:吸烟和饮酒是高血压患者的危险因素。门诊护理人员应根据最新指南建议高血压患者戒烟限酒,不吸二手烟,尽量避免使用电子烟替代。避免食用刺激性饮料,如咖啡、浓茶、可乐等。

3)控制体重:减轻体重可以改善降压药物的效果及降低心血管事件的风险。门诊护理人员向高血压患者宣讲体重控制的重要性,避免超重和肥胖。指导患者掌握常用生理指标体重指数(body mass index,BMI)和腰围的测量、计算方法及正常范围,18.5≤BMI<24.0为正常,24.0≤BMI<28.0为超重,BMI≥28.0为肥胖。门诊护士指导所有超重和肥胖的高血压患者都需进行减重,体重管理的目标为减重5%~15%及以上。最有效的减重措施是控制能量摄入和增加体力活动。

4)运动指导:门诊护士指导患者根据年龄和血压水平及个人兴趣选择适宜的运动方式,如步行、慢跑、骑车、太极拳、游泳和跳舞等。不宜进行剧烈的运动。对于血压控制良好的患者,护理人员指导其以中等强度有氧运动为主,每天30分钟,每周5~7天,从轻度的运动开始,逐渐增加运动量,同时结合呼吸训练和拉伸训练。

(2)用药指导:门诊护士指导高血压患者通常在早晨服用降压药物。1)长期用药,降压治疗的目的是使血压达到目标水平,从而降低脑卒中、急性心肌梗死和肾脏疾病等并发症发生和死亡的危险,应嘱咐患者长期服药;2)遵医嘱按时按量服药,门诊专科护士告知有关降压药的名称、剂量、用法、作用及不良反应,保证安全;3)门诊专科护士告知患者不能擅自突然停药,经治疗血压得到满意控制后,可遵医嘱逐渐减少剂量。如果突然停药,可导致血压突然升高,特别是冠心病患者突然停用β受体阻断药可诱发心绞痛、心肌梗死等。

(3)家庭血压监测指导:门诊护士应教会患者和家属正确的家庭血压监测方法,正确选择血压计。条件允许的情况下,可使用远程实时家庭血压监测,让医护人员及时了解患者血压控制情况。理想的家庭清晨血压应低于130/80 mmHg,65~79岁老年患者血压<140/90 mmHg,80岁及以上老年患者血压<150/90 mmHg。血压未达标者,建议每天早晚各测量血压1次,连续7天,每2~4周到门诊随访[16]。血压达标者,建议每周测量1次,每3个月到门诊随访。指导患者掌握血压测量技术,规范操作,如实记录血压测量结果,随访时提供给医护人员作为治疗参考。指导患者定期门诊随访,监测24小时动态血压和夜间血压的波动情况。此外,门诊护士还需告知患者及家属出现突发情况的处理和应对方法。如突发血压升高,应指导患者全身放松,卧床休息,舌下含服卡托普利5 mg或其他降压药物,稍感缓解后到医院就诊。如出现心前区疼痛或恶心,呕吐,视物模糊,一侧肢体麻木,无力,口角歪斜等症状,应立即到医院诊治。

(4)自我调适,保持心理平衡:门诊护士疏导患者紧张情绪,教会高血压患者心理调适和释放压力的方法和技巧,控制情绪,避免情绪激动,精神紧张,保持心态平和,心情愉悦。

(5)保证充足的睡眠:良好的睡眠可提高降压药的效果,降低高血压的发病率和死亡率。门诊护士指导高血压患者认识睡眠的重要性,保持规律的生活作息,不熬夜,环境安静,保证足够的睡眠时间。如患者存在睡眠障碍,可指导其在睡眠科就诊,找专业人员进行睡眠评估和睡眠认知行为疗法,必要时进行药物治疗。

四、糖尿病健康教育

糖尿病是慢性代谢性疾病,累及大血管和微血管病变,可致残甚至致死。门诊专科应结合患者的情况,告知患者血糖控制的重要性,减少或延迟并发症的发生。糖尿病的治疗应根据患者病情等综合因素制定个体化方案。生活方式干预是2型糖尿病的基础治疗措施,应贯穿于糖尿病治疗的全程。合理饮食,规律运动,按时服药,控制体重,降低并发症的风险[17]。

(1)饮食指导:根据《成人糖尿病食养指南(2023年版)》,门诊护理专科护士对来院就诊的糖尿病患者告知其饮食应遵循食物多样、合理搭配的原则,控制能量摄入,保持健康体重。

1)主食定量,碳水化合物以全谷物、豆类、蔬菜等为宜,水果限量;三餐均有蔬菜搭配,每天>500 g,深色蔬菜占一半以上;每天有优质蛋白摄入,如奶类、豆类、鱼肉、家禽和蛋,减少肥肉摄入。提倡低血糖指数食物,如荞麦、黑米、藕粉等。多食富含膳食纤维的食物,每天饮食中膳食纤维含量以20~30 g为宜。制定食谱时以糖尿病饮食治疗原则为基础,同种类食物互相调换,各类食物灵活搭配。

2)饮食注意事项。①告知门诊糖尿病患者少吃煎炸食物,以清蒸、炖、白灼、煮、凉拌等烹调方法为主,炒菜宜用植物油;②严格限制各种甜食,如糖果、甜点心、饼干及各种含糖饮料等,可使用非营养性甜味剂,如蛋白糖、木糖醇等;③限制盐的摄入,每天食盐<5 g。

(2)运动指导:运动能提高身体对胰岛素的敏感性,有助于控制血糖水平。

1)运动的方式及强度。门诊护理人员应根据患者情况及爱好鼓励患者采取合适的形式进行运动。运动的方式以有氧运动为主,如快走、慢跑、骑自行车、做健身操、太极拳、球类运动。其中,步行活动安全,容易坚持,可作为首选的运动方式。最佳运动时间是餐后1小时。在进行规律有氧运动的同时,应每周至少进行2次抗阻运动。每次2~3组,每组10遍,组间休息2~3分钟,2次阻抗运动间隔1~2天,每周3次为佳。抗阻运动形式为:抗阻练习器械或自由负重(如哑铃和杠铃)。同时,护理人员应告知患者掌握运动强度的方法。以中等运动强度为宜,心率达到个体50%~70%的最大心率。简易计算公式为:心率=170-年龄。运动频率和时间为每周至少150分钟,每次30~40分钟,每周运动5天。包括运动前准备活动和运动结束后整理运动时间,可根据个体情况逐渐延长。肥胖患者可适当增加活动次数。用胰岛素或口服降糖药者最好每天定时活动。糖尿病患者应增加日常身体活动时间,减少坐姿时间。

2)运动的注意事项。①运动前评估糖尿病的控制情况,根据患者具体情况决定运动方式、时间、运动量。护理人员告知伴有急性并发症或严重慢性并发症时,不应采取运动治疗。②门诊护理专科护士告知糖尿病患者运动不宜空腹进行,活动量大或剧烈活动时应调整食物及药物,以免发生低血糖。运动中注意补充水分。③运动后应做好运动日记,以便观察疗效和不良反应。④运动中若出现胸闷、胸痛、视力模糊等症状应立即停止运动,并及时处理。⑤运动前后要加强血糖监测。当空腹血糖 > 16.7 mmol/L时,应减少活动、增加休息。⑥运动时随身携带糖尿病急救卡片,卡片上注明姓名、年龄、家庭地址、电话号码、病情、紧急联系人方式等,以备急需。

(3)用药指导:门诊护士应了解各类降糖药物的作用、剂量、用法、不良反应和注意事项,指导患者正确服用。

1)口服降糖药的指导。①磺脲类药:协助患者于早餐前30分钟服用,注意观察药物引起的低血糖反应及对肝肾功能的影响。如格列美脲、格列齐特和格列喹酮等。②双胍类:餐时或餐后服药可减轻胃肠道不良反应。常见不良反应为腹泻,体重减轻。如:盐酸二甲双胍。③α-糖苷酶抑制剂:应与第一口淀粉类食物同时嚼服。常见的不良反应为胃肠道反应。如:阿卡波糖和伏格列波糖。④噻唑烷二酮类:密切观察有无水肿、体重增加及肝功能情况。如:马来酸罗格列酮和盐酸吡格列酮。⑤格列萘类:在餐前即刻服用,不进餐不服药,可引发低血糖。如瑞格列奈和那格列奈。⑥DPP-4抑制剂:可能出现头痛、肝酶升高、上呼吸道感染等症状,如:西格列汀、沙格列汀。⑦GLP-1受体激动剂:给药方式为皮下注射,可单独使用或与其他口服降糖药合用。常见不良反应为胃肠道症状恶心、呕吐等,如艾塞那肽、利拉鲁肽。

2)使用胰岛素的指导。门诊护理专科护士对使用胰岛素的糖尿病患者要告知胰岛素保存、注射方法、低血糖症状及处理方法等。①根据个人需要,经济状况及病情选择使用胰岛素注射笔、胰岛素注射器及胰岛素泵。②注射方式为皮下注射,注射部位选择皮肤疏松部位。如:上臂三角肌、大腿前侧及外侧、臀部、腹部,注射部位要每周进行轮换,避免局部皮下脂肪萎缩或增生、局部硬结。胰岛素注射针头应一次性使用,及时更换。③低血糖的识别和处理:低血糖是糖尿病治疗过程中可能发生的严重并发症,门诊护士要教会患者进行早期识别,积极处理。低血糖的表现为:心慌、出冷汗、饥饿感、神志恍惚、意识障碍、抽搐,甚至昏迷,老年患者发生低血糖时可表现为行为异常或其他非典型症状。夜间低血糖常常难以发现和及时处理。一旦出现低血糖症状,立即进行进食含15 g碳水化合物的食物,如:糖果2~3颗,饼干3~5块或含糖饮料200~300 mL。严重低血糖或血糖低于3.9 mmol/L(70 mg/dL),予以高渗葡萄糖20~60 mL静脉推注,观察患者病情变化,每15分钟监测血糖直至患者血糖恢复正常[1]。门诊护理人员应告知糖尿病患者常规携带糖果备用。④胰岛素的保存:未开封的胰岛素放于冰箱2~8 ℃冷藏保存,使用中的胰岛素常温下(不超过25 ℃)可使用28~30天,放在阴凉干燥的地方,应避免过冷、过热、太阳直晒、剧烈晃动等,容易导致蛋白质凝固变性而失效。

(4)自我血糖监测:自我血糖监测是糖尿病患者控制血糖和减少低血糖发生的重要措施,适合所有的糖尿病患者。告知患者及家属理想的血糖控制在空腹血糖<6.1 mmol/L,餐后2小时血糖<7.8 mmol/L,糖化血红蛋白<6.5%。血糖控制差的患者或病情危重者应监测4~7次/天,直到病情稳定、血糖得到控制。当病情稳定或已达血糖控制目标时可监测1~2次/周。使用胰岛素治疗者在治疗开始阶段至少测血糖5次/天,达到治疗目标后自我监测血糖2~4次/天。使用口服药和生活方式干预的患者监测血糖2~4次/周。剧烈运动前、出现低血糖症状时应及时检测血糖。使用一次性采血针头。指导患者掌握自我血糖检测技术和检测方法,包括血糖仪的使用方法,监测时间安排,监测频率和如何监测结果,定时对血糖仪进行校准,记录糖尿病日记等。

(5)控制体重:减重能显著改善高血糖、血脂异常,高血压等。对体重指数超重、肥胖的患者进行体重管理,以基础体重的5%~15%为减重目标。

(6)戒烟戒酒:科学戒烟,避免被动吸烟。不建议糖尿病患者饮酒,有饮酒习惯的患者应戒酒。

(7)心理干预:糖尿病患者容易产生焦虑、抑郁等负面情绪,需要给予心理支持和干预,提高生活质量。

(8)其他:门诊护理人员指导患者养成每天检查足部的习惯,学会正确的洗脚、修脚方法,选择合适的鞋袜,避免足部摩擦、外伤和烫伤;糖化血红蛋白每3个月检查1次,血脂每6个月检测1次,体重每3个月监测1次,每年进行1次全面检查,及早防治慢性并发症等。

五、病毒性肝炎健康教育

(1)休息与活动:门诊护理专科护士指导重型肝炎、急性肝炎早期、慢性肝炎活动期患者应卧床休息,症状减轻后要控制活动。症状缓解或肝功好转后可适当增加活动,以不感觉疲劳为原则,如散步、打太极拳、做广播操、练八段锦等。

(2)饮食指导:1)急性肝炎患者建议食用清淡、易消化、富含维生素的流质食物。食欲好转后可逐渐增加饮食,少食多餐,多食水果、蔬菜等富含维生素的食物。2)告知门诊各型肝炎患者的饮食禁忌。例如,不宜长期摄入高糖高热量饮食,以防诱发糖尿病和脂肪肝;腹胀者可减少产气食品、牛奶、豆制品的摄入;各型肝炎患者均应戒烟戒酒、禁饮含酒精的饮料。

(3)用药指导:告知门诊慢性乙肝患者抗病毒治疗长期服药的重要性,指导患者坚持服药,避免漏服和自行停药,停药后病毒大量复制可诱发肝衰竭,且易导致耐药和复发。指导门诊患者定期随访。

(4)心理支持:因肝炎传染性强,患者易产生焦虑、孤独、失望等负性心理,门诊护理人员予以心理支持,鼓励患者,帮助患者树立战胜疾病的信心。

(5)疾病预防:1)门诊护理专科护士要指导患者养成良好的生活习惯。急性肝炎患者多为甲型、戊型肝炎,主要通过粪—口途径传播,指导患者生活中要养成勤洗手的习惯。贝壳类要煮熟吃,不能生吃。慢性肝炎患者主要为乙型、丙型肝炎患者。应注意休息,保持情绪稳定,注意个人卫生,养成良好的个人生活习惯。应避免睡眠不足、过度疲劳、饮酒、精神刺激。坚持按医嘱用药,出现皮肤巩膜黄染要及时就医。2)对新生儿、婴幼儿、15岁以下未免疫儿童及高危人群进行乙型肝炎疫苗接种。3)门诊护理专科护士应知晓病毒性肝炎意外暴露者的应急处理方法。对于皮肤或黏膜接触HBsAg阳性或HBsAg不详患者的血液或体液,或被其污染的针头刺伤者,当发生意外暴露后可按以下方法处理:①在伤口周围从近心端至远心端轻轻挤压,排出伤口中的血液,再用生理盐水对伤口进行冲洗,然后用碘伏或酒精等消毒液消毒。②应立即检测

HBV DNA、HBsAg、抗-HBs、HBeAg、抗-HBe、抗-HBc和肝功能,同时检测抗-HIV、梅毒抗体、抗-HCV,并在3个月和6个月后复查。③主动和被动免疫:已接种过乙型肝炎疫苗,且知抗-HBs阳性(抗-HBs>10 mIU/mL)者,可不进行特殊处理。如未接种过乙型肝炎疫苗或虽接种过,但抗-HBs<10 mIU/mL或抗-HBs不详者,应立即注射HBIG 200~400 IU,并同时在不同部位接种1针乙型肝炎疫苗20 μg,于1个月和6个月后分别接种第2针和第3针各20 μg。

六、脑出血健康教育

门诊护理专科护士根据患者脑出血的部位、症状等对患者及家属、照护者进行病情观察、饮食、康复等方面的指导,提高患者的生活质量[18]。

(1)饮食与生活护理:对脑出血患者予以低盐低脂、高蛋白、高维生素饮食。对饮水呛咳或吞咽障碍患者,应予以吞咽功能评估,根据结果予鼻饲流质饮食或对食物进行改进或增稠,进行摄食训练,防止误吸及肺部感染发生。同时,注意患者的口腔,大小便及皮肤护理。对烦躁、谵妄患者加保护性床栏,必要时适当约束。长期卧床患者要定时翻身,保持皮肤清洁干燥,预防压力性损伤、肺部感染等并发症的发生。

(2)病情观察:注意观察患者意识、瞳孔、生命体征;头痛、呕吐的性状;有无腹胀、腹痛、呃逆及呕吐咖啡色胃内容物。如出现剧烈头痛、喷射状呕吐、血压升高、脉搏减慢或鼻饲患者抽吸出大量咖啡色内容物,应立即到医院就诊[19]。

(3)康复指导:对脑出血患者,及时在康复治疗师的指导下进行康复训练,促进语言、吞咽及肢体运动功能恢复。对偏瘫或卧床的脑出血患者保持肢体功能位置,指导家属、照护者协助肢体被动运动,预防关节僵硬和肢体挛缩畸形。门诊护士可予以患者、家属及照护者康复指导:教会他们自我护理及康复技巧,协助患者进行康复训练。

(4)疾病预防:1)门诊护理专科护士告知患者和家属关于疾病的基本知识,血压的测量与疾病的早期识别,密切监测血压变化,如有异常尽快就医。2)指导高血压患者避免易引起血压骤然升高的各种因素。3)建立健康的生活方式,戒烟戒酒,心态平和,情绪稳定。4)养成定时排便的习惯,保持大便通畅,避免便秘。

（5）心理护理：门诊护士及时识别患者及家属焦虑、恐惧等负性情绪，给予心理支持和疏导，增强患者战胜疾病的信心。

七、脑梗死健康教育

（1）疾病知识指导：门诊护士应告知患者及家属疾病的基本病因和主要危险因素、早期症状和及时就诊的指征；指导患者遵医嘱进行长期抗凝或抗血小板聚集治疗，正确服用降压、降糖和降脂药物，教会其观察药物副作用，定期到医院复查。

（2）康复指导：门诊护士告知患者和家属康复治疗的知识和功能锻炼的方法，与康复治疗师保持沟通，根据康复情况及时调整康复训练方案，协助患者执行康复训练。如吞咽障碍康复方法：唇、舌、颜面肌和颈部屈肌训练；先进食糊状或胶冻状食物，少量多餐，逐步过渡到普通食物；进食时取坐位，头稍向前倾（易引起咽反射）；软腭冰刺激；咽下食物练习呼气或咳嗽（预防误吸）。

（3）生活方式指导：门诊护士告知患者改变不良的生活方式，指导患者进食高蛋白、高维生素、低盐、低脂、低热量清淡饮食，多食新鲜蔬菜、水果、谷类、鱼类和豆类，戒烟、限酒；坚持锻炼，每天进行30分钟以上的慢跑、散步等运动，合理休息和娱乐；指导在起床、起坐或低头等改变体位时应动作缓慢，避免突然转动颈部；洗澡时间不宜过长，水温不宜过高，外出时有人陪伴，防止跌倒；气候变化，注意保暖，防止感冒。门诊护士还应告知患者保持心情愉悦，避免情绪激动。

（4）心理指导：鼓励生活自理，鼓励患者从事力所能及的家务劳动，日常生活不过度依赖他人，增强自我照顾的能力；告知患者和家属功能恢复是一个长期的过程，要克服急于求成的心理，做到坚持锻炼，循序渐进。嘱咐家属在物质和精神上对患者提供帮助和支持，使患者体会到温暖，树立战胜疾病的信心。

八、胆囊炎患者的健康教育

门诊护理专科护士了解疾病的临床表现及治疗原则，对于发热、腹痛等急性发作症状来院就诊的患者密切观察病情，协助检查，尽早明确诊断方案。对术后患者和患有慢性胆囊炎的患者做好饮食、活动及管道护理等方面健康教育[20]。

(1)饮食指导。1)控制脂肪的摄入:尽量少吃高脂肪食物,如炸鸡、薯条、肥肉等。过多的脂肪摄入会加重胆囊的负担,不利于病情的控制。2)增加膳食纤维的摄入:多吃富含膳食纤维的食物,如蔬菜、水果、全谷类等。膳食纤维有助于降低胆固醇,维护胆囊健康。3)摄入适量蛋白质:选择低脂肪、高蛋白的食物,如鱼、瘦肉、豆类等。蛋白质是维持人体正常代谢的重要物质,但摄入要适量。4)多喝水:保持充足的水分摄入有助于稀释胆汁,预防结石形成。每天建议饮水2 000~2 500 mL。

(2)生活习惯指导。1)规律作息:保持充足的睡眠和规律的作息时间,有助于维持身体正常代谢,预防胆囊炎发作。2)适度运动:进行适量的有氧运动,如散步、慢跑、瑜伽等,有助于促进身体新陈代谢,增强免疫力。3)控制体重:过重或肥胖容易诱发胆囊炎,因此要积极控制体重,保持健康的体型。4)戒烟限酒:吸烟和饮酒都可能加重胆囊炎症状,影响病情控制。戒烟限酒或完全戒掉,对身体健康有益。

(3)病情监测与自我观察。1)手术后需住院1~2日,应尽早下床行走,并进行呼吸锻炼。出院后可进行大部分日常活动,但在8周内不得提举重物、剧烈运动和游泳。恢复期间使用麻醉镇痛药可能会引起便秘,可用能促进肠蠕动的蔬菜、水果或中药制剂等来预防。2)对带T管出院患者,门诊护士应告知T管引流的目的和重要性,穿宽松柔软的衣服,避免举重或过度活动,淋浴时用薄膜保护引流处,避免管道折叠、受压,牵拉脱出及伤口感染。注意观察T管引流液的颜色、性状和量,若胆汁过多或胆汁浑浊,及时就诊。同时,告知患者如有发热或寒战、伤口周围发红或肿胀、右上腹疼痛、恶心、呕吐等症状加重的情况,及时就医复查[21]。3)非手术治疗或行胆囊造口术者,遵医嘱服用消炎利胆药物;按时复查,以确定是否需行胆囊切除手术。如出现腹痛、发热和黄疸等情况,及时就诊。慢性胆囊炎、胆囊结石患者,如无症状可每年进行1次随访[22]。

(4)心理调适。保持心情舒畅,避免过度焦虑和紧张,可以通过听音乐、练瑜伽等方式放松心情。保持积极的生活态度,养成良好的生活习惯,这对病情的控制和康复非常重要。

九、肾结石患者的健康教育

门诊护理专科护士应了解泌尿结石形成与饮食和生活习惯密切相关,对门诊患者做好饮食和生活方式的指导,预防结石的产生。

(1)尿石症的预防。1)饮食指导:大量饮水,成人每天饮水3 000 mL以上,稀释尿液,减少尿中晶体沉积。指导患者做尿液分析和结石分析,根据结石成分、代谢状态调节饮食。含钙结石者应合理控制摄钙量,减少钙的摄入;草酸盐结石患者应限制浓茶、菠菜、巧克力、草莓、麦片、芦笋和各种坚果(松子、核桃、板栗等)的摄入;尿酸结石者不宜食用含嘌呤高的食物,如动物内脏,限制各种肉类和鱼虾等高蛋白的食物;对于胱氨酸结石患者,主要限制富含蛋氨酸的食物,包括蛋、奶、花生等。2)适度运动:保持适度的身体活动,有助于促进尿液的流动,减少结石形成的可能性。但避免过度剧烈的运动,以免过度出汗导致脱水。3)药物预防:根据结石成分,血、尿钙磷、尿酸、胱酸和尿pH值,应用药物预防结石发生。草酸盐结石患者可口服维生素B_6以减少草酸盐排出;口服氧化镁可增加尿中草酸盐的溶解度。尿酸结石患者可口服别嘌醇和碳酸氢钠,以抑制结石形成。4)特殊性预防:伴甲状旁腺功能亢进者,必须摘除腺瘤或增生组织。鼓励长期卧床者多活动,防止骨脱钙,减少尿钙排出。尽早解除尿路梗阻、感染、异物等因素。

(2)术后双J引流管的自我观察和护理。1)自我护理:行碎石术后带双管出院的门诊患者,嘱其注意观察引流尿液的颜色、量和气味,并保持引流袋清洁卫生及通畅。其间若出现排尿疼痛、尿频、血尿等症状,多为导管端刺激膀胱所致,一般经多饮水、少活动和对症处理后能缓解。术后4周到院复查并拔除双J管。避免体力活动强度过大,一般的日常生活活动不需受限。2)自我观察:如果患者出现无法缓解的尿频、尿急、尿痛、尿中有血块、发热等症状,请及时到门诊就诊。

(3)定期复诊。定期行X线或超声检查,观察有无残余结石或结石复发。若出现腰痛、血尿等症状,及时就诊。

(黄龙贤　顾思佳)

第五节 门诊常见检查注意事项

一、尿常规标本留取注意事项

1.概述

尿常规检查是临床最常见的检验项目之一,标本用于尿液常规检查,检查有无细胞和管型,特别是各种有形成分的检查和尿蛋白、尿糖等项目的测定。

2.尿常规检测临床应用

(1)协助泌尿系统疾病的诊断、病情和疗效观察。

(2)协助其他系统疾病的诊断。

(3)职业病防治。

(4)用药及治疗监测。

(5)健康人群的普查。

3.尿常规留取流程

(1)向患者解释留取尿常规标本的目的、方法和配合要点。

(2)准备用物:贴有患者信息一次性干燥尿常规标本容器,必要时备尿壶或便盆。

(3)洗手,清洁会阴部及尿道口。

(4)留取尿标本:前段尿排入便盆或马桶,收集中段尿30~50 mL到未污染的尿杯中,然后倒入一次性尿标本容器中,约1/2~2/3满即可。

(5)将容器盖好,及时放置于标本收集处。

4.尿常规检测注意事项

(1)新鲜晨尿较浓缩,条件恒定,便于对比,且未受饮食的影响,检验结果更准确,因此晨起第一次尿液为佳。

(2)留取标本前要洗手,保持尿道口及会阴部清洁,避免尿杯污染。

(3)留取中段尿,避免尿标本中混入血液、白带、精液、粪便等,影响检验结果,女性要避开月经期。

(4)尿液收集容器应专用,核对患者信息,避免出错。

(5)指导留取标本后,将容器盖好,防止尿液外溢,并及时送检,最好不超过2小时。

二、大便标本留取注意事项

1.概述

正常粪便由食物残渣、消化道分泌物、细菌和水分等组成。粪便标本的检验结果可有效评估患者的消化系统功能,为协助诊断、治疗疾病提供可靠依据。

2.粪便常规检测作用

在病理情况下,粪便中可见血液、脓液、寄生虫及其虫卵、包囊、致病菌、胆石或胰石等,粪便检查对了解消化道及通向肠道的肝、胆、胰腺等器官有无病变,间接判断胃肠、胰腺、肝胆系统的功能状况有重要价值。

3.粪便常规留取流程

(1)向患者解释留取粪便常规标本的目的、方法和配合要点。

(2)准备核对无误并贴有患者信息的粪便标本容器。

(3)采集标本前排空膀胱。

(4)排便于干燥清洁容器内。

(5)用粪便试管里的便匙取脓、血、黏液部分或粪便表面、深处及粪端多处取材约5 g新鲜粪便。

(6)将标本置于检便盒内,拧紧容器盖。

(7)及时放置于粪便标本收集处。

4.粪便常规检测注意事项

(1)采集隐血标本时,询问患者检查前3天是否食用动物肝脏、血及服用铁剂等,避免假阳性。

(2)应尽可能选取附着黏液、脓液、血液的新鲜异常粪便,硬币大小即可。

(3)避免尿液和异物(如卫生纸、花露水、强力清洁剂、除臭剂等)污染。不应留取尿壶或混有尿液的便盆中的粪便标本,粪便标本中也不可混入植物、泥土、污水等异物。

(4)如有腹泻,则留取约3 mL水样便。

(5)及时送检,确保检验结果的准确性。

三、痰液标本留取注意事项

1.概述

痰液是肺泡、支气管和气管所产生的分泌物,健康人痰液很少,只有当呼吸道黏膜受到刺激时,分泌物增多,痰量也增多,但大多清晰、呈水样。如伴随呼吸系统疾病或其他系统疾病伴有呼吸道症状时,痰量会增多、其透明度及性状也会有所改变。正确的痰液标本采集能为临床检查、诊断和治疗提供依据。

2.痰液标本检测作用

在病理情况下,黏液分泌增多。痰液中可出现细菌、肿瘤细胞及血细胞等,痰液检查对某些呼吸系统疾病,如肺结核、肺吸虫、肺部肿瘤、支气管哮喘、支气管扩张和慢性支气管炎等诊断、疗效观察和预后判断有一定价值。

3.痰液标本留取流程

(1)向患者解释痰液标本采集的目的、方法、配合要点及注意事项。

(2)用物准备:贴有患者信息的一次性痰盒。

(3)晨起用清水漱口。

(4)深呼吸数次后用力咳出气管深处的痰液并置于痰盒中。

(5)拧紧盒盖并及时送检。

4.痰液标本检测注意事项

(1)收集痰液时间宜选择在清晨,因此时痰量较多,痰内细菌也较多,可提高阳性率。

(2)用清水漱口,去除口腔中杂质。

(3)如痰液不易咳出,可配合拍背、雾化吸入稀释痰液等方法。

(4)勿将漱口水、口腔、鼻咽分泌物(如唾液、鼻涕)等混入痰液中。

四、超声检查注意事项

1.概述

超声(ultrasound)是指物体(声源)振动频率在20 000赫兹(Hertz,Hz)以上,所产生的超过人耳听觉范围的声波。超声成像是利用超声波的物理特性和人体组织声学参数进行的成像技术,并以此进行疾病诊断。当前,超声成像技术发展迅速,应用普及。超声诊断是医学影像诊断的重要组成部分,是各医疗机构门诊最常见的检查方法之一。

2.超声检查作用

超声检查简单、方便、快捷、经济、无痛、无创,目前已被广泛应用于临床各科,已成为许多脏器如肝胆胰脾、乳腺、甲状腺、盆腔等及软组织、血管病变的首选影像学检查方法。

3.超声检查流程

(1)按检查项目要求进行准备如空腹、胀尿等。

(2)根据需要检查的部位,穿着宽松衣物。

(3)按照预约登记的时间到检查室完成检查。

(4)领取检查结果。

4.超声检查注意事项

(1)腹部超声检查:1)检查前需要空腹8小时以上,前一晚尽量少吃高蛋白或者是高脂肪类的食物以免胃肠胀气,保证胆囊及胆道内胆汁的充盈。2)检查时需保持平卧位,露出腹部,配合医生指令做吸气鼓腹动作,以便于清晰显示病变部位。

(2)盆腔超声检查:1)经腹盆腔超声检查,需要提醒患者提前胀尿,在检查前1~2小时喝水1 000~1 500 mL,使膀胱充盈,以便更清楚地显示肾脏膀胱及子宫附件。2)经阴道超声检查,需检查前排空膀胱。检查前建议选择宽松舒适的衣裤,尽量避开月经期,避免发生感染,无性生活史女性请检查前提前告知医生。

（3）其他部位超声检查：1）乳腺、四肢血管检查需要充分暴露胸部、腋窝、肢体等，建议穿宽松衣服，尽量不要穿连衣裙、连体袜、塑身衣等。2）甲状腺超声、颈部淋巴结超声、颈血管超声：尽量穿低领的衣服，颈部尽量不要戴围巾、项链等。检查时平卧在床上，充分暴露颈部。

五、CT检查注意事项

1.概述

计算机体层成像（computed tomography，CT）与传统X线成像相比，CT图像是真正的断层图像，它显示的是人体某个断层的组织密度分布图，其图像清晰、密度分辨率高、无断层以外组织结构干扰，因而显著扩大了人体的检查范围，提高了病变的检出率和诊断准确率，大大促进了医学影像学的发展。

2.CT检查的临床应用

CT作为临床常用的医学影像诊断设备，有助于早期检出病变，现常用的有平扫和增强扫描。

（1）平扫（plain scan，non-contrast scan）又称为普通扫描或非增强扫描，是指不用对比剂增强或造影的扫描。

（2）增强扫描（enhancement scan）指血管内注射造影剂后再行扫描的方法。目的是提高病变组织同正常组织的密度差，以显示出平扫上未被显示或显示不清的病变，通过显示病变有无强化及强化类型，有助于病变的定性。

3.CT检查流程

（1）检查当天或提前按检查部位要求进行准备，如盆腔CT检查需排空大便等。

（2）检查前更换宽松病员服，取下金属物品或饰品。按预约时间至CT室准备检查。

（3）增强CT需要注射造影剂，检查前需置入20~22 G抗高压静脉留置针。

（4）配合医生进行检查，如胸、腹部检查时，需配合医生进行深呼吸及屏气。

（5）领取检查报告。

4.CT检查注意事项

（1）检查前需将病情摘要、既往史等相关信息在检查申请单上注明，以供放射医生参考。

（2）病情不稳定、危重患者需在医护人员监护下进行检查。

（3）CT检查有一定辐射，妊娠女性或备孕女性不宜做此检查，同时情绪不稳定或急性持续痉挛者不宜做本检查。

（4）盆腔检查者检查前晚口服缓泻药；检查前需饮水，使膀胱充盈便于检查。

（5）增强扫描检查需要注射碘剂，需要询问患者有无碘过敏史。

六、MRI检查注意事项

1.概述

磁共振成像（magnetic resonance imaging，MRI）又称核磁共振，是利用外部磁场与人体中的氢原子核，在特定射频（radiofrequency，RF）脉冲作用下产生磁共振现象所进行的一种医学成像技术。

2.MRI检查临床应用

MRI检查无辐射、无放射性危害，对人体安全无损伤；能多参数、多方位成像，无骨性伪影，使病变显示更清楚，定位更准确；具有高度的软组织分辨率，可以区分正常组织与病变组织，能更有效、更早地发现病变；MRI检查可用于全身各个部位的检查，进行功能、组织化学、生物化学方面的研究。MRI检查分为平扫和增强检查，对于难以确定性质的病变，则需要做增强扫描。通过从静脉注入含钆对比剂，改变病变组织和正常组织之间的图像对比度，可发现平扫未显示的病变，明确病变的范围及边界。MRI增强扫描还有利于鉴别病变的良恶性，显示血管、胆道等结构病变，提高检查的敏感性和特异性。

3.MRI检查流程

（1）检查前准备：按照部位要求进行着装要求以及其他相关检查前准备，如腹部增强检查需禁食、禁饮等。

（2）检查前更换宽松病员服，取下金属物品或饰品。

(3)增强核磁共振检查需进行留置针穿刺,注射对比剂进行检查。

(4)增强核磁共振检查完成后,需观察有无对比剂的不良反应,如无不适,拔除留置针后离开。

4.MRI检查注意事项

(1)MRI检查的禁忌包括:心脏起搏器置入者;体内有金属性(铁磁性)内植物如手术夹、支架、假体、假关节等;怀孕3个月以内;幽闭恐惧症。

(2)进入MRI检查室时,严禁携带任何铁磁性物体,例如金属发夹、硬币、别针、金属性医疗器械等,否则不但影响图像质量,而且有可能导致严重的人身伤害。

(3)MRI增强检查所用的对比剂,有可能引起肾源性系统性纤维化,故肾功能严重受损者禁用此类对比剂。

(4)对比剂相关注意事项:有对比剂过敏史、严重肾功能不全、肾移植及孕妇等不建议使用对比剂。

(5)检查后严密观察有无不良反应,患者注射后需要观察30分钟后再离开。

(6)检查部位不能使用护发品、化妆品。

七、胃肠镜检查注意事项

1.概述

胃肠镜检查可以直接观察大肠、食管、胃部以及十二指肠等消化系统部位是否存在溃疡、炎症、息肉、肿瘤等情况,通过胃肠镜检查结果可以准确了解到自己胃肠道是否存在疾病,或是否存在部分重大疾病潜在风险以及胃肠道健康水平[23]。胃肠镜下病理活检是目前诊断肿瘤的金标准。

2.胃肠镜检查的适应证和禁忌证

(1)胃肠镜检查适应证,包括有消化道症状、胃内异物患者等。应进行心电图、血常规等常规项目的检查,以保证自身的身体状况符合胃肠镜检查标准。在检查结果出来后,患者即可前往检查室进行预约[24]。

(2)胃肠镜检查的禁忌证,主要有严重心肺疾病、消化道穿孔等。

3.胃肠镜检查前流程

(1)检查前怎么吃东西:1)检查前1天吃少渣食物(如牛奶、豆浆、白稀饭、米饭、蒸蛋、清汤面条等),不吃蔬菜、水果等粗纤维食物。2)检查当天不吃东西,检查前2~3小时内不喝水。

(2)检查前怎么喝泻药:1)一般使用聚乙二醇电解质散(和爽)作为检查前导泻用药,(上午)具体用法如下(下午服药时间为检查前晚上8点,检查当天早上8点,检查当天早上9点):①检查前一天晚上7点,将1袋和爽兑1 000毫升温开水(相当于两瓶500毫升的矿泉水)并搅匀,每10~15分钟喝250毫升,1小时内喝完,勿饮用过快,在喝药喝水的过程中可来回多走动,有利于肠道快速清空。②检查前一天晚上8点,将1袋和爽兑1 000毫升温开水并搅匀,方法同前,1小时内喝完。③检查当天早上5点,将1袋和爽兑1 000毫升温开水并搅匀,并将2瓶二甲硅油倒入其中搅匀,其余方法同前,1小时内喝完。2)拉肚子排出清水样大便,如果肠道准备不好,请电话联系内镜中心前台咨询补救措施。

4.检查前注意事项

(1)服药期间如果出现严重腹胀或不适,暂停服药,立即来院就诊。

(2)高血压患者请于检查当日早上6点前用50毫升温开水服用降压药物,糖尿病患者在禁食及检查期间需停用降糖药。

(3)如有剧烈腹痛、肠梗阻、出血性疾病、心血管疾病、糖尿病等特殊情况,以及抗血小板和抗凝药物如阿司匹林、华法林等过敏,需提前告知医生。

(4)将"利多卡因胶浆"带来检查用,检查当天穿宽松衣裤,不佩戴首饰。

(5)如不能按时检查,请网上更改或电话联系消化内镜中心,重新预约时间。

(6)对于年老体弱或糖尿病患者,建议携带固体糖等食物,在低血糖发作时可含服。

(7)无痛检查需提供麻醉评估单,检查当天需家属陪同。无痛检查当天不能驾驶汽车、摩托车、自行车等车辆。

5.检查后注意事项

(1)检查后1~2小时无任何特殊不适,即可进食少量流质饮食(如温开水、米汤、牛奶、藕粉等);当天以清淡饮食为主(忌辛辣、刺激以及粗纤维食物)。次日正常进食。

(2)胃肠镜检查后应减少胃肠道负担,第一次饮食量不能过多,一定不要暴饮暴食。

(3)无痛胃肠镜检查后,当天严禁驾驶各种车辆或高空作业;严禁办理机密事宜。

(4)术后常会出现咽部不适、疼痛或者唾液中带血、腹胀等,请不必紧张,观察后如症状加重请及时就医。

八、C13呼气试验注意事项

1.概述

幽门螺杆菌(helicobacter pylori,HP)是引发慢性胃炎主要的病因,1994年WHO下属的国际癌症研究机构将其定为胃癌的Ⅰ类致癌原,《2016年第五次全国幽门螺杆菌感染处理共识报告》明确指出根治HP应成为胃癌的一级预防措施[25-26]。C13尿素呼气试验(13C-UBT)用来检查是否存在幽门螺杆菌感染,根据测定服药前后呼气样本中$13CO_2/12CO_2$浓度比的变化量判断是否存在感染,检测结果是有连续变量特点的DOB(delta over baseline)值[27]。

2.C13呼气试验适合人群

(1)部分消化不良患者。

(2)患有胃溃疡等胃部疾病的患者。

(3)有胃部肿瘤家族病史的人群。

(4)患有不能行胃镜检查的胃部疾病患者。

(5)长期服用非甾体抗炎药物(如布洛芬缓释胶囊、阿司匹林肠溶片等)的人群,因此类药物具有可能引发胃肠道反应的副作用。

3.C13呼气试验流程

(1)步骤一:打开气袋盖子,向蓝色气袋(护士发)吹气,吹满后,盖上,交还袋子。

(2)步骤二:服用一颗胶囊(护士发)。

(3)步骤三:静坐半小时,勿进食勿饮水。

(4)步骤四:向红色气袋(护士发)吹气,交还袋子。

(5)等5~10分钟在此处拿报告。

4.C13呼气试验注意事项

(1)本检查当日需至少空腹2小时,如有其他空腹检查(如抽空腹血、腹部B超、胃镜),请先做其他检查。

(2)胶囊不能嚼碎,需用温水完整口服,以免影响检测结果的准确性。

(3)一个月内口服过铋剂、抗生素、质子泵抑制剂等药物需告知医生且检查前需停用,否则可能会影响检测的结果。

(4)上消化道急性出血期不能做C13呼气试验,应在消化道出血停一周后检测。

(5)胃切除手术同位素从胃中可能快速排空,将影响检测效果。

(6)检查完要多喝水,促进排泄,达到有效地清除体内的药物残留的目的。

九、口服葡萄糖耐量试验的注意事项

1.概述

口服葡萄糖耐量试验(oral glucose tolerance test,OGTT),是为了了解胰岛β细胞功能和机体对血糖的调节能力的葡萄糖负荷试验,是诊断糖尿病的确诊试验,广泛应用于临床,是确诊糖尿病最常见、最重要的方法[28]。

2.OGTT适合人群

(1)无糖尿病症状:一过性或持续性尿糖、有异常的空腹或随机血糖、有糖尿病家族史者。

(2)有糖尿病症状:随机或空腹血糖不够标准诊断的。

(3)其他特殊情况出现糖尿病者:如甲状腺功能亢进、妊娠期、肝病等。

(4)不明原因的肾病或视网膜病。

(5)对于已经明确诊断并长期使用胰岛素治疗糖尿病的老年患者,不建议直接检查以免加重胰岛功能的损害。

3.OGTT试验的流程

(1)第一步:服糖水前采集空腹静脉血,测定空腹血糖水平。

(2)第二步:饮糖水。将75 g无水葡萄糖加入250~300 mL温开水中溶解后,并于3~5分钟之内饮完。

(3)第三步:采集静脉血。从饮第一口糖水开始计算时间,需要在饮糖水后30分钟采静脉血2 mL检测血糖水平、60分钟采静脉血2 mL检测血糖水平、2小时采静脉血2 mL检测血糖水平。

4.OGTT试验注意事项

(1)试验前3天可以正常进食、活动,不可过分节食或者不吃碳水化合物,以免人为造成阴性结果。

(2)试验前若在服用糖皮质激素、噻嗪类利尿剂等可能影响血糖的药物,实验前需停这些药3~7天。

(3)试验前必须进食晚餐,需空腹8~10小时至试验日当天早晨(不超过9点30分),空腹时间不可过长或者过短。

(4)试验前或试验过程中,不能剧烈运动,避免精神刺激使血糖升高。

(5)试验过程中,可以适量喝少量白开水但不得进食、不可大量饮水。

(6)试验过程中,如若感到晕眩、恶心、心跳加速、想要呕吐等,应立即联系医务人员;如果已经发生呕吐或者感到非常不适,当天不再抽血,需择日重新开始试验或者遵医嘱停止试验。

(张华 黄龙贤)

参考文献

[1]董乐.基于整合模式的社区女性乳腺癌筛查健康教育干预方案的构建及应用[D].衡阳:南华大学,2022.

[2]胡玉珍,龚国如,陈强庆,等.健康教育对海洛因依赖者住院治疗依从性的影响[J].中国民康医学,2007(11):520-521.

[3]刘丹丹,张云美,李福英,等.路径化健康教育对肺癌病人负性情绪和生

活质量的影响[J].护理研究,2015,29(24):2998-3000.

[4]崔丽萍.护理程序在医院健康教育中的应用[J].白求恩军医学院学报,2006(3):187-188.

[5]王忠群.健康教育在护理中的应用[J].西藏科技,2008(5):49-50.

[6]刘举庆,刘莲秋.电化手段在教学中的地位和作用[J].中国电力教育,2010(7):96-97.

[7]蒋运志,秦艳芬,梁和生,等.浅析基层气象科普宣传队伍的问题与对策[C]//中国气象学会.创新驱动发展 提高气象灾害防御能力——S17第五届气象科普论坛.桂林市气象局,灵川县气象局,2013:55-58.

[8]叶斯阳,张茜,卢泽锋,等.医学生医学科普能力评价量表的编制及信效度检验[J].广东医科大学学报,2023,41(5):498-503.

[9]黄洁,陈越新,张英,等.新媒体时代专家医生科普宣传的社会担当[J].江苏卫生事业管理,2017,28(3):150-151.

[10]杨璐瑜,白永利.医学学术期刊编辑科普能力提升探究[J].中国报业,2023(16):220-221.

[11]丘彩霞.医学科普文章的特点和写作技巧[J].新疆医科大学学报,2012,35(12):1689-1693.

[12]邱成利,刘文川.提高科普讲解能力的方式与途径初探——基于全国科普讲解大赛的分析[J].科普研究,2015,10(5):83-91.

[13]尤黎明,吴瑛.内科护理学[M].7版.北京:人民卫生出版社,2022.

[14]中国老年医学学会高血压分会,北京高血压防治协会,国家老年疾病临床医学研究中心,等.中国老年高血压管理指南2023[J].中华高血压杂志,2023,31(6):508-538.

[15]赵维纲.《中国老年2型糖尿病防治临床指南(2022年版)》解读[J].协和医学杂志,2022,13(4):574-580.

[16]邓里娜,吴波.《中国脑出血诊治指南2019》更新要点及解读[J].心脑血管病防治,2021,21(1):13-17,34.

[17]闫伟,高连升.高血压脑出血诊治进展[J].心电与循环,2023,42(5):421-426,443.

[18]李乐之,路潜.外科护理学[M].7版.北京:人民卫生出版社,2021.

[19]刘思莹,李鹏,张澍田,等.急性胆囊炎内镜及介入治疗的研究进展[J].临床肝胆病杂志,2022,38(6):1445-1448.

[20]董汉华,武齐齐,陈孝平.急性胆道感染东京指南(2018版)更新解读[J].临床外科杂志,2019,27(1):5-9.

[21]中华消化杂志编辑委员会,中华医学会消化病学分会肝胆疾病协作组.中国慢性胆囊炎、胆囊结石内科诊疗共识意见(2018年)[J].临床肝胆病杂志,2019,35(6):1231-1236.

[22]李小寒,尚少梅.基础护理学[M].7版.北京:人民卫生出版社,2022.

[23]周建华.无痛胃肠镜也有注意事项[J].家庭医药:快乐养生,2023(6):72-73.

[24]高信国.无痛胃肠镜检查,你需要知道的事[J].科技视界,2023(19):18-19.

[25]刘文忠,谢勇,陆红,等.第五次全国幽门螺杆菌感染处理共识报告[J].胃肠病学,2017,22(6):346-360.

[26]沙立娜,王慧娟,刘善珍,等.^{13}C-尿素呼气试验在基层医院幽门螺杆菌检测中的应用[J].中华临床医师杂志(电子版),2019,13(1):36-39.

[27]国家消化系疾病临床医学研究中心(上海),中华医学会健康管理学分会,中华医学会核医学分会.幽门螺杆菌-尿素呼气试验临床应用专家共识(2020年)[J].中华消化杂志,2020,40(12):797-802.

[28]建华.说说糖耐量试验[J].江苏卫生保健,2018(7):16-17.

门诊护理专科护士培训指南

第六章
门诊护理心理学

第一节 护理心理学概述

一、护理心理学概念

护理心理学(nursing psychology)是指将护理学、心理学两者相结合的学科,是在护理工作中应用心理学理论知识、技术等,探究心理相关因素与人类健康和疾病之间的相关性,探索护理实践中患者、家属、护士的心理活动规律和特点,寻找最优心理护理方法的应用性学科[1]。护理心理学在门诊领域关注患者在门诊诊疗环境中的心理和情感需求,关注医务人员与患者间的心理互动,通过评估患者心理状态,达到提供更全面、个性化心理护理的目的,促进门诊患者身体和心理健康[2]。

护理心理学,结合了护理学、心理学两大方面内容[1]。护理方面,学科研究护理实践过程中患者及家属的心理行为问题、护士职业心理素养等。如不同疾病患者心理特质、心理行为的变化规律,家属照护过程中的心理状态及变化情况,患者、家属二者心理状态之间的相互关系等;不同学科护士心理问题特点、影响因素等。心理方面,学科研究如何将心理学系统的理论知识和干预技术运用到护理实践过程中,比如如何在门诊护理实践工作中,有效运用心理学理论知识和干预技术对门诊患者实施心理评估和干预。

二、护理心理学研究对象

护理心理学研究对象主要聚焦在患者及护士。

患者的情绪、注意力、感知觉、思维、记忆等心理现象均是护理心理学研究范畴[1]。护理心理学关注患者心理特点、心理相关问题及其影响因素及干预方法。例如:疾病如何影响门诊患者心理状况?不同门诊患者心理反应有何差异?心理状况对门诊患者疾病进展、治疗过程、疾病预后转归有何影响?如何针对门诊患者的心理问题实施干预？等等。

护士的心理状况、个性特点、人格特质、心理知识水平、心理干预技术掌握程度等，均影响心理护理实施效果[3]。门诊护士在接待患者过程中，言行举止均会影响患者感受，与患者心理反应有直接联系。探究护理人员职业心理素质，关注其身心健康，帮助护士干预不良情绪，研究提升其心理素养的方法，对维护及促进门诊护士心理健康非常重要。

三、护理心理学研究任务

护理心理学目的是把心理学理论知识、干预技术运用到临床，指导护士学习掌握患者心理活动规律、开展心理护理工作[1]。护理心理学主要研究的内容包括：

1. 患者的心理特点

患者患病后的心理活动规律和心理反应特点较健康人群复杂，研究患者特殊心理活动特征，对此进行深入研究，更好地实施个性化心理护理，是护理心理学重要任务。护士需要掌握患者患病期间的心理活动规律；同时需要了解不同年龄、性别、文化层次、社会支持情况的患者心理活动差异，以及不同系统疾病、不同疾病阶段患者的心理特点。患者的心理状况影响疾病进程、转归等，护士掌握患者心理特点，是心理护理实施开展的基础[3]。

2. 心理评估、干预的理论及技术

心理护理实施中最重要的内容是对患者的心理活动进行评估和干预。护士需要学习心理评估理论知识和技术，掌握相关心理活动量化评估工具，从而掌握患者心理特点、发现相关心理问题，为心理干预的实施和效果评价提供数据支持。护理心理学也需要研究确立心理评估科学体系。科学有效的心理干预技术是护理心理学研究的重要范畴，其依据患者心理问题特点、人格特质等对患者心理问题实施干预，不断探究如何优化技术、提升效果[1]。

3. 心理学知识对健康促进的作用

心理状况及心理活动对人体生理状况都有不同程度的影响[4]。心理护理针对患者现存和潜在的心理问题和特点，探索具体有效的心理护理技术，综合

心理健康教育、心理保健、心理调节、认知干预等干预技术,制定个体化心理护理实施内容,应对心理危机。同时,心理护理也研究综合心理学知识和技术等,探究如何维护患者身心健康,推动护理心理学理论及技术走向成熟,促进患者的全面健康[4]。

4.护士的职业心理素质

护士良好的职业心理素质是工作顺利开展的前提[2]。护士培养积极向上的情感,懂得适时表达情感,培养良好的自我情绪调节能力和自控能力,提升人际沟通技能,训练较强的抗压能力、耐力,才能较好完成临床护理工作,这也是护理职业心理素质培养内容和目标[2]。护理心理学的研究重点聚焦在护士良好职业心理素质的培养上。

四、护理心理学研究原则

护理心理学尚未形成自身的方法学体系,方法学建设对护理心理学科研水平的提升、科研成果质量的提高有积极意义。在研究中,护理心理学遵循以下原则[1]:

1.科学性原则

护理心理学主要研究患者和护士的心理行为。心理自变量和因变量较难科学精准地定量分析,容易偏离科学方向,护理心理研究工作中,应尽可能定量、定性相结合,坚持科学性原则,坚持结论建立在可靠、可重复的证据支持下。

2.客观性原则

护理心理学研究对心理现象及行为的观察、思考、分析、总结、解释需要客观,要求深入护理实践过程中收集研究数据,切忌主观臆测。在探究心理活动发生、发展和变化规律的实践中,要坚持客观化,将理论和实践相结合,实事求是,坚持客观性原则,确保研究的真实可信。

3.整体性原则

护理心理学研究中,要将心理因素各个部分、各个层次看作整体,将心理活动与外界环境视作整体,认识到心理活动是统一的整体、心理变化与外界环境事物是相关联系及相互影响的整体。在研究过程中既要注重心理因素各层次、各部分的相互联系,也要考虑到心理因素与外部环境间的相互关系,树立整体观。

4.伦理性原则

护理心理学研究过程中需要重视伦理,严格落实知情同意相关规定,禁止有损研究对象的行为,如隐瞒、欺骗、伤害等,对研究对象相关资料严格保密。

5.发展性原则

护理心理学研究中,需要坚持辩证发展地看待问题,认识到事物之间的相互联系。对心理活动的研究认识是随着时间不断发展、进步和深入的,需要总结分析研究成果,敢于质疑和提出新观念,科学预测其发展前景。

五、护理心理学发展方向

19世纪中期,南丁格尔创立了国际上第一所护理学校,开始护理学科的科学发展。南丁格尔提出:"护理对象,并不是冰冷的石头,而是鲜活的生命、热血的人类。"消极的外界环境对患者的情绪状态有直接影响,应当利用丰富的刺激帮助患者从不良情绪中恢复,心理护理至此萌芽。以现代护理学和心理学为基础,护理心理学开始形成并得以迅速发展。20世纪50—60年代,护理程序概念提出后,护理学取得革命性发展。20世纪70年代,恩格尔提出生物-心理-社会医学模式,进一步强调了护理领域中人是整体的概念,强化了以患者为中心的护理观念,要求把患者看作是多层次、完整、发展的整体,在健康和疾病护理中,要综合考虑生物、心理、社会等各个因素的影响。心理学理论技术的发展、护理模式的转变,为护理心理学的形成、发展创造了条件,整体护理模式中心理护理占据了重要地位,但这一时期,护理心理学仍然属于医学心理学范畴[1,4]。直至20世纪80年代,美国护理学会更新护理的定义为"护理是诊断和处理人现存和潜在的健康问题的反应",强调关注人身体、心理上的反应,将人视作整体,护理实践中更加注重对人心理的关注和研究,更关注心理、社会因素等对患者疾病的影响,护士的角色从疾病照顾者,延伸至咨询者、教育者,心理学知识技能也成为护士核心素养之一,心理学与护理实践融合,突出身心统一，关于护理心理的量性与质性研究也在不断应用发展。

20世纪80年代，国内学者刘素珍首次倡导建立护理心理学并开展相关研究。1991年，我国护理心理学成为医学心理学分支学科，1995年中国最高层级学术机构中国心理卫生协会护理心理学专委会成立，护理心理学科日渐成熟完善[1]。护理人员积极开展护理心理学相关科学研究，研究更加深入、更加注重系统性和前瞻性研究，基础研究增多，极大地推动了护理心理学学科发展交流。临床护士也不断探索个性化、精准化的心理评估和干预技术，将心理护理实践应用于护理程序中，丰富完善心理护理方法，心理护理质量及效果得到进一步提升。

（石果　曾爱中）

第二节 门诊患者心理评估

门诊患者就医期间常感焦虑不安,期望健康问题能在门诊诊疗中获得解决方案,期待医护的诊断和建议能够改善健康状况,不明确的症状或诊断会给患者带来不安全感及恐惧感。客观、及时进行门诊患者心理评估,有利于掌握患者心理状态,做好心理护理工作。本节内容主要介绍门诊护理中常用的心理评估方法。

一、心理评估概述

心理评估是指在与人的沟通中,通过观察、访谈、心理学测验等心理学方法收集信息和资料,对信息和资料进行剖析、判断,对个体的心理现象做整体、深入、客观描述的过程[5]。临床心理评估即指在临床中,使用心理评估方法对患者的心理现象做出客观描述的过程[6]。

二、门诊患者心理评估过程

对门诊患者心理评估目的不同,评估方式也有所差异,门诊护理中心理评估过程主要涵盖以下几个方面[5]。

(1)明确心理评估目的:对门诊患者进行心理评估前,需明确评估目的。比如是需要评估患者是否存在情绪障碍,还是评估患者有无暴力倾向或自杀行为。

(2)评估患者一般情况,需要收集患者一般资料、既往病史、是否有精神疾病史、是否有心理方面的协助需求等信息。

(3)针对具体心理问题深入细致地收集资料:对患者具体心理问题,深入细致地收集资料,使用量表评估或心理测试等。

(4)资料整理、解析,得出结论:根据收集的资料,分析患者心理问题,将结论与患者或家属做好解释沟通。

三、门诊患者心理评估注意事项

门诊患者就诊心理活动受多种因素影响,如患者性格特征、就诊环境、病情等。心理评估应实时、动态进行,综合灵活使用心理评估方法,将评估结果与患者实际情况结合,综合判断[6]。

门诊护士应热心、耐心、细心接待患者,理解患者心理特点,掌握心理评估基础知识,熟练运用心理评估方法,掌握常见疾病及精神疾病的临床表现,具备区分异常心理现象的能力,能够识别影响评估结果的相关因素,谨慎对待门诊患者心理评估工作。

四、门诊患者心理评估常用方法

1.访谈法

(1)特点:门诊患者心理评估中,访谈法是进行资料收集、评估诊断的基本沟通方法[7]。门诊护士可以应用访谈法了解患者一般情况、就诊目的、潜在心理问题,在沟通过程中与患者建立信任关系,确保心理评估和治疗的顺利进行。访谈评估法开放、灵活,护士可以针对相关问题深入探究,但访谈初期对患者的"第一印象"容易导致"偏好效应"。门诊护士的经验对评估结果有较大影响。患者在交流过程中可能提供错误信息,导致护士评估错误。此外,访谈法花费时间多,门诊时间及环境条件局限,不利于护士开展工作。

(2)内容:访谈内容包括获取患者一般资料和心理状况。一般资料包括患者年龄、文化程度、职业等基本情况,以及社会支持情况、个人生活习惯、近期是否有生活负性事件等。心理情况评估需要进行更加专业的心理诊断性访谈,对患者精神状况进行检查,根据患者实际情况提问,如描述现存的主要问题和麻烦、出现的时间及频率、是否伴随其他问题等。评估患者是否存在感觉障碍、知觉障碍、注意力、记忆力、情绪控制等问题。

(3)注意事项:1)建立良好的护患关系。门诊护士能否与患者建立良好的合作与信任关系,决定了访谈评估是否成功[7]。门诊护士需要在评估过程中营造轻松、信任的氛围,增强患者安全感,认真倾听患者主诉,接纳患者,鼓励双方积极参与交谈,不随意打断患者表述,对患者的语言和非语言行为给出恰当的反应,关注患者情绪、行为、思维情况。2)掌握倾听的技巧。门诊护士访谈成功的关键在于掌握了倾听的技巧。恰当适度的距离、前倾的身体姿态、适时的目光接触与微笑、准确的应答和赞许等等,都能传达出护士对患者的关注、接纳、肯定。护士要在访谈中不断反思、调整,评估患者是否有尚未传达的体验和感受,评估自己的价值观是否影响了判断等。

2.观察法

(1)特点:观察法是在患者不知情的情况下,通过护士的观察获取资料,不受门诊时间及场地限制,操作简单方便。观察法是心理评估最常用的方法之一,通过对门诊患者行为过程及结果,有目的和计划地实施观察,从而为其心理评估提供客观依据[7]。但观察法仅捕捉到患者的行为表现,对某些一过性的现象无法重复观察,护士的经验及主观意识可能影响观察结果,不易对观察结果进行客观比较。

(2)内容:观察内容是否考虑全面,直接影响患者心理评估结果的客观性和真实性。1)观察情境。门诊情境中,就诊患者可能出现角色强化,过分依赖家属,在行为观察过程中,需要考虑到情境改变对患者行为的影响。2)观察目标行为。观察的目标行为需要根据评估目的来制定和明确,对目标行为要给出确切的操作性定义,有利于实施过程中客观观察和记录。3)观察时间。行为观察法中,直接观察时间建议每次持续半小时,防止时间过长造成护士疲劳,也影响门诊工作开展。4)记录资料。包括录音笔记等叙述性记录、量表评定性记录、间隔时间重复观察记录、事件记录、特殊事件记录等。

(3)注意事项:护士应客观、准确、全面、整体地对患者行为进行观察和记录,避免主观判断影响观察结果,防止与患者行为关系不大的事件干扰注意力,尽量从患者角度理解患者行为,使用描述性方式记录患者行为,不要做过多解释和主观判断。

3.心理测验法

心理测验是一种心理测量技术,使用标准的操作程序对患者的心理特征进行客观分析和描述,具有客观化、标准化、间接性、相对性的特点[5]。常用的心理测验方法含智力测验、人格测验、评定量表等[5]。门诊常用评定量表对患者心理观察结果进行量化，其结构简单、操作方便。门诊常用的心理评定量表包括宗氏抑郁自评量表、宗氏焦虑自评量表、汉密尔顿焦虑量表、汉密尔顿抑郁量表等。

(1)宗氏抑郁自评量表(self-rating depression scale, SDS)：1965年，Zung编制该量表，量表共计20个条目，采用四级评分法，条目简单容易理解，计算方便，有利于门诊患者抑郁状态初筛[5]。总分超过41分考虑初筛抑郁阳性，总分/80=抑郁严重指数，指数正常范围为0.25~1.0，该数值越高表明患者抑郁程度越严重。

(2)宗氏焦虑自评量表(self-rating anxiety scale, SAS)：1971年，Zung编制该量表，量表共计20个条目，采用四级评分法，有利于门诊患者焦虑状态及严重程度的评定[5]。量表主要统计指标为评定总分，总分超过40分或标准分超过50分，提示患者存在焦虑状态。

(3)汉密尔顿焦虑量表(Hamilton anxiety scale, HAMA)：1959年，汉密尔顿编制该量表，量表共计14个条目，采用五级评分法，是最经典的医用焦虑量表，精神科中应用广泛[5]。该量表需两名专业人员联合检查并独立评分，使用观察法、交谈法等方式，单次评定耗时约15分钟。量表评分超过7分提示患者存在焦虑状态，评分越高，焦虑状态越严重。

(4)汉密尔顿抑郁量表(Hamilton depression scale, HAMD)：1960年，汉密尔顿编制该量表，用于评估抑郁症状的严重程度，广泛应用于临床、科研及药物疗效评价等领域。量表包含17项、21项和24项3种版本，多数条目采用0~4分五级评分(无、轻度、中度、重度、极重度)，少数条目采用0~2分三级评分(无、轻度~中度、重度)。该量表需要两名经过培训的评定员联合检查并分别独立评分，一般使用交谈、观察等方式，单次评定耗时约15~20分钟。量表评分总分能较好地反映病情严重程度，总分越高，病情越严重。但该量表不能较好地鉴别抑郁症和焦虑症，因为两者的总分都有类似的增高。

(石果 黄洁)

第三节 门诊患者心理健康问题

一、门诊患者心理反应

门诊患者由于疾病和求医行为的影响,生理、认知、情绪等方面会发生一系列的反应和改变。门诊护士需要掌握患者心理反应,提供恰当的心理护理[8]。

1.认知反应

(1)感知觉异常:患者生病后注意力常从外界转向身体和疾病。有的患者感受性提高,对外界刺激及身体变化敏感,出现烦躁、紧张等情绪反应,甚至感觉到自己的心跳、呼吸及胃肠蠕动等。部分患者则可能出现感受性降低,如嗅觉、味觉迟钝,食之无味,对饭菜香味丧失感觉。有的患者出现时空知觉异常,时间感知错乱。个别患者甚至出现幻觉,特别是截肢患者会报告出现虚幻的肢体等。

(2)记忆异常:患者因受疾病应激影响,可能出现记忆力减退,如患病过程不能准确回述,不能记住医嘱及健康教育内容等。

(3)思维异常:门诊患者诊疗过程中,偶出现逻辑思维能力异常,难以做出治疗决策,或放弃决策完全听从家属及医护人员意见。患者会对周围环境敏感,怀疑外界过分关注自己,出现烦躁易怒情绪,疑心医护出现误诊及操作错误。门诊护士接待患者需要严谨慎独,重视患者感受,减轻患者焦虑,避免造成患者误解或猜疑。

2.情绪反应

门诊患者常见情绪反应有焦虑、抑郁、恐惧、愤怒等[3]。负性情绪会影响患者就医过程及诊疗,门诊护士应掌握患者情绪反应特点,采取正确的心理干预措施。

(1)焦虑(anxiety)：焦虑是门诊患者最常见的情绪反应。适当焦虑可以帮助患者快速适应情境变化，更加重视自身健康，有利于疾病诊断及康复。就诊时担心疾病诊断、疾病性质、可能的不良后果和预后，门诊环境陌生、就诊气氛紧张、不了解检查和治疗、对经济负担的担忧等，都容易引发患者焦虑。门诊护士需要及时识别和区分患者焦虑程度，实施心理干预，减轻焦虑对患者的不良影响。

(2)抑郁(depression)：抑郁的主要特征是持续性的情绪低落。门诊患者在就医期间，若因治疗过程影响工作、家庭正常生活，或带来较大的经济损失等，都容易导致患者出现"反应性抑郁"。患者可能出现心境低落、沉默寡言、消极悲观，甚至绝望、自杀意念和企图。急危重症患者、突发公共卫生事件患者、治疗时间长病情反复患者，更容易出现抑郁情绪反应。抑郁状态影响患者的免疫监视与应答功能，妨碍正常医患合作与交流，对患者病情有不利影响。门诊护理工作中，需要向患者及家属提供积极、正面的诊疗信息，鼓励患者之间的沟通交流，引导家属提供积极的心理支持和陪伴，必要时到精神心理科门诊进行专业的心理干预。

(3)恐惧(fear)：当患者面临疼痛、特殊检查、手术治疗、不良疾病预后时，会产生恐惧的负性情绪反应。当患者处于恐惧状态时，自主神经兴奋，常出现脉率增加、呼吸增快、血压升高、激惹等。门诊儿童患者、手术患者是较容易出现恐惧情绪的群体。过度的恐惧反应会影响患者就医过程和诊断，门诊护士需要识别患者的恐惧情绪，分析原因，针对相关因素进行解释、干预，安慰鼓励患者，尽量帮助患者减轻恐惧情绪。

(4)愤怒(anger)：门诊患者诊断、检查、治疗受挫时，可能出现愤怒的负性情绪反应，表现为易怒、烦躁、自控力减弱。门诊医护态度未符合患者预期、病情复杂诊断困难、现有医疗水平有限疗效不佳等，都可能导致患者受挫并出现愤怒情绪。门诊愤怒患者常有攻击等暴力行为，对象可能是门诊患者、医护人员，甚至是家属及患者自己。门诊护士应加强识别患者情绪的能力，加强沟通，理性对待患者愤怒反应，正确地疏导与安抚，必要时冷静对待暴躁患者，避免发生正面冲突，尽量耐心细致平息患者愤怒情绪，寻求门诊管理人员、保卫等安全协助。

二、门诊常见患者心理问题

1. 内科门诊患者心理问题

内科门诊患者疾病病程长、病情反复、疗效较外科疾病反应不显著,容易出现情绪障碍。评估内科门诊患者就诊过程中出现的心理问题,分析发生原因及影响因素,有利于指导心理干预的实施[1,3]。

内科门诊患者在确诊初期、病情反复期、病情稳定/恢复期心理状态各有特点。不同患者表现出不同的心理状态和严重程度。疾病本身、治疗计划,患者的年龄、性别、人格特征、社会支持情况等都对患者的心理状态有不同程度的影响。

(1) 确诊初期门诊患者心理状态。疾病确诊初期,患者由于没有心理准备和疾病认知,对患病事实感到震惊,常出现茫然无措、慌乱、行为失控等表现。冷静过后,患者常否认患病事实,通过维持正常生活来逃避现实,或通过反复就医和重复检查来试图否认诊断。部分患者认定医生误诊、拒绝就医、拒绝改变生活方式、拒绝正视疾病存在和进展。患者在面对疾病事实后,会出现敌对情绪,认为是社会、命运不公,愤怒、怨恨情绪突出。急危重症患者、病情急剧进展恶化的患者会出现恐惧心理。

(2) 病情反复期门诊患者心理状态。内科慢性疾病多容易病情反复,造成患者情绪状态不稳定。常容易导致焦虑、恐惧、抑郁心理反复,引发患者出现睡眠障碍、疲乏、情绪低落、自我封闭、敏感多疑等状态。

(3) 病情稳定/恢复期门诊患者心理状态。内科疾病稳定期患者接受了患病事实,主动与疾病共存,积极了解治疗计划,遵医行为良好,逐步接受与适应。恢复期患者,身体状态逐步恢复、能够回归正常生活,患者心理状态多表现为兴奋、欢欣。部分慢性病患者角色强化,难以从患者角色中脱离,会出现依赖与退缩心理,也有患者因为病程迁延,出现复杂严重并发症,对治疗失去信心,出现厌世情绪。

2. 外科门诊患者心理问题

外科门诊患者,多需要接受外科干预,接受有创手术对患者来讲是严重心理应激,容易出现消极心理反应,影响手术准备及康复。外科门诊患者多有焦

虑、恐惧等心理问题。患者在门诊中,常表现出烦躁、担忧、紧张、气促、坐立不安等心身反应[1,8]。其影响因素主要有:

(1)对手术环境、手术过程的陌生。

(2)对手术麻醉、切口、疼痛、出血、手术意外等的担忧。

(3)患者对医护人员水平的挑剔,对手术医生的选择等。

(4)手术费用造成的经济压力。

(5)住院期间家属的陪伴、手术对正常工作及生活的影响等。

外科门诊患者焦虑的水平会影响术后的疼痛程度、住院时间等。门诊护士需要掌握外科患者心理特点,采取针对性的心理干预,减轻患者焦虑紧张等不良情绪。

3.产科门诊患者心理问题

妊娠是女性正常生理过程,但孕激素带来的生理变化、妊娠过程的身体改变、孕育过程对生活及工作的影响,会导致妊娠妇女出现不同程度的心理问题。不良情绪会影响女性妊娠过程、不利于分娩结局,门诊护士需对产科门诊患者进行必要的心理干预,改善不良情绪[1]。

产科门诊患者心理多表现出以下特点:

(1)欣喜和满足。计划内妊娠妇女均对怀孕感到欣喜和喜悦。患者和家属均积极应对妊娠带来的家庭、生活和工作变化,遵医行为好,配合度佳,对相关健康教育和孕期检查均能积极配合。

(2)矛盾和意外。意外妊娠妇女,由于没有充分的心理和孕前准备,常表现出震惊和意外,对是否继续妊娠感到矛盾。由于意外怀孕,她们对妊娠质量、妊娠对生活工作的影响、分娩的安全性等感到纠结。

(3)焦虑和担心。孕期复杂的生理变化、激素水平的紊乱会导致孕妇情绪不稳。孕妇常焦虑胎儿是否健康、能否正常分娩、是否能安全度过妊娠期等,担心生产的疼痛、生产是否顺利。孕期丈夫是否体贴支持等也影响产科门诊患者心理状态。

(4)依赖和无助。妊娠期家庭多以孕妇为中心,孕妇过度将注意力集中在自我和胎儿身上,会寻求家人及社会更多的照顾、关心,依赖心理明显。妊娠期生理改变,如孕吐、下肢水肿、皮肤色素沉着、腰背部疼痛、行动不便等均会增加患者的无助感。

4.儿科门诊患者心理问题

儿科门诊患者年龄阶段跨度大,新生儿期、婴幼儿期、学龄前期、学龄期、青少年期的患者年龄阶段不同,其整体发展水平差异较大,患者对疾病的认识和反应均有差异,其心理反应也不尽相同。儿童气质不同,其情绪表现也不同。易养气质儿童行为规律,情绪状态为中低强度,适应性强;启动缓慢气质儿童,心境消极,安静且适应缓慢,较少有强烈情绪;难养气质儿童适应性差,活动没有规律,对情境变化没有安全感,反应强烈[9]。家庭环境因素对儿童心理也有较大影响,父母教育方式、家庭成员相处方式不同,儿童心理状况也不同。

儿科门诊患者心理问题常有以下表现[1,3,9]:

(1)焦虑:主要表现为恐怖性和分离性焦虑。疼痛、躯体不适、对侵入性操作和医院环境的恐惧,常引起儿童恐怖性焦虑。门诊儿童患者如果在就医过程中同主要照护者、亲密家人分离,会出现分离性焦虑。儿童常表现出坐立难安、注意力不集中、易激惹等,可以是一过性反应,也可能出现持续性焦虑。焦虑程度与患者气质、发育水平、家庭支持情况、躯体疾病应激程度等有关。

(2)抑郁:儿科门诊患者抑郁的主要表现为易激惹性增高和头痛、骨痛、肠胃不适、慢性腹痛、食欲变化等躯体不适主诉。少有情绪低落等表现,抑郁情绪容易被忽视。

(3)适应问题:儿科门诊患者进入门诊医疗环境后,大多会出现适应问题,常有哭闹、拒绝检查、拒绝治疗等过激表现,甚至出现手机依赖和游戏依赖,但在熟悉诊疗环境和医务人员后可缓解。

(4)退行行为:退行行为是儿科门诊患者面对应激的常见表现,在行为表现和情感上出现比真实年龄退步的表现,如过度依赖家属、拒绝与人交流、哭泣吵闹等。

5.急诊科门诊患者心理问题

急诊科患者多起病急,病情危重,多见于心肌梗死、大出血、休克、急性创伤、意外造成的躯体严重损伤等。患者常面临痛苦的症状甚至生命危险,迫切需要即时的诊断和治疗,患者没有心理准备,突然面临强烈应激,心理反应复杂多变[2,4]。门诊护士在急诊科快速反应抢救患者生命的同时,需要评估患者心理问题及精神状态,给予必要的心理护理。

急诊科患者常见的心理问题有:

(1)恐惧。急诊科患者多面临剧烈的疼痛,如外伤患者、急性心肌梗死剧烈胸痛患者、肾结石急性发作患者等,这是正常的心理反应和防御机制,患者多表现出极度的恐惧和惊慌。

(2)焦虑。急诊患者多担心疾病的进展情况和预后,既希望得到迅速有效的诊治,又担心检查、治疗等带来的痛苦,容易出现焦虑情绪。需要留察住院患者,他们因突然离开家庭环境,正常生活工作受到影响,容易出现"分离性焦虑"。

(3)愤怒。因意外、突发事件等导致外伤的急诊患者,常表现出愤怒、情绪失控等应激反应。持续疼痛未缓解、难以忍受的急诊患者也容易出现烦躁、愤怒、敌对、言语失控、吵闹等情绪反应。

(石果　黄洁)

第四节 门诊患者心理干预技巧

一、门诊患者心理护理

1.心理护理概念及目标

心理护理是指护士在心理学相关知识的指导下、在建立良好人际关系的基础上,在护理实践中以一定的程序、应用心理学技术及方法,帮助患者改变不良心理状态、恢复和促进心理健康[1]的一种专业护理手段。这要求门诊护士必须具备相应的心理学理论知识,综合应用心理学技能,在护理实践中按照护理程序有计划地执行相关护理措施,以解决患者的心理问题[10]。门诊护理中提供心理护理可以营造良好的心理氛围,帮助护患之间建立相互信任与接纳的关系,使患者及家属在门诊环境有安全感、信任感,有利于门诊诊疗的顺利开展[1]。心理护理需要能够满足门诊患者的合理需求,早期识别及消除患者的负性情绪,提高患者的适应能力,调动患者战胜疾病的主观积极性。

2.门诊心理护理实施形式

(1)无意识心理护理:门诊护士的言谈举止及行为,均随时影响着患者的心理状态[3]。如护士的微笑、关怀的言语、安慰的动作,都可能向患者传递友善的信号,让患者感到轻松和愉快。无意识心理护理是门诊心理护理的基础,是开展有意识心理护理的强有力保证。

(2)有意识心理护理:护士有意识地应用心理学知识和技能,通过积极的暗示、明确的保证、客观合理的解释等设计化的行为、言语等,实施对患者的心理干预,达到心理支持、调适或心理健康教育的目标,这种护理方式叫作有意识心理护理[3]。这对门诊护士有更高的要求,要求护士具备心理护理相关理论知识和技能,有实施心理护理的主动意识和专业技能。

二、门诊患者心理干预技术

门诊患者心理干预是指在心理学相关理论指导下,有目的、按计划、分步骤地影响门诊患者心理活动及行为,以使其心理状态向预期理想目标发展变化[3]的一种系统性干预过程与方法。一般情况下,心理干预包括心理咨询、心理辅导、心理治疗、心理健康教育等,规模上分为个体与团体心理干预,对象上分为健康促进、预防性及治疗性干预,形式上分为体验式、参与式、影响性、非语言性干预[3]。门诊护士需要学习常见的心理干预方法,有效地开展门诊患者心理护理工作。

1. 心理健康教育

心理健康教育是指为门诊患者提供疾病健康知识,以改善门诊患者应对策略的心理干预技术[1]。对门诊患者实施心理健康教育,能帮助患者正确认识疾病、理解医护诊疗意见、促进患者康复。研究发现,对门诊患者实施基于LEARNS模式的健康教育,通过以患者为中心的宣教强化,可提升患者自我健康认知能力、建构健康知识及技能,提升患者自我护理行为。

实施心理健康教育应遵循科学且尊重理解患者的原则,达到预防和治疗患者心理行为问题的目标。对门诊评估中发现可能存在或已经存在心理行为问题的患者,要予以个性化辅导、重点干预。

心理健康教育形式需要结合门诊患者及环境的实际状况来进行合理选择。儿科门诊患者可以采取卡通漫画、动画视频、互动游戏、情景体验等形式;成人门诊患者以咨询和调适形式为宜,可以进行健康教育讲座、团体健康教育等。

2. 心理支持

心理支持(psychological support)也叫作支持性心理干预(supportive psychotherapy),是指在门诊护理过程中,提供患者支持,帮助患者分析面对的困境,激发患者自身潜能和优势,帮助患者积极应对心理困境,通过更有效的方式处理困难和挫折[3]的心理干预技术。心理支持需要护士与门诊患者建立良好的信任接纳关系,对于突发创伤事件患者、慢性疾病精神适应力减弱的患者需要门诊护士提供心理支持,帮助患者减轻痛苦、渡过难关。常用的心理支持方法有倾听、安慰与鼓励、解释与建议、说服、增强信心与希望、自我管理训练、善用资源、改善环境、鼓励功能性适应等。

3.放松疗法

放松疗法又称"放松训练"或"松弛训练",指门诊护士指导患者按一定的训练程序,有意识控制或调适身心活动,放松思想、情绪、肌肉等,降低机体唤醒水平,调整机体功能紊乱[11]。放松疗法通过身体主动放松肌肉和神经,从而调整焦虑紧张反应造成的生理、心理紊乱。深度放松时,人体大脑皮质唤醒水平降低,交感神经系统兴奋性降低,人体耗氧量减少,血红蛋白含量及携氧能力提升,血糖浓度降低,儿茶酚胺、去甲肾上腺素、胆固醇含量明显降低,放松疗法有利于清醒头脑、愉悦心情,有利于患者疾病的治疗及康复。常用的放松疗法包括:渐进性肌肉放松训练、呼吸放松训练、想象放松训练等。

三、门诊各类患者心理护理

1.内科门诊患者心理护理

门诊护士需要通过心理健康教育指导内科患者正确认识疾病,理解并接受内科疾病症状,适应门诊诊疗环境,调节负性情绪,提高门诊就医依从性[2]。

(1)认知干预:门诊护士需要利用认知干预技术,纠正患者错误的疾病认知,调整不良情绪及行为[3]。通过心理健康教育讲解疾病知识,识别不良情绪与错误的疾病认知之间的关系,提高自我效能,积极参与门诊诊疗。

(2)情绪疏导:门诊护士需要通过观察或量表测量法评估门诊内科患者情绪状态,与患者建立信任接纳的关系,鼓励患者倾诉,通过访谈探寻心理问题原因,指导患者运用注意力转移、积极暗示等方法疏导情绪。可利用放松疗法,帮助患者缓解焦虑紧张情绪。

2.外科门诊患者心理护理

外科门诊患者如需接受手术,多感无助和焦虑,门诊护士可提供手术相关信息,帮助患者做好心理准备。

(1)心理健康教育:门诊护士可提供手术科室、医生等相关信息,介绍入院程序及准备要求,提供简要手术介绍,通过提供给患者充足的信息,减轻患者的焦虑感,从而积极配合入院手术。

(2)放松疗法:可以通过渐进式肌肉松弛训练、腹式呼吸等帮助缓解焦虑恐惧情绪。

3. 产科门诊患者心理护理

产科门诊患者心理护理至关重要,妊娠期妇女在怀孕各个阶段经历的情绪和心理压力不同,应个性化采取心理护理措施,并积极争取家属的支持和配合。

(1)提供健康教育和信息支持:门诊护士需要向患者提供怀孕、分娩、产后护理等健康教育信息,指导患者做好自我健康管理,学习及选择适合自身条件的分娩类型,掌握育儿相关知识,帮助母亲角色的适应,及时发现、疏导不良情绪,减缓焦虑不安感。

(2)关怀和沟通:产科门诊患者接触过程中,要主动向患者表达关心和体贴,建立友好温暖的门诊环境,温和的态度和亲切的言语有助于缓解患者紧张和不安的情绪。应在沟通过程中给予患者充分的倾听时间,鼓励患者表达担忧、疑虑和问题,增强患者信任感。

(3)情绪支持和心理疏导:在诊疗护理过程中,鼓励患者主动分享自己的情绪,护士应适时给予支持和安慰。建议教会产科门诊患者简单有效的应对技巧,如呼吸练习、正念冥想、分散注意力、进行积极的心理暗示、进行渐进式肌肉放松训练、想象训练等,懂得向家人、亲友、医务人员宣泄倾诉,自我调整情绪。

(4)家庭社会支持:鼓励家属与患者多沟通,家人的参与会给患者更多的支持和帮助,孕产妇处于温暖的家庭氛围对患者心理健康有积极的影响。

4. 儿科门诊患者心理护理

儿科门诊患者心理护理,需要综合评估患者发育及家庭情况,选择符合患者心理特点的干预方式[9]。

(1)新生儿门诊心理护理措施:门诊护士需要掌握新生儿情绪表达方式,善于观察新生儿哭声传递的含义,分析原因,通过目光、语音语调、抚触等安抚新生儿情绪。门诊护士应注意评估新生儿父母心理反应,提供必要的信息支持与情绪疏解,缓解父母紧张焦虑情绪。

（2）婴幼儿门诊心理护理措施：门诊护士应关注婴幼儿患者情感需求，指导家属与婴幼儿患者的情感沟通，通过语言、动作交流等，增强亲子联结。在门诊诊室中提供图书、卡通视频、故事音频、游戏场所等，增加儿童环境适应能力和对医护人员的信任感。

（3）学龄期儿童门诊心理护理措施：学龄期儿童需要用简单、生动、易懂的语言讲解疾病知识，通过举例、互动、游戏等启发性教育，激发患儿好奇心，引导患儿配合门诊诊疗开展。注重操作前解释沟通，重视护理过程中患儿心理变化，做好父母支持配合工作，尊重理解患儿心理，给予情绪宣泄途径，鼓励患儿参与自我生活照顾，增强自主感。

（4）青少年门诊患者心理护理措施：评估患者青春期个性特点、家庭支持情况，个性化实施认知干预和心理疏导，帮助患者尽快调整心理状态，适应心理应激和医院环境。尊重患者隐私和自尊，实施心理健康教育，提高患者自我效能和自护能力。通过同伴支持、家庭支持等，促进青少年患者间互相了解，提高治疗依从性。

（石果　黄洁）

第五节 门诊护士心理健康与维护

一、门诊护士心理健康概述

门诊护士心理健康，是指门诊护士心理状态平稳正常、心理活动积极有效，适应自身内环境、外界自然及社会环境变化，认知情绪、行为意志协调统一，不断发展健全个人人格，保持高效愉悦满意的心理状态，充分发挥个人身心潜力，社会适应良好的平衡状态。

1.门诊护士核心职业心理素质

如何判断护士心理健康，目前尚未有统一标准。总结相关学者关于门诊护士心理健康的标准，核心要素主要有正常的智力水平和认知能力、良好情绪状态、健全意志品质、保持人格完善、和谐人际关系、主动适应环境[1]。

门诊护士在工作中展现出来的职业心理素质，是保证各项工作完成的基石和先决条件，主要包括以下几个方面：

（1）正常智力水平和认知能力。正常智力是人类心理健康的基本条件，门诊护士需要具备正常的观察力、记忆力、思维力、实践活动能力等。门诊护士需要保持专注力，同时有敏锐的观察能力，准确观察门诊患者病情变化，掌握患者需求及心理状态，训练优秀的记忆素质，防止护理差错发生。强调门诊护士在工作中，具备解决复杂问题的独立思维能力，针对遇到的各种情况快速做出判断，实施正确有效的护理措施。

（2）良好情绪状态。门诊护士需要具备控制、调节自我情绪的能力，能在工作中保持情绪稳定，善于自我调节，保持乐观、开朗、愉悦的身心状态。门诊繁忙的工作内容和紧张的工作环境，容易让护士出现紧张、烦躁、焦虑的不良情绪，但护理工作的特殊性，要求护士保持友善、热情的服务态度和稳定情绪，这对门诊护士的情绪管理和调节能力提出更高要求。

（3）健全意志品质。门诊护士需有计划开展各项工作，面对困难能认真思考，自控力强，自觉果断解决困难并实现目标。门诊护士遇到的护理对象病情复杂、性格各异，患者情绪、人格状态具有个体性且不稳定，某些患者可能有冲动和非理性行为，要求护士具有良好的自制力去容忍，克制自己的情绪及行为。

（4）保持人格完善。门诊护士需要在临床工作中不断完善自己的人格素质。慎独、谨慎、自制、稳定、积极、开朗等人格特征，更能帮助门诊护士客观、平静、理智地独立完成临床事务，切忌意气用事，对患者缺失同理心和耐心。

（5）和谐人际关系。门诊护士要求与患者和家属保持良好的沟通，协调医患、医护、护患及患者之间的交流与联系，护士始终处在门诊人际关系的中心，要求在工作中不断提高自己的人际沟通能力。

（6）主动适应环境。门诊护士需要不断提升自己的工作能力、心理素质，与外界环境的变化相适应、协调及统一。

2.门诊护士心理健康的意义

（1）门诊护士心理健康会影响护理工作的开展及其质量。护理工作要求护士保持积极的情绪状态、敏锐的事件处理能力、良好的自控调节能力。要求护士能在繁忙、充满压力的工作环境中及时调节疏导不良情绪，保证护理工作质量及患者安全。长期处在高压状态，不良情绪得不到疏解和排放，容易使护士出现注意力不集中、记忆减退等身心反应，影响护理工作的顺利开展。

（2）门诊护士心理健康会影响自身身体健康及社会功能。长期不良的心理状态非常容易引发躯体不适甚至疾病的发生。门诊护士如果长期处在高压、紧张焦虑抑郁状态下，会导致下丘脑-垂体-肾上腺轴激素分泌异常，损伤免疫应答及监视机制，容易使门诊护士机体免疫能力及抵抗力下降，导致疾病的发生，影响身体健康及社会功能。

（3）门诊护士心理健康会影响患者身心健康。门诊护士心理状态异常，会导致其对患者的病情观察、心理状态评估、行为理解出现异常，导致护患关系紧张。门诊护士良好的心理状态，对医院营造和谐人际关系、维护患者身心健康具有重要意义。

二、门诊护士常见心理问题及影响因素

门诊工作环境复杂,护士需处理协调多方关系,且不同护士的心理素质及调节能力存在差异,容易导致不同的心理问题,常表现在情绪、行为等方面的改变[10]。

(1)焦虑抑郁。门诊护士可能出现焦虑抑郁情绪,体现在工作及生活中烦躁、易激惹、对处理事件感到过分紧张,常感心慌胸闷、头痛不适等。严重者可能出现对日常事物丧失兴趣,导致食欲丧失、性欲减退、缺乏活力、寡言少语等抑郁状态。焦虑抑郁严重影响门诊护士工作效率,容易导致差错事故发生,影响诊疗安全。

(2)愤怒倦怠。在门诊繁重的工作压力、紧张的医护患沟通状态、患者及家属不认可不理解门诊工作、护士人格未受尊重等情况下,门诊护士可能出现愤怒等情绪状态,情绪失控,暴躁易激动。高强度门诊工作下,如果护士工作不被认可,未受到尊重及信任,还容易对门诊护理工作产生倦怠情绪,对工作感到厌恶和烦躁。

(3)恐惧强迫。门诊中可能出现的医患矛盾、社会报道的门诊暴力事件等均会增加门诊护士心理压力,使护士担心工作出错、担心患者及家属的不理解和质疑,导致对工作出现恐惧情绪。有的护士可能为了避免工作出错,频繁操作查对,强迫自己反复核查各个环节,出现强迫症状,无法安心正常工作。

(4)行为异常。长期应激状态刺激下,门诊护士可能出现行为异常。如工作失误增多、无故迟到早退、工作效率下降、工作差错增多,甚至个人生活习惯出现改变,出现吸烟酗酒等不良行为,与他人交往充满敌意且关系紧张,人际交往受阻等。

三、门诊护士心理健康维护策略

1.个人心理支持

(1)主动情绪管理。情绪管理主要指自我的情绪觉察、表达和调适。情绪管理需要护士在客观全面认识自我后,有意识培养觉察、表达、控制情绪的能力,学习情感宣泄、调整和消除负面情绪。门诊护士进行主动情绪管理,首先

需要具备感知、评价情绪的能力。面对门诊患者不合理要求、不尊重的言语举止时,能主动觉察到自己的情绪状态,如生气、排斥、委屈,从而客观有意识地处理及排解自己的负面情绪,维护心理健康。其次,门诊护士需学习如何表达情绪,将其在合适的时间、场合、方式进行表露,对于工作中遇到的挫折、不合理待遇等,做到客观冷静分析,不盲目抱怨愤怒,也不回避漠视,有方法有技巧地恰当表达情绪。最后,门诊护士需要有效地调整不良情绪,对工作场景遇到的愤怒情境,需要恰当有效地宣泄,如进行积极自我暗示、主动转移注意力、求助专业人员等等,避免在情绪宣泄中伤害自己、家人及同事[11]。总之,门诊护士需要学习觉察评价情绪、准确表达情绪、有效纾解情绪的情绪管理能力。

(2)科学生活习惯。科学规律的饮食、活动、睡眠习惯,对维持心理健康有积极作用。护士学习科学健康的饮食搭配,有助于调节身心,如补充益生菌可以帮助预防抑郁症,坚持地中海饮食有助于减缓衰老过程中认知能力的下降、预防神经退行性疾病等。坚持科学规律的运动能帮助去甲肾上腺素、多巴胺等神经递质释放,调节人体免疫系统,对高强度工作的门诊护士而言,运动可以释放压力,促进身心健康。良好充足的睡眠是保证精力充沛、高质量工作的前提。门诊护士是常见的睡眠障碍人群,睡眠障碍不仅影响护士身心健康,也影响门诊工作的开展和效率。护士要建立对睡眠的科学认知和良好的睡眠习惯,当出现睡眠问题时,及时寻求专业的睡眠调整和指导。

(3)积极认知评价。门诊护士面临紧张、高压的工作场景,科学积极的认知有助于调节护士情绪,缓解焦虑抑郁程度,维持心理应激在适当水平,有利于维护护士心理健康。护士应主动学习积极向上的思维模式,认知上正视工作压力和负性事件,增强工作认同感和获益感,从门诊工作带来的就医便利、丰富的就诊医疗资源、稳定的就业环境等方面认识到工作带来的获益,保持积极乐观的职业情感体验[12]。

(4)完善职业规划。制定职业规划、明确目标,可以提升护士工作积极性、加强自我认同感、保持良好的工作状态、促进身心发展[11]。门诊护士应结合自身情况、科室条件、医院现状,明确职业发展要求,制定职业目标和职业规划,不断提升自我,加强发展自我内驱力。同时,构建自我发展支持系统,积极主动利用社会支持资源,面对压力困境时,有意识寻求家人、同事、医院领导支持,充分利用社会支持系统帮助自身发展,维护身心健康。

2.系统心理支持

(1)完善门诊护士职业发展资源。《全国护理事业发展规划(2021—2025年)》指出,要在执业环境、薪酬待遇、培养培训、专业发展等方面为护士创造好的条件[13]。医疗机构、卫生部门、政府机构对护士的支持,对护士心理健康具有积极影响,应完善奖励机制,激发护士工作积极性,实现职业价值。在护士培养培训、专业发展方面,管理者应拓宽护士视野、丰富培训教育信息,重视护士专业技能提升,通过职业素养的提高降低护士职业压力。扩大护士优秀典型事迹的推广宣传,增强护士受尊重感、自我认同感,提升自我价值、调适自我情绪,促进心理健康。

(2)提供门诊护士心理支持干预。医疗机构应重视门诊护士心理调适和干预,设立独立区域、场地等,帮助护士在工作间隙放松身心[14-15]。对于护士存在的心理问题,应设置针对性的心理诊室,对护士进行心理辅导和支持,维护护士心理健康。应定期对护士进行心理健康状态筛查评估,建立护士心理档案,关注护士心理动态,及时交流情感,疏导护士情绪。

附录一

抑郁自评量表(SDS)

抑郁自评量表(self-rating depression scale,SDS)是由美国 William W. K. Zung 于1965年编制的,是目前应用最广泛的抑郁自评量表之一,能有效地反映抑郁状态的有关症状及其严重程度和变化情况。

一、指导语

本量表(表6-1)包含20个项目,采取4级评分,为保证调查结果的准确性,务必请您仔细阅读以下内容,然后根据您最近1周的实际情况选择适当的选项,每一条文字后面有4个选项,表示:A 从无或偶尔;B 有时;C 经常;D 总是如此。

二、题目

表6-1 抑郁自评量表(SDS)

题号	内容	从无或偶尔	有时	经常	总是如此
1	我感到情绪沮丧,郁闷。	A	B	C	D
*2	我感到早晨心情最好。	A	B	C	D
3	我要哭或想哭。	A	B	C	D
4	我夜间睡眠不好。	A	B	C	D
*5	我吃饭像平常一样多。	A	B	C	D
*6	我的性功能正常。	A	B	C	D
7	我感到体重减轻。	A	B	C	D
8	我为便秘烦恼。	A	B	C	D
9	我的心跳比平时快。	A	B	C	D
10	我无故感到疲乏。	A	B	C	D
*11	我的头脑像平常一样清醒。	A	B	C	D
*12	我做事情像平常一样不感到困难。	A	B	C	D
13	我坐卧难安,难以保持平静。	A	B	C	D

续表

题号	内容	从无或偶尔	有时	经常	总是如此
*14	我对未来感到有希望。	A	B	C	D
15	我比平时更容易激怒。	A	B	C	D
*16	我觉得决定什么事很容易。	A	B	C	D
*17	我感到自己是有用的和不可缺少的人。	A	B	C	D
*18	我的生活很有意思。	A	B	C	D
19	假若我死了,别人会过得更好。	A	B	C	D
*20	我仍旧喜欢自己平时喜欢的东西。	A	B	C	D

SDS按症状出现频度评定,分4个等级:从无或偶尔、有时、经常、总是如此。若为正向评分题,依次评分1、2、3、4。反向评分题(前文中有*号者),则评分4、3、2、1。总分在20~80分。总分乘1.25后取整数,即得标准分。低于50分者为正常;50~60分者为轻度焦虑;61~70分者为中度焦虑,70分以上者为重度焦虑。

三、结论及建议

①正常。您最近没有抑郁情绪,请继续保持。

②轻度抑郁状态。请进行自我调节,或寻求他人的支持、帮助。

③中度抑郁状态。请找心理专家咨询。

④重度抑郁状态。请尽快找心理专家咨询。

附录二

焦虑自评量表(SAS)

指导语:

请仔细阅读每一道题并根据自己最近一周内实际情况进行作答,在作答过程中不得漏题,在同一道题上不得斟酌太多时间,根据自己看完题后真实反应回答。

表6-2 焦虑自评量表(SAS)

内容	没有或很少时间	小部分时间	相当多时间	绝大部分或全部时间
1.我觉得平常容易紧张和着急。	1	2	3	4
2.我无缘无故地感到害怕。	1	2	3	4
3.我容易心里烦乱或觉得惊恐。	1	2	3	4
4.我觉得我可能将要发疯。	1	2	3	4
※5.我觉得一切都很好,也不会发生什么不幸。	1	2	3	4
6.我手脚发抖打颤。	1	2	3	4
7.我因为头痛、颈痛和背痛而苦恼。	1	2	3	4
8.我感觉容易衰弱和疲乏。	1	2	3	4
※9.我觉得心平气和,并且容易安静坐着。	1	2	3	4
10.我觉得心跳很快。	1	2	3	4
11.我因为一阵阵头晕而苦恼。	1	2	3	4
12.我有晕倒发作或觉得要晕倒似的。	1	2	3	4
※13.我呼气和吸气都感到很容易。	1	2	3	4
14.我手脚麻木和刺痛。	1	2	3	4
15.我因为胃痛和消化不良而苦恼。	1	2	3	4
16.我常常要小便。	1	2	3	4
※17.我的手常常是干燥温暖的。	1	2	3	4
18.我脸红发热。	1	2	3	4
※19.我容易入睡并且一夜睡得很好。	1	2	3	4
20.我做噩梦。	1	2	3	4

计分方法:加"※"的为反向计分题,将20题的总分乘1.25得标准分,取整数部分。

低于50分:正常。

50~60分:轻度焦虑情绪。

61~70分:中度焦虑情绪。

70分以上:重度焦虑情绪。

附录三

汉密尔顿抑郁量表(HAMD)

本章详细介绍的汉密尔顿抑郁量表是包括24个项目的版本(见表6-3)。通常由2名评定者分别独立评分。

五级评分项目分值:(0)为无、(1)轻度、(2)中度、(3)重度、(4)很重。三级评分项目分值:(0)为无、(1)轻度~中度、(2)重度。

表6-3 汉密尔顿抑郁量表(HAMD)

1.抑郁情绪
- 只在问到时才诉述; 1
- 在言语中自发地表达; 2
- 不用言语也可从表情、姿势、声音或欲哭中流露出这种情绪; 3
- 患者的自发语言和非自发语言(表情、动作),几乎完全表现为这种情绪。 4

2.有罪感
- 责备自己,感到自己已连累他人; 1
- 认为自己犯了罪,或反复思考以往的过失和错误; 2
- 认为目前的疾病,是对自己错误的惩罚,或有罪恶妄想; 3
- 罪恶妄想伴有指责或威胁性幻觉。 4

3.自杀
- 觉得活着没有意义; 1
- 希望自己已经死去,或常想到与死有关的事; 2
- 消极观念(自杀念头); 3
- 有严重自杀行为。 4

4.入睡困难
- 主诉有时有入睡困难,即上床后半小时仍不能入睡; 1
- 主诉每晚均有入睡困难。 2

5.睡眠不深
- 睡眠浅多噩梦; 1

·半夜(晚上12点以前)曾醒来(不包括上厕所)。 2

6.早醒

·有早醒,比平时早醒1小时,但能重新入睡; 1

·早醒后无法重新入睡。 2

7.工作和兴趣

·提问时才诉述; 1

·自发地直接或间接表达对活动、工作或学习失去兴趣,如感到没精打采,犹豫不决,不能坚持或需强迫自己去工作或活动; 2

·病室劳动或娱乐不满3小时; 3

·因目前的疾病而停止工作,住院患者不参加任何活动或者没有他人帮助便不能完成病室日常事务。 4

8.迟缓:指思维和语言缓慢,注意力难以集中,主动性减退

·精神检查中发现轻度迟缓; 1

·精神检查中发现明显迟缓; 2

·精神检查进行困难; 3

·完全不能回答问题(木僵)。 4

9.激越

·检查时表现得有些心神不定; 1

·明显的心神不定或小动作多; 2

·不能静坐,检查中曾站立; 3

·搓手,咬手指,扯头发,咬嘴唇。 4

10.精神性焦虑

·问到时才诉述; 1

·自发地表达; 2

·表情和言谈流露明显忧虑; 3

·明显惊恐。 4

11.躯体性焦虑:指焦虑的生理症状,包括口干、腹胀、腹泻、打呃、腹绞痛、心悸、头痛、过度换气和叹息以及尿频和出汗等

·轻度; 1

·中度,有肯定的上述症状; 2

- 重度,上述症状严重,影响生活或需要处理; 3
- 严重影响生活和活动。 4

12. 胃肠道症状
- 食欲减退,但不需他人鼓励便自行进食; 1
- 进食需他人催促或请求或需要应用泻药或助消化药。 2

13. 全身症状
- 四肢、背部或颈部沉重感,背痛、头痛、肌肉疼痛,全身乏力或疲倦; 1
- 上述症状明显。 2

14. 性症状:指性欲减退、月经紊乱等
- 轻度; 1
- 重度; 2
- 不能肯定,或该项对被评者不适合(不计入总分)。

15. 疑病
- 对身体过分关注; 1
- 反复考虑健康问题; 2
- 有疑病妄想; 3
- 伴幻觉的疑病妄想。 4

16. 体重减轻
- 一周内体重减轻1斤以上; 1
- 一周内体重减轻2斤以上。 2

17. 自知力
- 知道自己有病,表现为忧郁; 0
- 知道自己有病,但归咎伙食太差、环境问题、工作过忙、病毒感染或需要休息等; 1
- 完全否认有病。 2

18. 日夜变化(如果症状在早晨或傍晚加重,先指出哪一种,然后按其变化程度评分)
- 轻度变化; 1
- 重度变化。 2

19. 人格解体或现实解体:指非真实感或虚无妄想

·问及时才诉述；	1
·自发诉述；	2
·有虚无妄想；	3
·伴幻觉的虚无妄想。	4

20. 偏执症状

·有猜疑；	1
·有关系观念；	2
·有关系妄想或被害妄想；	3
·伴有幻觉的关系妄想或被害妄想。	4

21. 强迫症状：指强迫思维和强迫行为

·问及时才诉述；	1
·自发诉述。	2

22. 能力减退感

·仅于提问时方引出主观体验；	1
·患者主动表示有能力减退感；	2
·需鼓励、指导和安慰才能完成病室日常事务或个人卫生；	3
·穿衣、梳洗、进食、铺床或个人卫生均需他人协助。	4

23. 绝望感

·有时怀疑"情况是否会好转"，但解释后能接受；	1
·持续感到"没有希望"，但解释后能接受；	2
·对未来感到灰心、悲观和绝望，解释后不能排除；	3
·自动反复诉述"我的病不会好了"或诸如此类的情况。	4

24. 自卑感

·仅在询问时诉述有自卑感（我不如他人）；	1
·自动诉述有自卑感（我不如他人）；	2
·患者主动诉述"我一无是处"或"低人一等"，与评2分者只是程度的差别；	3
·自卑感达妄想的程度，例如"我是废物"类似情况。	4

结果分析：

总分＜8分：正常；

总分在8~20分：可能有抑郁症；

总分在20~35分:肯定有抑郁症;

总分＞35分:严重抑郁症。

（石果　黄洁）

参考文献

[1]杨艳杰,曹枫林.护理心理学[M].5版.北京:人民卫生出版社,2022.

[2]李红玉,王凤琴.护理心理学[M].2版.南京:江苏凤凰科学技术出版社,2019.

[3]丁淑贞,吴冰.实用临床心理护理指导手册[M].北京:中国协和医科大学出版社,2018.

[4]姚树桥,杨艳杰.医学心理学[M].7版.北京:人民卫生出版社,2018.

[5]戴晓阳,王孟成,刘拓.常用心理评估量表手册[M].3版.北京:北京科学技术出版社,2023.

[6]邓小梅,张静平,黄海珊.心理测验在心理护理评估中的应用现状[J].中华护理杂志,2006(3):259-261.

[7]刘晓虹.护理领域的临床心理评估[J].解放军护理杂志,2004(11):1-2.

[8]王玉秀.心理护士岗位的设立及实践[J].中华护理杂志,2019(1):88-90.

[9]李杏,刘燕芬,覃香芬.儿科门诊分诊工作中的护患沟通技巧[J].广西医科大学学报,2004(S1):273-274.

[10]郑英花,张策,沙丽艳,等.护士职业生涯不同阶段的心理健康状况与职业心理需求[J].解放军护理杂志,2018(6):31-35.

[11]GHAWADRA S F, ABDULLAH K L, CHOO W Y, et al. Mindfulness-based stress reduction for psychological distress among nurses: A systematic review [J]. Journal of Clinical Nursing, 2019, 28(21-22): 3747-3758.

[12]郑硕,吴雅萱,王鑫媛,等.国外护士道德韧性的研究进展及启示[J].医学与哲学,2022(8):51-54.

[13]国家卫生健康委员会.全国护理事业发展规划(2021—2025年)[J].中国护理管理,2022,22(6):801-804.

[14]蒙玉玲.急诊患者的特点及护理对策[J].现代预防医学,2008(9):1798,1801.

[15]张静.门诊患者的心理分析及心理护理[J].重庆医学,2010,39(10):1321,1325.

门诊护理专科护士培训指南

第七章

护理礼仪与人际沟通

第一节 护患关系

人际关系是人们在社会交往过程中形成的各种关系,是人类社会生存和发展的基础需要。护理人际关系是门诊护士在护理工作中与接触的所有人员之间产生的关系,包括医护关系、护患关系等。其中,良好的护患关系能提高护理质量,促进患者的身心健康。

一、护患关系的概述

1.护患关系的定义

护患关系(nurse patient relationship)是指在医疗护理服务活动中,护士与服务对象之间形成的特殊人际关系[1]。护患关系不仅涉及门诊护士与单个患者之间的关系,也包括门诊护士与患者群体之间的关系。

2.护患关系的基本模式

根据护患双方在医疗护理活动过程中的主动性、感受以及发挥的作用不同,护患关系有以下3种模式。

(1)主动-被动型模式(active-passivity model):这种模式把患者看成单纯的生物学的人,在治疗护理过程中,只考虑药物作用和手术治疗效果,只考虑护士该为患者提供哪些治疗措施,不考虑患者的心理需要及其家属支持的重要性。这是一种单向性的护患模式,模式原型为"父母-婴儿"型。护士完全处于主动地位,患者被动地接受护理服务。其特征是"门诊护士为患者做什么"。

(2)指导-合作型模式(guidance-cooperation model):以生物心理和社会医学模式以及疾病的护理为中心的护患关系。这种模式把患者看作有思想意识和情感的人,以患者主动配合和执行门诊护士的要求为前提,患者有一定的主动性,希望得到门诊护士的指导,积极发挥自己的主观能动性。模式原型为"父母-儿童"型,其特征是"门诊护士教会患者做什么",这种关系不能对等。

(3)共同参与型模式(mutual participation model):是一种以生物医学、社会、心理和人的健康为中心的护患关系模式。护患双方共同决策和实施护理措施,患者积极主动配合护士,门诊护士尊重患者权利,相互协商。模式原型为"成人-成人"型,其特征是"门诊护士帮助患者自我照护"。

3.影响门诊护患关系的因素

门诊护士在为患者服务过程中,双方自身和外部环境都存在着可能引起冲突的因素,如果不及时有效解除这些因素,可能会导致护患冲突。

(1)护患双方的因素

1)角色模糊:门诊护士和患者对各自的角色期望和定位功能不明确,造成双方不能完全理解对方的权利和义务,双方会产生不满。门诊护士既要考虑患者本身的疾病需要,还要了解患者的身心以及社会需要,如果门诊护士的专业知识储备不够,护理技术水平低下,护理质量不高,那么会使患者不满意从而产生护患冲突。

2)责任不明:在门诊护理活动中,护患双方应怎样参与、护士怎样配合患者的检查治疗等问题不清楚,责任不明确。主要表现在:一方面,患者的健康问题谁负责?另一方面,患者的健康状况谁负责?患者不配合治疗和护理,不愿意为改变自己的健康状况承担相应的责任,疾病康复效果不好就责怪医务人员,这样容易导致护患冲突。

3)权益影响:门诊护士和患者都有相应的权益。部分患者在疾病状态下,失去部分或全部自我照顾能力,对自己的合法权益难以正常维持,只能依赖医护人员来维护,如果医护人员忽视了患者的正当权益和感受,就会引起护患冲突。

4)理解分歧:护患双方在沟通过程中,由于文化程度、职业、社会阅历等的不同,导致双方对信息的理解不一致,难以进行有效沟通。部分门诊护士的沟通技能欠缺,不注意说话的语气和方式,用词不当,或者忙于完成日常事务性的护理工作,没有耐心倾听患者的需求,或语言过于简单等,都会影响护患关系。

(2)医院因素:医院的管理制度、工作环境和工作强度等因素也会影响护患关系,在医疗服务过程中,医院的规章制度难免与部分患者的个人需求和习惯冲突。门诊护士第一时间与患者接触,容易成为患者对医院不满的焦点;医院部分软硬件不足、布局的合理性欠缺、标识不明确、患者诊疗排队等候过久等都会导致患者的不满从而引发护患冲突。

(3)社会因素:我国医疗卫生体制在不断改革和发展,但仍然不能满足人们日益增长的健康需要,体现在医疗资源不足、卫生资源分配不均、社会医疗保险配套不到位、滞后的相关医疗法律法规、人口老龄化加速、慢性病患病率不断增长、自媒体快速发展对医疗卫生行业的影响和冲击等方面,这些都会对护患关系产生很大的影响。

4. 促进门诊护患关系的措施

(1)提升职业素养,建立互信关系:门诊护士要不断学习,注重患者的需求和感受,以患者为中心,提供温馨、耐心和细致的服务,以扎实的专业知识和熟练的操作技能,以及高尚的职业道德修养为患者服务,才能满足患者日益增长的健康需求,消除患者的顾虑,取得患者的信任和配合,有效避免护理工作中的护患冲突和矛盾。

(2)定位角色功能,履行岗位职责:护患关系角色定位中,门诊护士是照顾者、教育者、咨询者、协调者和研究者。门诊护士是护患关系的主体,负责向患者提供诊断、治疗、护理和咨询等服务,帮助患者解决各种身心方面的问题。患者是被照顾者、学习者、监督者和合作者的角色。患者是护患关系的客体,要正确认识和了解自身的身体状况和病情,接受护士的护理服务,并对护士的服务质量进行评估和反馈。

(3)维护合法权益,改善就医体验:患者在诊疗的过程中,享有对自己疾病的诊断、治疗和护理措施的知情权和参与权,接受优质的护理服务是每位患者应有的合法权益。医护人员应维护患者的合法权益,同时医院要优化门诊的服务流程,改善门诊的就诊环境,路牌标识清晰,配备足够的医务人员和检查设备,缩短患者等候时间,有助于优化患者的就医感受。

(4)加强护患沟通,避免理解分歧:门诊护士要灵活运用移情、倾听和证实等沟通技巧与患者进行有效沟通,将沟通目的和内容准确无误传递给患者,必要时请患者或者家属重复护士讲解的内容,确保患者知晓药物的使用方法和注意事项、如何配合检查、复诊的时间等信息。良好的护患沟通,有助于促进护患关系的发展。

（5）定期开展满意度调查：医院定期开展门诊患者满意度调查，了解患者对护理服务的评价和需求，针对存在的问题及时改进，不断提高护理服务质量。

二、人际沟通

人际沟通是建立人际关系的基础和手段，在社会生活中，人们通过沟通传递信息、表达情感、交换意见，建立各种不同的人际关系。门诊护士在为患者提供护理服务的过程中，需要与患者及其他有关人员有效沟通，建立各种不同的工作关系，从而获得患者准确全面的疾病相关信息，解决患者的健康问题。

1. 人际沟通的概念

人际沟通（interpersonal communication）是指人与人之间通过各种方式和渠道交换信息、分享经验、交流情感，以达到相互了解、增进友谊、促进合作等目的的过程。人际沟通的方式包括语言、文字、符号、表情、姿态等，这些方式可以是有声的或无声的，直接的或间接的，面对面的或远距离的。

2. 人际沟通的方式

（1）语言沟通：语言沟通是以文字为媒介进行的沟通，它是一种有效的、被广泛使用的沟通方式，包括口头语言沟通和书面语言沟通。

1）口头语言沟通：是人们用声音和听觉进行思想、感情和心理的交流，又称交谈。口头语言沟通的好处是信息传播速度快、范围广、效果好，但沟通效果和过程受时空条件的影响，信息不易被保留。口头语言沟通适用于门诊护士与患者的简单信息沟通以及病史采集等。

2）书面语言沟通：是借助文字、符号、图形等方式进行的人际沟通，如邮件、短信、社交媒体等。书面沟通是一种较为正式的沟通方式，不受时空限制，信息容易被长期储存。

（2）非语言沟通：是人们借助非语言符号如服饰、面部表情、动作等进行的沟通，是超越文字之外的信息沟通。人们在人际沟通中，通常同时使用语言沟通和非语言沟通，以达到最佳的沟通效果。

3.人际沟通的方法和技巧

人际沟通的方法和技巧对于建立良好的人际关系至关重要。以下是一些常用的方法和技巧。

(1)倾听技巧：门诊护士要以积极倾听的方式注意患者，不打断，不立刻提供自己的见解，通过点头、眼神接触等非言语方式表示自己在听。为了确保正确理解患者的意图，可以用重述或总结患者的观点进行反馈式倾听。同时，关注患者的情感表达，做出适当的情感反应，如表达同情或理解。

(2)表达技巧：门诊护士要用简单、直接的语言表达自己的想法，避免使用复杂的词汇或句子结构。使用"我觉得""我认为"等表达方式，以减少患者的防御心理。利用面部表情、身体语言和语调来强化或修饰口头信息。

(3)提问技巧：根据沟通目的，使用不同的提问方法。1)用开放式问题鼓励患者提供详细的信息和观点，如"你觉得怎么样？""你有什么想法？"。2)封闭式问题可以获取患者具体信息或确认事实，回答通常是"是"或"不是"，如"你吃过午饭了吗？"。3)在沟通中为了进一步深入了解对方的观点、感受或需求，提出探询式问题。这类问题通常在患者回答后进一步提问，来获取更多的细节或深层次的信息。如"你能再详细说说当时的感受吗？"。

(4)反馈技巧：1)肯定性反馈。正面评价患者的观点或行为，以增强其自信心和积极性。2)建设性反馈。在指出患者需要改进的地方时，提供具体的建议或解决方案。3)负面反馈。必要时以不伤害患者自尊的方式，诚实地表达不同意见或指出问题。

(5)尊重与同理心：接受并尊重患者的文化、价值观和个人经历与自己不同，并设身处地考虑和理解患者的感受，表达关心和同情。

(6)解决冲突的技巧：使用"我"语言来表达不满，避免指责患者。找出双方都能接受的解决方案。必要时做出妥协，或通过谈判达成双方都能接受的协议。

三、门诊护患沟通

门诊护士在与患者的接触中，不可避免地与患者进行交流，以了解患者的思想动态和健康问题。门诊护患的有效沟通，可以建立良好的护患关系，提高患者满意度,促进治疗效果,提升护理服务质量,防范护患纠纷。

1. 影响门诊护患沟通的因素

(1) 环境因素

1) 噪声:是指门诊护患之间沟通环境中存在的对沟通产生干扰的声音。门诊环境中的电话铃声、嘈杂的人群声、转运病人的推床声和轮椅声以及门窗开关的撞击声等,都会影响护患之间的沟通,甚至造成沟通信息的失真,引发患者的烦躁情绪。因此,门诊护士要营造安静的环境,与患者进行有效沟通。

2) 距离:门诊护患之间的沟通距离会影响彼此间的参与度和沟通气氛,合理的距离容易形成融洽沟通的氛围。因此,护士与患者沟通时要保持适当的距离,既让患者感到亲切,又避免对其产生心理压力。

3) 隐蔽性:门诊环境的私密性和隐蔽性会对护患沟通产生影响。当沟通内容涉及患者的个人隐私时,门诊护士应避免其他人打搅,压低说话声音,解除患者顾虑,以达到有效沟通的目的。

(2) 个人因素

1) 心理因素:门诊护患双方的认知、个性、情绪和态度等因素会影响沟通,甚至会产生沟通障碍。

①情绪:门诊护患之间的喜、怒、哀、乐、悲、恐、惊等情绪会对沟通产生不同的影响。门诊护士要用积极的正面情绪感染患者,增强其抗病信心和能力,当患者出现不良的情绪时,及时给予正确引导,消除患者的思想负担。

②个性:又称人格或性格,是个体独有的、与众不同的特质和特征的总体。通常性格豪爽、开朗、热情、善解人意的人容易沟通,性格孤僻、顽固、狭隘、冷漠的人很难沟通,门诊护士要根据患者的性格特点,选择合适的沟通方式,纠正患者不利于沟通的个性心理,达到沟通目的。

③认知:门诊护患双方的社会经历、文化程度、宗教信仰和生活环境等因素会影响双方之间的沟通。门诊护士应充分考虑患者的医学认知水平,尽量使用患者能接受的方式和贴近生活的易于理解的术语与患者沟通。

④态度:指个体对特定对象(人、观念、情感等)所持有的认知和行为倾向。门诊护患双方都应保持积极友善的态度开始沟通。

2) 生理因素:影响门诊护患沟通的生理因素有永久性的生理缺陷和暂时

性的生理不适。永久性的生理缺陷包括聋哑、痴呆、盲人等,暂时性的生理不适有饥饿、疼痛、疲劳、寒冷等,门诊护士要评估患者生理因素带来的影响,采用合适的沟通方式。

3)社会文化因素:价值观会影响门诊护患之间的沟通。社会文化习俗相近的人在一起容易建立彼此信任的关系,门诊护士应充分理解和尊重患者的社会文化和民族习俗。

4)语言因素:人际沟通中,同一种事物和同一个意思可以用不同的方式表达,同一种表达方式在不同语境中又可以有不同的意思。门诊护士在与患者沟通时,要重视自己的语言技巧,减轻患者的病痛,促进患者康复。

2.门诊护士的非语言沟通形式

(1)身势语:又称为身体语言,是指门诊护患之间通过动作、姿势、眼神、表情等传递信息的非语言方式,通常有以下几种。

1)身体动作:门诊护患之间通常以肢体语言和动作传递信息和情感。当患者不停地揉搓双手时,表示很紧张;当患者不停地拍头时,表示很自责;当患者家属要进入检查室时,门诊护士双臂外展表示阻挡,不允许家属进入;点头表示认同或鼓励,摇头或摆手表示否定或劝阻。

2)身体姿势:护患之间用身体或肢体的姿势来表达情感和传递信息的形式,如门诊护士在倾听患者的诉说时,身体微微向前倾斜,表示对患者的尊重。

3)手势语:手势语包括招手、摇手、握手等动作,手势语是人类最初的语言和最早的一种沟通方式。手势的种类包括情绪性手势、表意性手势、象形手势、象征性手势等,如患者高兴时的拍手称快、聋哑患者的哑语等。

4)表情:人们的喜、怒、哀、乐都可以通过面部表情直观地表达出来,门诊护士通过观察患者的表情,可以初步判断患者的疾病感受。在与患者沟通过程中,护士要特别注意微笑和目光表情。门诊护士的微笑要真诚、自然、适度和适宜。但疾病发作期,患者的身心遭受病痛的折磨时,护士不能一笑了之。门诊护士与患者目光交流时,要平视患者,将目光停留在患者两眼到唇心这个倒三角形区域,注视患者的时间不少于全部谈话时间的30%,但也不能超过谈话时间的60%[2]。

(2)界域语:界域语又称人际空间,美国人类学家E.T.霍尔指出人们沟通过程中要注意人际间的空间和距离,个人空间和人际距离与沟通效果有紧密的联系。

1)个人空间:每个人的个人空间都是私密的,不允许被他人破坏,患者到门诊就医,接受相应的治疗和检查,突破了自己的个人空间,易产生焦虑情绪,护士要采取适当的措施缓解或解除患者的焦虑,如使用屏风遮挡患者;男医生检查时,有女助手在旁协助。

2)人际距离:人际距离是沟通双方相互的距离。霍尔将人际距离划分为4类。①亲密距离:约0.5米以内,可以感受到彼此的呼吸、气味,甚至体温,只有在夫妻、亲密的人之间才发生,门诊护士因工作需要这种距离时,需事先向患者解释,取得同意后方可进行。②个人距离(朋友距离):0.5~1.2米,熟人、朋友、护患之间常采用这种距离。③社交距离:1.2~3.5米,这种距离之间的交流,表明双方的关系是公开性的。对于异性或敏感的门诊患者,护士采用这种距离,可以减轻对方的紧张情绪。④公众距离:3.5米以上,这种距离适合开大会与演讲等公众场合。

(3)体触语:常见的体触语有握手、拥抱、搀扶、抚摸、依偎等,体触语受到文化、家庭、年龄、性别等的影响,在门诊护患沟通中要审慎使用。

3.门诊护士的语言沟通技巧

交谈是门诊护士最常用的语言沟通方式。通过交谈,护士可以核对患者信息、收集资料、征求患者意见、进行健康宣教、实施心理护理等,谈话分为以下几个阶段:

(1)谈话准备阶段

1)准备:谈话前的准备包括护士的准备、患者的准备和环境的准备。

①护士的准备:门诊护士在对患者进行评估性交谈或者治疗性交谈前,要了解患者的相关情况,选择合适的时间,明确交谈目的。

②患者的准备:患者要评估自身身体情况能否接受交谈,意识是否清醒,是否需要上厕所,选择能接受的体位。

③环境的准备:要保持环境的安静,减少分散患者注意力的环境因素,必要时为患者关上门,避免无关人员旁听,保护患者谈话的私密性,同时护士尽量避免在谈话期间进行治疗或护理活动。

2)称谓:门诊护士要根据患者的具体情况,礼貌地称呼患者,让患者心情愉快,为接下来的沟通做好铺垫。

3)开场:开场关系到患者对门诊护士的第一印象,决定患者是否有愿意与护士沟通的愿望。良好的开场可以拉近护患之间的关系、缓和拘谨的气氛。门诊护士常用以下开场方式。①问候式:如"您好!请问您有什么需要?";②关心式:如"今天气温降低了,您要多穿一点衣服";③夸赞式:如"您理解力真好,我刚才讲的检查注意事项您全知晓了";④言他式:如"您的丈夫陪您一起来就诊,他对您真好"。通过这些开场白,门诊护士可以缓解患者的紧张和恐惧情绪,将谈话引入主题。

(2)谈话深入阶段

在此阶段中,门诊护士要以患者的健康需求为中心,围绕患者的疾病情况,运用特定的沟通技巧谈话,建立良好的护患关系。常用的技巧包括以下6个方面[2]。

1)提问:有效的提问是收集和核实患者信息的重要手段,能引导话题围绕主题进行,分为开放式提问和封闭式提问。开放式提问的答案没有限制范围,患者可根据自己的想法和感受自由回答,如"您对胃肠镜检查有什么想法?",患者有更多的自主权表达真实情感,医护人员可以获取患者更多的信息,但需要长时间的交流。封闭式谈话又称限制性谈话,患者的答案被限制在特定范围之内,如"您咳嗽吗?""您发烧吗?",患者只需回答"是"或"否""有"或"无",患者能给出明确答案,医护人员在短时间内能获取所需要的信息,但患者不能充分表达自己的想法和情感,医护人员也不易获得除提问之外的其他信息。

门诊护士提问时要围绕交谈的主题有条理地展开提问,注意避免连续发问,应给患者时间考虑,同时给予患者关心和温暖。

2)倾听:门诊护士全神贯注地接收和感受患者谈话中发出的全部信息,包括患者讲话的声音、内容,以及姿势、表情等非语言信息,并全面理解这些信息,护士要掌握一些特殊的沟通技巧,知道听什么、怎么听。

①完整倾听:在倾听患者的语言时,门诊护士还要重视患者声音的音量、音调、音质、语速、节奏等,以及无固定语义的发声,如"哎、啊、嗯"等,以获取更多的信息。

②专注倾听:要做到有效倾听,门诊护士要面向患者,与患者保持一定的

距离,全神贯注,实时给予反馈,不随意打断患者的说话,不急于做出判断等。

③准确倾听:在倾听患者谈话时,门诊护士需要核实自己听到的信息以及对信息的理解是否正确,核实包括重述、改述、澄清和归纳总结4种方式。重述:门诊护士对听到的信息进行重复,不做任何判断。通过重述,可以使患者感到自己的诉说已被护士接纳,从而增强患者诉说的信心。改述:门诊护士用不同的说法重述患者说的话,但保留了原句的意思不变,如"您是说想要张医生为您检查,是吗?"。澄清:针对患者提出的模棱两可或含糊不清的提问,门诊护士可以用澄清的方式获得更明确和更具体的信息,如"请您将刚才说的事情,再说具体一点"。归纳总结:门诊护士用简单和概括的话语核实患者所表达的内容,以促使进一步深入谈话。如患者说:"我上次在门诊抽了一次血,当时我吓得不敢睁眼,现在面对抽血,我已经感觉没那么紧张了。"护士总结说:"您现在不害怕抽血了,对吗?"

3)阐释:门诊护士将患者的诊断、治疗、各种注意事项、疾病的严重程度等,用患者能接受的语言和非语言方式告诉患者并进行适当解释,这就是阐释,阐释有助于患者了解健康问题相关信息,认识问题,从而消除患者的焦虑和恐惧。

4)安慰:患者就诊时,往往经历了疾病的折磨、感觉无助和焦虑,甚至悲观失望等,希望得到护士的安慰。"有时去治愈,经常去帮助,总是去安慰",安慰患者是门诊护士的重要工作内容之一,常用的方式有以下几种。

①礼节性安慰:这是一种不带明确目的的安慰,如在面对患者咨询时,导医台的门诊护士说:"您好,我是这里的护士XXX,你需要什么帮助吗?我会尽力帮助你。"

②实质性安慰:这种安慰具有实际的指向性和目的性。通常采用以下方法安慰患者:激励法,在安慰患者时,激发患者抗病的信心,鼓励患者相信医生、相信自己的能力和意志,指出有利于疾病康复的优势,鼓励患者相信医生给出的治疗方案,并告知使用这种治疗方案对很多患者都有效果,使患者看到康复希望;对比法,已经得到有效控制,使患者树立战胜疾病的决心和信心;正向专业指导法,某些患者的疾病经过治疗后好转,之后又反复发作,甚至加重,患者会产生紧张和恐惧的心理。对此类患者,门诊护士需要运用专业知识对患者进行安慰,解除患者疑惑;转移法,门诊护士可以使用转移法去转移那些

只注意自己疾病而引起负面情绪的患者,分散他们的注意力,如说一些他们感兴趣的话题和事情,或者引导他们看一些感兴趣的书,以此转移他们的注意力。

5)应答:应答就是门诊护士回答患者的提问或疑问。面对患者的各种提问,门诊护士要根据患者提问的不同种类,采用相应的应答技巧,给予合适的解答。

①健康知识类问题:患者提出的关于运动、饮食、服药、康复等方面的提问,如"我月经期间能喝冷饮吗?",对于此类问题,门诊护士可直接回答,并给予通俗易懂的语言进行阐释,同时要注意语言的科学性。

②诊疗预后类问题:此类患者关于疾病的诊断、病情、治疗、预后等方面的问题。"护士,我的肠道息肉如果不切除,会不会癌变?""我的智齿发炎了,能在门诊拔出吗?"对于此类问题,要模糊应答:"肠道息肉最好切除,能不能癌变要根据每个人的体质和遗传基因等多种因素决定。""智齿发炎期间,首先是控制炎症,待炎症得到控制后,医生根据您的具体情况进行综合评估后才能确定您是否可以在门诊拔除智齿。"并且,门诊护士在回答此类问题时,要和医生保持一致,留有余地,不能立刻就给患者肯定性的答案,以免引发纠纷[3]。

③不会回答类问题:对于患者提出的问题,门诊护士不能回答时,可采用两种方式应对,一是延答法,真诚地告诉患者,如"对不起,这个问题我不清楚,我马上请教专家或者查询资料后回复您,但这需要一定的时间,请把您的联系方式留下,我会在第一时间回复您"。二是指引法,指导患者另找某人或某处问,如"抱歉,我不清楚您要找的医生是哪个科室的,您可以到导医台咨询"。只要护士真诚地回答,患者一般都会理解。

6)沉默:沉默是交谈中的一种特殊的语言沟通方式。门诊护患之间沉默时要选择恰当的时机,不能长时间保持沉默,门诊护士应在合适的时间打破沉默。

(3)谈话结束阶段

1)结束语:当护患双方沟通的预期目的达到时,为了以后更好地护理合作,门诊护士需要用不同的语言结束交谈。①总结式:护士在结束交谈前,要总结谈话的内容,必要时约定下次交谈的时间以及内容,可以再次核对交谈的某些重要信息。②道谢式:对患者的配合和支持给予感谢,如"谢谢您的配合!",这样的结束语会给患者留下良好的印象。③关照式:交谈结束时,护士对患者特别需要注意的问题进行关照,体现了护士的职业道德情操。④征询式:在交谈完毕时,门诊护士再次征求患者的意见,这种结束语会让患者感受到护士的谦虚和仔细周到的服务。⑤道歉式:护士因工作原因不得不提前结束谈话时,用道歉式结束语,如"实在对不起,我现在必须去……"。

2)注意事项:避免在患者谈话兴趣正浓时突然结束谈话;不要勉强拖长话题;注意患者结束语时的暗示;微笑结束谈话。

四、手语基础培训

1. 手语定义

手语是一种通过手势、动作和面部表情来传达信息和交流思想的语言形式,是聋哑人群的主要交流方式[4]。手语具有形象、直观、生动的特点,能够迅速传达信息,表达情感和态度,同时手语也具有地域性和文化性差异。

2. 手语的类型

(1)象形式手势:用手的动作直接模拟事物形状(部分或全部动态或静态),体现出事物某些特征来表示某种含义。

(2)仿字式手势:用两手手指模拟汉字的整体或部分字形,也可运用"书空"来表示意思。

(3)表音式手势:以某一具体事物表示与它相似的语音,或表示该词语的语素、音节以至全部词语。

(4)会意式手势:用两个或几个手势一起表达一个意思,使人能直接理解手势的结合与整体意义。

(5)指示式手势:用手势来指出人、事、物及其数量等。

(6)综合式手势:综合运用象形式手势、仿字式手势、表音式手势、会意式手势、指示式手势等来表达一个意思。

3. 手语使用注意事项

(1)手势的规范性:手语中许多词汇的手势非常相似,打手势时,要注意手形准确,运动到位,手势之间的过渡要准确规范,避免模糊或不准确的手势,以免导致误解或沟通困难。

(2)手势的速度:手势的速度应与交际内容相匹配,一般来说,手势的速度应适中,以便对方能够清楚地看到并理解。同时,根据交际内容的需要,可以有节奏地变化手势的速度,例如在讲述故事时,可以通过改变速度来增强节奏感和生动性。

(3)身体语言和面部表情:手语是一种视觉语言,除了手的动作之外,面部表情和身体姿态也是传达信息的重要部分。在使用手语时应合理利用非语言的身体特征来辅助表达,注意保持自然和真诚的表情,避免做出不适当或冒犯性的动作。

(4)文化差异和语境:不同的文化和语境可能有不同的手语表达方式和含义,因此在与聋哑患者交流时,应保持礼貌,了解和尊重他们的交流方式和习惯,避免产生误解或冒犯。

(唐兰　李仁华)

第二节 护理礼仪

护理礼仪作为医疗服务中的重要组成部分,不仅关系到医疗服务的质量,还与患者的权益和满意度密切相关。通过加强门诊护理礼仪的培训和实践,医院能够提升整体形象、营造和谐医患关系、提升护士职业素养和自信心以及提升医院服务质量,从而为患者提供更加优质、高效的医疗服务。

一、门诊护理基础礼仪

1. 护理礼仪的概念和特征

(1)护理礼仪的概念:护理礼仪是一种职业礼仪,是护士在职业活动中所遵循的行为标准,是护士素质、修养、行为、气质的综合反映[5]。它来源于护理实践并直接运用于护理服务中,具有非常强的实践性和应用性,对提高护理质量及优化护理团队的职业形象等起着非常重要的作用。

(2)护理礼仪的特征:1)规范性。护理礼仪是在相关法律法规及规章制度等基础上,为护士待人接物、行为举止、律己敬人等方面规定的标准或模式。例如,护士在岗时必须着规范的护士服以及保持规范的行为举止。2)强制性。护理礼仪中的各项内容对护士有强制性和约束力。护理人员在工作中必须严格遵守护理礼仪,为患者提供优质护理服务,如门诊护士不得讨论患者隐私。3)综合性。护理礼仪是护士职业素养的综合体现,是科学技术与人文精神的结合,是伦理学与美学等人文精神与护理专业行为的结合。4)动态性。护理礼仪具有动态适应性。随着社会和医疗技术的发展,护理礼仪也在不断地更新和完善。护理人员应灵活运用护理礼仪,从而更好地服务患者。5)可行性。在护理实践中,护士应根据患者的病情、周围环境、生活习惯、文化层次等注重礼仪的可行性,如自然亲切的微笑适合日常护理活动,但在急危重症患者抢救时,应体会患者和家属的情感需求,不可随意微笑。

2.门诊护理基础礼仪

门诊护理基础礼仪内容包括门诊护士仪表与仪容礼仪、服饰礼仪、体态礼仪三方面。

(1)门诊护士仪表与仪容礼仪

1)仪表与仪容概念

仪表是一个人的外表,包括仪容、服饰和姿态等,是人际交往的基本要素。仪容通常指人的容貌或外貌,主要包括头部、面部。

仪容美有3层含义:一是自然美,拥有一副天生丽质的仪容相貌无疑是幸运的和让人赏心悦目的。年轻护士的朝气蓬勃和健康的容貌对患者具有美的感召力,能使患者重拾战胜疾病的信心。二是修饰美,根据个人自身的条件给予恰当得体的修饰、扬长避短,给人美好的第一印象。三是内在美,也是最重要的,是通过后天学习的,是一个人文化艺术修养及道德情操的体现,护士的内在美是护士仪容美的精神内核,是护士仪容美的最高境界[6]。护士仪容美要把自然美、修饰美、内在美这3个方面高度和谐统一起来。

2)仪容修饰的原则

①适度性:仪容修饰要适当,不要浓妆艳抹,修饰后呈现自然美的状态;②协调性:妆容要与年龄、容貌、体型、职业身份、季节及场合相协调;③个性化:突出自己的风格,展现自身的魅力;④仪容和素质统一:将仪容修饰与内在素质完美结合,和谐统一,才能塑造护士的仪容美形象。

3)保持仪表和仪容美的原则与方法

①发部礼仪:门诊护士要经常清洗头发,保持头发的干净卫生、无异味,发型发饰得体,长头发应盘于脑后并用发网罩住,短发前不过眉,后不过肩,两侧不遮耳,不用色彩艳丽的发饰。男护士前发不附额,后发不触颈,侧发不遮耳。

②面容礼仪:门诊护士应保持面部干净清爽,及时清除眼睛和鼻子的分泌物,工作场所不戴墨镜,避免挖鼻孔和吸鼻子的不良行为;认真刷牙和定期洁牙,保持口气清新,上班前避免吃生葱、生蒜、韭菜等有强烈刺激气味的食物;男护士不留胡须。

③职业妆容:护士可适当修饰面部,着淡妆,化妆遵循美观、自然、得体、协调的原则,以展现护士的端庄、稳重和大方的职业形象,增加亲和力。妆容修饰要求如下:眉毛以淡黑、咖啡或浅棕色为主,避免眉型画得太粗;眼线要纤

细,避免粗、重、黑的眼线;眼影以浅色为主,避免闪亮的、过重的金属色;腮红以浅桃红、浅粉色或桃红为主;唇膏以豆沙色、粉红色或透明色为主。

④肢体修饰:手臂和腿部也是仪表和仪容修饰的内容,门诊护士要勤洗手,必要时消毒双手;不留长指甲,不涂指甲油。不能在公共场合或患者面前修剪指甲,经常擦拭护手霜,保持手部的细腻、光滑,避免开裂。男护士上班不允许穿短裤,女护士穿护士裙时要穿袜子。

此外,美丽和谐的妆容与良好的面部皮肤息息相关,门诊护士平时要注意面部皮肤的保养,保持皮肤有充足的水分,保障充足的睡眠,避免物理化学物质的刺激,放松身心。

(2)门诊护士服饰礼仪

护士得体的服装不仅是个人修养和品位的体现,也是医院形象及医院文化的体现,代表护士对工作岗位的重视和对患者的尊重。穿上护士服就有护理岗位的荣誉感、责任感和使命感。

1)护士服饰礼仪美的特征:①社会性。护士服以"简单易洗、典雅大方、舒适庄重"为原则,它不单单是简单的工作服,更能展示护士良好的精神面貌,树立良好的护理职业形象。规范的服饰礼仪也是社会文化和社会文明的产物。②形象性。护士服是护士职业形象的象征,"白衣天使"的称谓是人们对护士的尊敬和期盼。护士规范的着装能展示护士自信阳光、积极向上的职业素养,赢得患者的信任,有利于护理工作的开展。

2)护士服饰规范着装的要求:①护士服。要求整齐清洁、简约规范、合体挺括。着护士服时,内衣不外露,外衣不掉扣、漏扣;袖口及衣扣都要扣好,领子不高出护士服衣领,裙子长度不超过护士服底边,穿裙装须穿肉色的连裤或长筒袜。护士服上不佩戴与工作无关的饰品,也不能在工作服兜里放过多的物品;不能穿护士服外出或到餐厅就餐。②工作牌。工作牌整洁规范,字迹清楚,胸牌应佩戴在左胸上方的位置。③护士鞋。护士鞋为白色或乳白色,样式简洁,以防滑的平底或软底坡跟鞋为宜,并且保证舒适干净。袜子保持清洁无异味,无脱丝无破洞。④口罩。戴口罩时应完全遮盖口鼻,不可露出鼻孔,口罩应每天更换,如有污染及时更换。

(3)门诊护士体态礼仪

门诊护士工作体态仪表要做到优雅大方、专业自信、得体规范、方便服务患者,以展示出门诊护士良好的精神状态和职业素养,同时也能给患者以安全感,容易取得患者的信任。

1)门诊护士工作站姿:①基础站姿。整个人要放松、双肩自然打开;双手自然下垂,中指沿着裤缝,十指并拢,大拇指内扣在第二个手指关节处;目光平视前方,露出自然的微笑,头颈背部在一条线上;腹部微微收紧,臀部夹紧,大腿内侧收紧;双脚脚跟相靠,脚尖分开呈30°~45°。②丁字步站姿。保持基础站姿,右脚向后靠,左脚在右脚的1/2处。③手势。前腹式站姿(常用),右手靠于左手背上,把大拇指藏于手心下,放置于肚脐下方2~3横指的位置,手臂保持自然的弧度,避免内扣或外侧,与腹部保持一个拳头的距离。如果在正式场合,手势应上移,并盖住肚脐。④门诊护士站姿禁忌。全身姿势不够端正,双腿叉开太大,手脚随意活动,禁忌双手抱肘或手插在衣兜里,禁忌懒散随便倚靠在护士工作站或电梯旁;禁忌驼背耷肩,给人以松散懈怠的不良印象。

2)门诊护士行姿:门诊护士要昂首挺胸,目视前方,两臂自然前后摆动,步态轻盈且步速适中,以展示出护士的端庄、优雅、健美及朝气之美。但门诊护士在抢救患者和处理急诊时应快步行走,快而稳健、快而不慌,使患者感到护士忙而不乱,对护士充满信任感。禁忌行走时双手插在口袋里或二人勾肩搭背、嬉戏打闹等。

3)门诊护士坐姿:规范的坐姿是上体保持站立时的姿势,坐下前将右脚后移半步,双手或单手将护士服顺势从腰间向下理顺轻坐于椅面的前1/2~2/3处,抬头挺胸,双眼平视,双掌心向下,两手相叠于一侧大腿中部,大腿与小腿呈90°角,两脚并拢,足尖向前。

二、社交礼仪概述

1.社交礼仪的概念

社交礼仪是指人们在日常生活和社交活动中共同遵守的行为规范及准则,是人们因为某种目的或需要与其他人建立和改善人际关系的活动。社交礼仪可以协调人际关系、推动文明建设,优化社会环境。患者对窗口岗位的印象或评价,就是对整个医院的印象和评价。做好门诊护理礼仪管理,赢得患者的尊重和信任显得非常重要。

2.社交礼仪的内涵

(1)社交礼仪的本质与约束力:社交礼仪是人们在社会交往中应该遵循的行为准则,是日常生活中的一种道德行为规范,其约束力主要依赖个人的道德修养和自律。

(2)社交礼仪的核心价值:社交礼仪是对他人的尊重,人们在社会交往中按照社交礼仪的要求去做,就会使人得到尊重,从而促进人际关系的和谐。

(3)社交礼仪的社会功能:社交礼仪的根本目的是维护社会正常的生活秩序。它是社会文明的重要组成部分,对于维护社会的稳定和发展具有重要的作用。

(4)跨文化视觉下的社交礼仪规范:社交礼仪要求人们在人际交往和社会交往中自觉遵守,它是人们在社会交往中必须遵循的惯用形式,包括言谈、举止、服饰等方面的规定。在不同的文化背景下,社交礼仪的具体表现形式可能会有所不同。

3.门诊护士交往礼仪

(1)问候与介绍:根据门诊患者年龄、性别、身份的不同,门诊护士要有窗口服务意识,给予患者礼貌合适的称呼,主动问候,主动服务。门诊护士向患者介绍自己,并告知自己的职责,以及能为患者提供的护理服务。询问患者的预约信息或需求,并给予适当的指导和帮助。做到来有应声、问有答声、走有送声、微笑到、敬语到,让每一位走进医院的病人感受到医务人员的温暖和真诚;主动介绍医院的环境和设施,如自助挂号缴费机、洗手间、候诊区、免费直饮水等,并告诉使用方法。对患者一视同仁,不能因为患者身份的不同而区别对待。

(2)与患者的沟通与交流:门诊护士与患者或家属沟通时保持亲切的微笑,身体适度前倾并适时点头;同时与患者有自然真诚有效的目光接触;微笑可以向患者传递出的信息有:见到你很高兴、你是受欢迎的、我在仔细听你说、我可以帮助你、我愿意随时效劳。自然亲切的微笑能让患者感受到护士良好的职业素质,让患者感到自己是受尊重和重视的,真诚的微笑能让患者轻松愉快。禁忌双手抱在胸前、手插裤兜或背着双手上下打量的眼神与动作。

与患者沟通时应注意:1)语言准确规范且声调柔和,通俗易懂,避免使用深奥的医学术语或专业名词;2)对患者的隐私保密;3)情感性:尊重同情患者,不要用指责性、刺激性语言激化矛盾;4)分寸感:谈话时,护士要自然稳重,注意语言艺术和有效的沟通技巧,心理表露适度,表情及肢体语言不要夸张。语言文明得体,多使用安慰性语言、鼓励性语言,常言道"良言一句三冬暖,恶语半句六月寒",好的语言可以"治"病,坏的语言也可"致"病。很多纠纷都是从语言冲突开始的,注意说话时的语气、态度非常重要。工作中注意规范的言谈礼仪可以让护患关系更加和谐。良好的护患关系可以使患者积极主动参与配合,营造良好的健康服务氛围,保障护理工作顺利进行,可以减少甚至避免医疗纠纷,提高护理质量。

(3)与同事之间的沟通:医生与护士是医疗战线的两支队伍,二者职责不同,但又有分工合作,协调配合。医护按照相互尊重、信任、协作、谅解、制约、监督的原则处事,团队协作,共同创造一个良好的工作环境,共同对患者负责,提高医疗效率[7]。在工作中做好社交礼仪及沟通技巧是构建和谐医护关系的基础。

护士之间基本礼仪,见面互致问候,工作中团结协作、相互尊重,举止文明、宽以待人、严于律己、谦虚谨慎、不骄不躁;切忌态度冷漠、搬弄是非、挑拨离间。门诊护士应注重自身素质的培养,包括良好的沟通能力、情绪管理能力、人际关系处理能力,给患者提供更加优质的服务[8]。

三、门诊护理工作礼仪

门诊是医院医疗工作的第一线,是患者与医务人员接触的第一关。门诊是医院的窗口单元,具有患者人流量大、人群复杂、病种多、就诊环节多等特点,门诊护士工作时的仪容仪表以及得体大方的礼仪修养,会给患者带来不一样的就医体验。

1.护士接待礼仪

门诊每天有不同病情的病人到医院求医问药,患者来到陌生的医院,人生地不熟,加上疾病的困扰,会产生恐惧、焦虑、无助的心理,门诊护士要有全面扎实的医学理论知识,思维敏捷,语言表达清晰、流畅,具有良好的沟通和接待能力。

（1）热情接待：门诊护士应热情友好地接待患者，耐心解答患者的问题，并根据患者需求提供帮助，尤其对一些特殊患者应给予更多的关爱，如为老年患者和急重症患者简化就医流程，优先就诊。

（2）语言文明：门诊护士应使用规范文明礼貌的语言与患者沟通，避免使用粗俗或冒犯患者的语言，具有良好的语言表达能力，把积极的具有治疗性的语言落实到工作中。与患者交流时，注意语言语气、语速等方面张弛有度[9]。

（3）体态端庄：门诊护士应保持端正的姿势，得体的仪容仪表，挺胸收腹、收颌；目视前方、双手下垂或相握于腹部，双脚与双腿并拢[10]。

（4）尊重患者：门诊护士应尊重患者的人格尊严和隐私，如使用屏风遮挡患者身体，避免泄露患者个人信息，避免在公共场合讨论患者的病情或隐私。

（5）耐心倾听：门诊护士应耐心倾听患者陈述病情或问题，不随意打断患者的讲话。一要听清，二要领悟。

（6）坚持首问负责制：患者的问题事事有回应，不能说不知道，不能推诿，首问负责制也充分体现了门诊护士的责任心。

（7）维持就诊秩序：门诊护士要动态巡视，及时分流患者，根据轻重缓急和特殊情况妥善安排就诊秩序，并给予适时的帮助，良好的就诊环境可以提高医生的工作效率，同时也能优化患者的就医体验[11]。

（8）熟悉应急预案：患者病情轻重缓急不一样，门诊护士要有敏锐的观察能力，及时发现和正确处理突发意外事件，并及时上报不良事件。

（9）做好健康教育：在服务的过程中适时科普疾病预防的常识和护理知识，营造一个温馨友善、互助友善的就诊环境，优化患者的就医体验。

2.门诊护士操作礼仪

门诊护士操作礼仪是医疗服务中的重要组成部分，它不仅关系到患者的健康与生命，更影响到医疗机构的形象和服务质量。因此，门诊护士在操作过程中的礼仪显得尤为重要。门诊护士规范的操作礼仪，可以提升服务质量，构建和谐的医患关系。

（1）基本礼仪

1）仪表端庄：门诊护士应穿着整洁、规范的护士服，佩戴护士帽和胸牌，保持仪容整洁、端庄大方。2）语言文明：在与患者交流时，应使用文明、礼貌的语言,尊重患者的人格和隐私,避免使用粗俗、不雅的语言。3)态度亲切:门诊护士应以热情、耐心的态度对待每一位患者,主动询问患者的需求,积极解答患者的问题[12]。

(2)操作礼仪

1)操作前的礼仪:在进行操作前,门诊护士应做好充分的准备工作,包括洗手、戴手套、检查器械等,确保操作的安全性和有效性,护士在操作前要备齐用物,核对患者信息,向患者解释操作目的、有可能出现的感觉以及注意事项,征得患者同意,同时保持操作环境整洁、安静,消除患者的紧张及顾虑心理。

2)操作中的礼仪:在操作过程中,门诊护士应遵循规范的操作流程,严格按照消毒、铺巾、穿刺等步骤进行操作,确保患者的安全和舒适。操作中一边给患者进行护理操作,一边亲切地指导患者配合,同时给予患者适当的鼓励。操作过程中密切观察患者的反应和表情,及时询问患者是否有不适感。注意保护患者隐私,对患者以礼相待,多用安慰性、治疗性、解释性的语言。

3)操作后的礼仪:操作完成后,门诊护士应及时清理操作现场,整理器械和用品,保持环境的整洁和卫生。同时,要做好操作记录,详细记录操作过程和患者反应,必要时反馈给医生,以便后续跟进和评估;感谢患者的配合,向患者交代相关注意事项,减轻患者顾虑,热情送患者出治疗室外。

(3)注意事项

1)尊重患者:门诊护士应尊重患者的知情权和选择权,及时向患者解释操作的目的、步骤和注意事项,征求患者的同意并签署知情同意书。2)保护隐私:在操作过程中,门诊护士应注意保护患者的隐私,避免泄露患者的个人信息和病情。3)沟通协调:门诊护士应与医生、患者及其家属保持良好的沟通与协调,确保操作顺利进行和患者满意。

门诊护士在操作前、操作中、操作结束后,仪容仪态和行为举止都要规范。良好的护理操作礼仪能增强患者对护士的信任感并在诊疗期间保持良好的心态,从而积极配合,也能使医护人员保持稳定的情绪,从而提高护理质量和工作效益,建立良好的护患关系,提高患者的满意度和改善就医体验。

(唐兰 胡蓉)

第三节 人文关怀

进入21世纪以来,我国医疗机构积极探索人文关怀规范化建设,为提升医疗服务质量、促进人民身心健康、推进健康中国建设提供了强大助力。将人文关怀融入门诊患者就医全程,对提高患者的就医体验、促进医患和谐乃至社会和谐都至关重要。培养和提升门诊护士人文素养,是时代的召唤,更是护理学科和社会发展的需求。门诊护士为适应发展,除了具备人文关怀的意识和能力外,还应兼备文化修养、科学思维修养、社会学修养和美学修养等人文修养。

一、护士人文关怀能力的培养

1.护士人文关怀能力概述

(1)护士人文关怀能力的含义:护士人文关怀能力(nurse humanistic caring ability)是指护士为实现主动服务患者的目标,在护理服务过程中,运用知识、德行、情感、意志等多种能力要素,而展现出的一种特殊的专业实践能力和人文关怀品质[13]。这种能力的养成是一个漫长积累的过程,受后天环境、教育和实践的影响而不断发生改变。

(2)护士人文关怀能力的具体表现:在护理服务过程中,人文关怀能力的具体表现可以概括为以下两个方面。1)关怀体验能力:指护士具有敏锐的观察力和感知力,耐心倾听和理解患者的诉说,设身处地地感受患者的处境,主动询问患者的需求,为患者提供必要的安慰支持和专业帮助的能力。2)关怀行为能力:指护士具备扎实的专业知识和技能、灵活的应变能力和高度的责任心,能够结合患者的实际情况,以恰当的方式为患者提供全面、细致、个体化护理服务的能力。

2.培养护士人文关怀能力的动因

(1)人文关怀能力助力提升护士综合护理能力。人文关怀不仅包括对疾病本身的照护,还包括对患者心理、社会和文化等方面的全面关注和照顾。由此可见,护士人文关怀能力不仅是一种专业实践能力,还是一种心理能力,一种社会能力及一种持续发展的核心能力。人文关怀能力的提高,可以使护士人文素养等综合护理能力得到极大提升。

(2)人文关怀能力助力提升患者护理满意度。护士具备人文关怀能力,方能在实施关怀的过程中,对患者的生理、心理和社会等状态做出准确的评估,给予针对性的关爱和帮助,使患者切身感受到温暖和踏实,建立起一种友好互信的护患关系,进而提升患者对护理的信赖感和满意度。

(3)人文关怀能力助力护理学科发展。随着优质护理服务示范工程活动、《全国护理事业发展规划(2021—2025)》《"健康中国2030"规划纲要》等政策文件的不断推进,人文关怀实践持续稳步开展,护理服务质量得到显著提高。人文关怀能力是护理服务的内驱力,能促进护理学科的可持续发展。

3.护士人文关怀能力的培养

(1)培养对象:既包括新入职护士、低护龄护士和高护龄护士,也包括在医院开展临床护理实践的护理专业的4类学生,即临床实习护生、护理规范化培训学员、专科护士培训学员和护理进修学员。

(2)培训途径:培训途径采用线上和线下、院内和院外相结合的方式,充分利用网络教学多样性的优势,打破时间、空间的限制,照顾护士学习时间不集中、不固定的职业特点。

(3)培训模式:教学模式可以多样化,将理论讲授、情境模拟培训、人文关怀故事分享、人文关怀实操演练、榜样宣传等模式交叉和结合,将案例教学、体验式教学、反思教学和叙事教学等方法融入课堂中,灵活生动地呈现学习内容。

(4)培训师资:组织建立培训师资队伍。培训老师应具备以下条件:本科以上学历;中级以上职称;良好的人文素养和关怀实践经验;3年以上临床带教或授课经验;参加过人文关怀相关培训,或参与过人文关怀研究等。培训老师除护理专业老师外,还可以适当邀请医学人文等相关业内专家。

(5)培训内容:以人文关怀理论知识和临床实践技能为主要内容,包括以下几个方面。1)关怀理论知识:关怀理论或模式、关怀流程规范、关怀评价标准等;2)关怀相关学科知识:护理伦理学、护理心理学、社会学、人际沟通学、护士相关法律法规等知识;3)关怀实践技能:关怀性礼仪和语言规范、关怀性人际沟通能力、共情同理能力、叙事能力等[13-14]。

(6)培养人文关怀能力的具体方法

1)加强人文关怀理论和技能的教育学习:针对不同类别和职称层级的护士设置不同的培训时间和内容,分层次进行相关培训,以确保培训取得实实在在的效果。

2)加强人文关怀实操演练:通过人文关怀情境模拟、角色扮演、案例分析和小组讨论等训练形式,让护士在演练中体会人文关怀的内涵,通过对训练中发现的问题进行反思来增强人文关怀意识。在理论和技能学习的同时,加强实操训练,逐步提高人文关怀的实践能力。

3)定期开展人文关怀交流学习:邀请业内专家院内授课和实践指导,派遣骨干护士院外进修学习,拓宽护士的人文视野,加强区域间交流学习和协同发展。

4)加强人文关怀文化建设:营造和谐优美的护理人文环境,积极宣传和倡导人文关怀理念,提高护士对人文关怀的认同度和投入度。关注护士的关怀需求,为其提供必要的关怀支持。如:①科室和医院组建护理人文关怀小组,可以整合院内资源和力量,推动人文关怀实践和交流,从而提升整个团队的人文关怀能力。②每季度开展优质护理服务明星的评选活动,发挥榜样的力量,形成良好的人文氛围和竞争机制,激励其他护士进行人文关怀学习和实践。

5)制定护理人文关怀操作流程规范:制定各项护理服务标准化流程清单,细化文明用语和操作规范,让护士人人掌握人文关怀实施的步骤和方法。建立疾病宣教路径,落实健康全程指导,确保患者获得全面的人文关怀。

(7)培养效果评价

人文关怀能力具有一定的不稳定性和内隐性的特点,对能力的掌握程度,如何进行客观、易于观察的评价,在参考国内外有关文献和评价工具后,需要结合医疗机构的自身情况,制定合理的评价标准。根据测评结果,护理管理者及时调整完善培养计划,科学开展培训活动,切实提升整体护理队伍的人文关怀能力水平。

二、门诊护士的文化修养

护理服务的主体和对象是人,人是文化的载体,只有对文化有了深刻认识,护士才能从不同视角多层次地理解服务对象。文化的沉淀影响人的素质,提升护士文化修养,有助于塑造护理队伍的美好形象,助力护理文化建设。

1. 文化与文化修养

(1) 文化的含义:文化(culture)是一个可以从不同角度、不同层面来解读的广泛而深刻的概念。广义的文化是指人类在社会历史实践中创造的物质财富和精神财富的总和。狭义的文化是指人类在物质生产活动基础上所产生的一切社会意识形态;它将文化限定在人的精神领域,强调了文化对人类思想、信仰、价值观等方面的影响。

(2) 对文化本质的认识:文化与人密不可分,它属于人类非生物学的重要组成部分;人类创造了文化,发展了文化,文化是人类智慧的结晶,是人类社会特有的现象;文化也塑造了人,改变了自然,促进人类社会的发展。由此可见,文化是随着人类社会演变而不断深化内涵、不断发展外延的动态概念。

(3) 文化修养的含义:文化修养(cultural accomplishment)是指对人文文化和科技文化的某些学科,个人具有认识、研究、分析、掌握的技能,对其进行思考和剖析、概括和归纳后,形成自己的世界观和价值观的一种能力。

(4) 护士文化修养的作用:在护理实践中,良好的文化修养有利于护士更好地理解不同文化背景患者的观点和行为;同时,还有利于护士选择合适的语言和恰当的方式向患者传达自己的观点,与其进行良性的交流互动,为其提供更全面优质的专业照护。

2. 多元文化与多元文化护理

(1) 多元文化的含义:多元文化(multiculturelism)指的是在一个社会、国家或地区中,同时存在多种不同文化群体的现象。这些文化群体可能基于宗教、种族、民族、语言、地域、社会阶层等因素而形成,并且每一种文化都具有其独有的特征、价值观、传统和实践。多元文化既强调不同文化之间的平等、尊重和包容,也强调文化交流和融合的重要性。不同文化之间可以相互借鉴、学习和独立发展,求同存异,从而丰富整个社会的文化内涵和多样性。

(2)多元文化护理:多元文化护理又称跨文化护理,是针对不同文化背景的患者提供全方位、深层次护理服务的护理理念和实践。这种护理实践既关注服务对象的生理、心理和社会需求,又特别强调前瞻性和灵性化服务。21世纪是追求高质量服务的世纪,不同文化群体间的交流日益频繁,护理服务面临着巨大的机遇和挑战。在日常护理工作中融入多元护理文化,将为现代护理发展增添新的活力和竞争力。

3.护理文化

(1)护理文化的涵义:护理文化是指在特定的护理环境中,护理组织经过长期实践而形成的文化现象[15]。它涵盖了护士的共同价值观、基本信念、行为规范、自身形象以及与之相关的制度载体。

(2)护理文化建设的具体措施

1)打造舒适的人文环境:舒适、安全的就诊环境和护士端庄得体的职业形象能带给患者愉悦的就医感受。人文环境还体现在护士的服务态度和言行上,护士应该时刻关注患者的需求,及时提供温暖、细致的服务。

2)建立完善各项护理制度准则:护理各项制度准则是保证护理质量安全,规范护士职业的关键。护理相关制度应该严格依据国家法律法规制定,遵循"以人为本"的护理理念,在制度中充分体现人文关怀精神。

3)定期开展文化培训与文化活动:将各项学习培训与文化活动常态化,建立行之有效的组织管理制度。开展护理理论和技能的培训,为护士提供交流学习的机会,拓宽视野,助力成长。举办职业道德教育、文艺体育、艺术欣赏等文化活动,增强职业自豪感和归属感,形成良好的护理文化氛围。

4)以护理理念为导向,塑造护理团队的美好形象:护理管理者结合医院自身特点,确立与医院文化和发展战略相适应的护理理念,明确护理工作的目标和方向。护理管理者通过制定规章制度、操作流程、教育培训、监督奖励等措施,将护理理念贯彻落实到护理服务的各个环节中,确保护士在工作中遵循统一的价值取向、呈现良好的言行举止,充分展示团队的文化特色和形象风采。

5)规范化管理建设护理文化品牌:护理管理者建立以全面质量管理为基础、以整体护理为内容、以质量保证体系为核心的护理质量保证模式,以之规范化管理和推进品牌建设。这种模式要求护士严格执行质量管理标准和流程,提供高质量、全方位、个性化的整体护理服务;定期进行患者满意度调查,及时了解患者的反馈和需求,以便针对性地改进护理服务,提升护理服务质量,从而使护理队伍的专业能力和服务水平从根本上得到提高,维护和提升护理品牌形象。

三、门诊护士的科学思维修养

科学思维能力是门诊护士胜任日趋多样复杂的护理工作所必备的核心能力,科学思维修养是人文修养中较高层次的修养。

1. 科学思维的含义

科学思维(scientific thinking)是一种特殊的思维活动,它涉及人类运用科学概念、科学规律和科学原理来深入认识客观事物以及解决实际问题的过程。

2. 科学思维的基本方式

科学思维不仅仅是对知识的简单应用,更是一种严谨、系统、求真的思考方法。在科学思维中,人们保持着开放和批判的态度,通过分析综合、分类比较、抽象概括、归纳演绎等方式,不断探索和验证自然、人文、社会等学科领域的奥秘和规律。

3. 门诊护士具备科学思维的意义

护士的临床思维、批判性思维和创新性思维是科学思维在护理实践中的具体运用。护士具备科学思维修养对促进护理实践的改革和创新,以及推动护理学科的长远发展都具有重要意义。

(1)科学思维有助于提升护士的临床思维能力。门诊护士每日需要面对各种复杂的工作场景,在科学思维指导下,护士能够正确高效地收集和分析患者的信息,及时准确判断病情,从而制定出最佳护理方案。

(2)科学思维有助于强化护士的批判性思维能力。通过科学思维,护士在护理实践中需要对现有的护理理论和技术进行不断地验证和反思,使其能够基于证据和逻辑来理性地处理问题,避免盲从传统观念或权威意见。

(3)科学思维有助于激发护士的创新性思维能力。具备科学思维的护士,思维更加活跃,勇于尝新;在护理实践中,她们更容易发现问题,提出疑问,表达新的观点,从而推动护理服务不断改进和创新。

(4)科学思维有助于提升护士的科学研究能力。随着护理学科的发展,护理工作不仅需要实践经验,还需要科学研究做支撑。科学思维使护士能够运用科学的方法和技术,开展高质量的护理研究,为护理实践提供更加可靠的循证依据。

4.门诊护士科学思维的培养

(1)培训的内容。1)科研方面:医学文献检索方法、护理科研选题、标书撰写技巧、调研工具设计、论文写作规范等内容。2)管理方面:护理持续改进工具及应用方法、护理质量监测指标的建立与应用、时间管理、护理岗位设置与人力资源合理配置管理、护理表单修订的方法、护士压力的应对及心理干预措施等。3)教学方面:课堂教学和临床教学的技巧与方法、PPT的制作方法及技巧等。4)推荐阅读:根据门诊护士的知识结构和需求,针对性地推荐书刊进行课外阅读,以丰富护士知识结构,深化其知识内涵。

(2)培训的模式。采用计划-培训-巩固-反馈模式进行培训,每个环节由授课老师和护士学员共同参与,学员既是学习者也是管理者,课程内容是基于学员的需求及薄弱点来制订。这样的培训模式可以有效地提高护士的科学思维及科研能力,促使护士真正掌握科学方法。护士应该自觉训练和提高科学思维能力,注重在护理实践中正确地运用科学思维做出能满足患者需求的最佳护理决策。

四、门诊护士的社会学修养

随着传统医学模式向生物-心理-社会医学模式的转变,现代护理已从单纯的疾病护理向健康管理、心理卫生、专科护理、康复护理、安宁疗护等多个领域拓展,护理的社会化特征日益凸显。

1.社会学与社会学修养

(1)社会学的含义:社会学(sociology)是一门综合性的学科,它从不断变化的社会系统的整体出发,通过人的社会关系和社会行为研究社会的结构和功能、发生和发展规律。社会学结构体系庞大、涉及领域众多,应用途径广泛,而且与护理工作联系紧密。

(2)社会学修养的含义:社会学修养是指对社会学原理与方法的了解和掌握,以及对社会现象与问题的思考和分析的能力。

2.门诊护士具备社会学修养的原因和意义

近年来,门诊护理工作面临着服务范围的扩展和工作重点的转变,门诊护士必须相应地改变知识结构,充实社会学知识,提升社会学修养,从而更好地服务群众、服务社会。

(1)医学模式的转变:心理社会因素对人类健康的影响已经成为共识,这种认识促使医学模式的转变,护理教育教学模式也随之进行改革。为适应新的医学模式和健康观念,护理教育将社会学纳入必修课程。

(2)健康需求增加:随着人们对健康认知程度的提高,对健康管理、疾病预防和康复治疗等护理服务需求日益增加,为促进患者的健康和尽早康复,向患者提供全面的护理服务,门诊护士的社会角色和职责也在不断扩大和深化。

(3)护士道德修养的新要求:新的医学模式强调对患者全方位的关怀,兼顾疾病治疗本身和预防保健的重要性,同时关注社会心理因素对健康的影响,致力于提高社会整体健康水平。这种转变对护士的专业能力和道德修养都提出了更高的要求,需要同时对患者和社会负责。

3.门诊护理服务社会化的具体内容

门诊护理服务社会化以更好地满足社会日益增长的健康需求、提高全民健康水平为目标,具体内容包括服务对象、服务项目以及服务范围与形式的扩展和转变。

(1)服务对象:由患者群体向全社会群体拓宽,由关注个体疾病问题向重视群体健康转变。

(2)服务项目:由主要提供与疾病治疗直接相关的技术服务扩展到为社会提供身心全面关怀的整体护理和健康管理等多层面服务。

(3)服务范围与形式:从院内扩展到院外整个社会的开放性服务,服务形式包括社区护理、家庭护理、远程护理等,提供更为便捷、连续、个性化的专业支持。

4.门诊护士社会学修养的培养

目前,我国已有部分护理院校开设了社会学相关课程或在医院继续教育中将社会学纳入培训内容。

(1)培训内容:合理选择培训教材,充分考虑其在护理工作中的实用性和指导性。

(2)培训师资:选择具有临床护理经验和熟知社会学知识的综合能力的老师进行授课,有利于学员对社会学知识和实践运用方法的掌握。

(3)培养的具体方法

1)培养护士的社会责任感和公益意识:通过社会学教育,强化门诊护士对社会责任的认识。鼓励护士参与公益活动,如健康宣教、门诊义诊、社区义诊等,以培养其公益意识和奉献精神。

2)提升社会观察和分析能力:培养护士敏锐的社会观察力,使其能够洞察社会现象和问题,尤其是与健康和护理相关的社会因素。通过案例分析和讨论,提高护士对社会问题的分析能力和批判性思维能力,使其能够从社会学的角度深入理解患者的健康需求。

3)提升沟通技巧与团队协作能力:重视护士的沟通技能培训,包括与患者、家属、同事和其他社会成员的有效沟通。强调团队协作的重要性,培养护士在跨学科团队中协作的能力,以提供综合性和连续性的社会化护理服务。

4)深化理解社会多元文化:通过多元文化教育和国际交流项目,开阔护士的文化视野,增强对不同社会文化环境的适应性和包容性,使护士更加尊重和理解不同文化背景下的患者需求。

5)强化法律法规和伦理道德教育:加强护士对法律法规的学习,包括医疗法规、护理伦理准则等,以确保护理实践符合法律要求和伦理标准。通过伦理道德案例研讨、角色扮演等培训方式,提高护士的伦理道德决策能力和道德意识。

6)鼓励继续学习和自我发展:营造支持性的学习环境,鼓励护士进行社会学及相关学科的学习和研究。提供继续教育和职业发展机会,如参加学术会议、进修培训等,帮助护士不断更新知识和技能,助力护士成长,以适应社会健康需求的发展变化。

五、门诊护士的美学修养

护理不仅仅是一门科学或技术,更是一门充满人性关怀的艺术。这种艺术不仅要求护士具备优秀的专业素养,还需要在护理实践中展现美、创造美。

1. 护士美学修养的含义

护士美学修养(aesthetics culture of nurse)是指护士通过学习和运用美学理论,遵循社会的审美价值取向,在护理实践活动中循序渐进地进行自我锻炼、自我修养,而养成的一种审美能力、审美情趣和审美修养[16]。

2. 护士美学修养的具体表现

(1)职业形象美:护士职业形象是外在美和内在美的统一,是护士仪容、仪表、仪态、言行举止、专业能力、内在素养等在护理实践中所呈现出来的综合形象。

(2)职业操守美:护士在护理实践中必须遵循的道德准则、道德情操和行业规范,表现为善良友爱,正直勇敢,诚实慎独,爱岗敬业,钻研业务等。

(3)护士气质美:气质美是护士深层的品质,是人性美、德性美和情操美等综合素养的动态呈现,经过后天的习得而不断升华。

3. 护士美学修养的作用

(1)优化服务流程,提高护理服务质量:加强美学继续教育学习,有助于从美学角度优化护理服务流程,提高护理服务质量,为患者创造美好的就医感受。

(2)提高审美能力,塑造健康人格:美学教育既是一种艺术教育,也是一种思想品德教育。在美学的熏陶下,可以培养护士健康的审美观,陶冶高尚的道德情操,逐步完善人格。

(3)美学教育在整体护理模式中的作用与影响:随着整体护理模式的推行,美学和护理学科之间的联系愈发密切。美学教育提高了护士的人文关怀能力、创新能力和解决问题的能力,使得护士更加深刻地理解护理服务的内涵,增强了职业认同感和使命感,从而有利于为患者提供全方位、高效率、连续性、个性化的整体护理服务。

(4)促进智力发展,提高学习工作能力:护士通过学习美学知识,开阔眼界,增长见识,训练思维,促进想象力和创造力的发展,继而提升综合竞争力。美学修养还有助于提高生活品位,培养健康的生活方式,对提高学习与工作的质量大有益处。

4.门诊护士美学修养提升的方法

(1)加强美学理论知识的教育与培训:定期组织护士进行美学教育学习,邀请美学专家授课,讲授美学原理知识,分享最新的美学动态和实践经验,培养护士健康的审美观。鼓励护士将所学美学知识运用于实际生活和工作中,善于在生活中发现美、体验美,继而在护理实践中更好地展现美、创造美。

(2)定期开展形体训练:安排专业的形体训练课程,参考芭蕾舞等基础动作,对护士的站姿、走姿、坐姿等进行规范化训练。训练中再辅以优美的音乐节奏,让护士在轻松愉悦的氛围中,感受到形体之美,提升形象气质。同时,鼓励护士积极参与展示形体训练成果的文艺活动,增强自信心和团队凝聚力。

(3)加强护理实践中的职业形象教育:护士作为美的化身,必然要求护士仪表美、姿态美和语言美,给患者以美的感受。强调护士仪表的重要性,建议护士上岗前进行淡妆修饰,展现清新自然的面容。开展专业的化妆技能培训,确保护士掌握正确的化妆技巧,促进整体形象的提升。关注护士的日常礼仪表现,及时进行修正和示范,确保她们在工作中始终保持优雅得体的举止。规范行业用语,培训护士使用温馨、美好的语言与患者沟通,传递关爱与温暖。

(4)加强美学在护理技能操作中的运用:在护理技能操作中融入美学理念,注重细节美、和谐美和娴熟美的展现。通过培训和实践,使护士熟练掌握各项护理技术,确保操作的安全、准确、流畅,增强患者的安全感与信任感,帮助患者树立战胜疾病的信心。

(5)开展各种艺术教育和活动:这是护士美学修养的重要补充手段,如进行文学、绘画、摄影作品展览,举办艺术节、文化节活动等,护士通过这样的机会和场合来学习交流和展示艺术特长,提高美学修养。

(唐兰 刘禹泽)

参考文献

[1]史瑞芬,刘义兰.护士人文修养[M].2版.北京:人民卫生出版社,2017.

[2]李秋萍.护患沟通技巧[M].3版.北京:科学出版社,2018.

[3]赵爱平,袁晓玲.护患沟通指导[M].北京:科学出版社,2011.

[4]中国残疾人联合会.国家通用手语词典[M].北京:华夏出版社,2019.

[5]刘桂英.护理礼仪[M].北京:人民卫生出版社,2004.

[6]袁慧玲,韩同敏.护理礼仪与美学[M].北京:人民卫生出版社,2017.

[7]秦东华.护理礼仪与人际沟通[M].2版.北京:人民卫生出版社,2019.

[8]李春梅.护理礼仪[M].成都:西南交通大学出版社,2019.

[9]靳斓.医护礼仪与医患沟通技巧[M].2版.北京:中国经济出版社,2018.

[10]解红,罗劲梅,李国荣.护理礼仪(数字案例版)[M].武汉:华中科技大学出版社,2020.

[11]郝雅茹,樊落,李丹,等.预检分诊护士分诊能力评价工具的范围综述[J].军事护理,2023,40(5):18-21,101.

[12]玉湘萍.护士礼仪培训在门诊护理工作中的应用价值分析[J].中国社区医师,2020,36(14):166,168.

[13]刘义兰,翟惠敏.护士人文修养[M].3版.北京:人民卫生出版社,2022.

[14]曾丹丹,韦永鲜.护理人员人文关怀能力的研究进展[J].基层医学论坛,2023,27(27):131-134.

[15]中国生命关怀协会人文护理专业委员会.医院护理人文关怀实践规范专家共识[J].中华医院管理杂志,2021,37(10):843-847.

[16]孙宏玉.护理美学[M].北京:北京大学医学出版社,2010.

门诊护理专科护士培训指南

第八章

门诊应急事件处理

第一节 门诊突发事件应急处理流程

一、门诊突发事件的概念

门诊突发事件是指在门诊医疗服务过程中,突然发生的、可能对患者安全、医疗秩序或医疗设施造成重大影响的事件。这些事件可由多种因素引起,如自然灾害、医疗设备故障、医疗纠纷、患者病情变化等。门诊突发事件通常具有不可预测性、紧急性和危害性,需要医疗机构和相关部门迅速、有效地进行应对和处理。

二、常见门诊突发事件

门诊常见的突发事件包括但不限于:

1. 医疗设备故障

常见于门诊心电图机、监护仪、输液泵等设备突然故障,影响患者的正常检查和治疗。具体内容见第二章第六节"门诊常用医学装备管理"。

2. 患者病情变化

患者在门诊就诊过程中突然发生病情变化,如心脏骤停、呼吸困难、跌倒或晕厥等,需要立即进行处理和抢救。

3. 药物过敏反应

患者在门诊接受药物治疗时可能出现过敏反应,需要立即停药并进行抗过敏治疗等对症处理。

4. 医疗纠纷

在门诊诊疗的任一环节,当患者或家属对医疗服务不满意时,可能引发医疗纠纷,需要门诊工作人员及时介入调解。

5.火灾或地震等自然灾害

虽然概率较低,但门诊部门仍需制定相应的应急预案,确保在灾害发生时能够迅速疏散患者和工作人员。

6.传染病疫情

门诊发现传染病患者或疑似患者,需要立即启动相应的应急预案,防止疫情扩散。

7.停电或停水

停电或停水问题虽然不常见,但一旦发生也可能影响门诊的正常运行,需要制定相应的应急预案。

为了应对这些突发事件,门诊部需要建立完善的应急预案和处置机制,提高医务人员的应急处理能力,并定期进行演练和培训。同时,门诊部还需要加强与相关部门和机构的沟通协调,确保在事件发生时能够及时获得支持和帮助。

三、门诊突发事件的处理原则

1.立即响应

门诊工作人员需要立即响应突发事件,确保患者的安全和医疗秩序的稳定。根据事件的性质和严重程度,采取相应的紧急措施,如疏散患者、启动急救程序等。

2.报告相关部门

在紧急处理的同时,需要立即报告相关部门,如门诊部主任办公室、急诊科、护理部等。报告内容应包括事件的时间、地点、性质、影响范围等,以便相关部门能够迅速了解情况并作出决策。

3.启动应急预案

根据事件的性质和影响范围,门诊部门需要启动相应的应急预案。预案应包括人员调配、物资储备、设备保障等方面的内容,确保能够迅速、有效地应对事件。

4.组织专家会诊

对于涉及患者安全和医疗质量的突发事件,需要组织相关专家进行会诊,评估患者的病情和治疗方案,确保患者能够得到及时、准确的救治。

5.保障信息畅通

在事件处理过程中,需要保障信息畅通,及时获取事件的最新情况和进展。同时,加强与患者和家属的沟通,解释情况、安抚情绪,避免误解和纠纷的发生。

6.总结经验教训

事件处理完毕后,需要总结经验教训,分析事件的原因和教训,提出改进措施和建议,同时对参与事件处理的人员进行表彰和奖励,激励大家继续提高应急处理能力。

四、常见门诊突发事件的处理流程

在应对门诊突发事件时,应遵循"以人为本、救死扶伤"的原则,优先保障患者的安全和健康,同时要保护医务人员的合法权益,维护医疗秩序和稳定[1]。

1.患者病情发生变化的处理流程

(1)快速响应:发现患者病情突变、晕倒或药物反应时,立即呼救其他医护人员协助,同时快速评估患者的生命体征,包括意识状态、呼吸、脉搏、血压等[2]。

(2)急救措施:如果患者失去意识,首先确保气道通畅,如有必要进行心肺复苏(CPR)。若怀疑药物反应,停止可能引起不良反应的药物,如果已知特定解毒剂,按医嘱使用。对症处理,如低血糖引起的晕厥给予葡萄糖补充,高血压急症给予降压药等。

(3)生命体征监测:连续监测并记录患者的生命体征,以便了解病情变化趋势,为后续治疗提供依据,并向医生详细汇报患者的病情变化和初步处理措施。

(4)转诊或转科：根据患者病情的严重程度，可能需要将患者转入抢救室、急诊科或相关的专科病房进行进一步救治。

(5)病历记录：记录整个事件的过程，包括患者的主诉、临床表现、处理经过和转归情况，并按规定上报医疗不良事件。

(6)安抚家属：家属在场的情况下，告知他们当前情况并寻求配合；若不在场，尽快通知家属并取得必要的医疗决策同意。

2.门诊护患纠纷和投诉的处理流程

门诊护患纠纷和投诉是指病人在门诊就诊过程中，对护理服务的质量、态度、流程等方面产生的不满和投诉。这种纠纷和投诉可能由多种原因引起，例如护理操作不规范、服务态度不佳、沟通不畅、等待时间过长等。门诊护士在接待患者投诉时，要以良好的心态、娴熟的沟通技能为患者提供服务，尽可能降低患者或家属的负面情绪，避免引发二次不满。

(1)迅速反应：一旦接到患者或家属的投诉，护士要保持冷静和理性，立即做出反应，对于患者的电话投诉，要将患者投诉事件发生的时间、地点、经过、后果、联系方式等重要信息记下来，马上进行核实，如果自己不能处理，立即汇报护士长和科主任。对于患者的现场投诉，根据事态的严重程度，快速应答，必要时快速汇报上级领导和保卫处，维护现场秩序，避免耽误时间，造成投诉者更大不满。在没有搞清楚护患纠纷来龙去脉之前，不要轻易地做出表态和承诺。

(2)隔离危机：尽可能降低危机造成的负面影响范围，控制事态发展，遣散集中的无关人员，留下当事人，必要时适当地控制有关人员，集中做工作，防止事态恶化。

(3)单独沟通：医院人多嘈杂，不利于解决投诉，因此处理纠纷和投诉时，沟通场所应适宜，环境相对安静；了解患者或家属投诉的原因、经过、诉求，让其宣泄不满情绪，不要打断或批评，积极共情，注意语气和措辞，尊重患者及其家属的意见，避免刺激他们的情绪。

(4)谨慎解释：对患者或家属的疑虑和不满，要提供专业意见和解释，帮助患者或家属更好地理解问题，避免误解和误导。对患方不理智的行为要指出正确的解决方式。

(5)协商解决:与患者及其家属进行协商,秉承客观公平公正的原则,尊重事实和法律,寻求妥善的解决方案。属于医方的责任及时采取补救措施,并告知投诉者;属于患方原因的,要做好解释,平息患者或家属的不满情绪。属于双方责任的,先解决自身问题,并请患方配合。避免急于得出结论、一味地道歉。

(6)持续改进:将投诉视为改进的机会,分析问题原因,采取措施改进医疗护理服务质量,提高患者满意度。

在门诊医疗服务中,护患纠纷和投诉是常见的问题,也是医院管理中需要重点关注和解决的问题。这些问题不仅会影响患者的就医体验和满意度,也会影响医院的声誉和形象。医院应建立健全的护患纠纷和投诉处理机制,加强管理和监督,提高护士的专业素养和服务水平,以减少纠纷和投诉的发生,并妥善处理已发生的纠纷和投诉。

3.火灾的应急处理流程

(1)报警:发现者迅速拨打"119"火警电话和医院保卫处(科)电话及楼管中心电话,讲明着火部门、着火位置、燃烧何种物质及人员被困和火势情况,并立即向医院及部门领导报告火灾情况[3]。

(2)疏散人群:救援队需要让患者、老人和儿童先撤离,有序地把人员带到安全地带。撤离时用湿毛巾、湿口罩或湿纱布完全罩住口鼻,以防窒息。

(3)灭火:根据现场情况尽量把火势集中,关好防火门和房间的窗户,避免火势蔓延。立即断电,隔离易燃易爆物品,保护好医院财产。

(4)保护现场:组织力量保护火灾事故现场,维护现场秩序。在火灾原因查明后,负责追究相关责任。

(5)预防火灾:做好日常的消防检查,保持消防通道无阻碍,消防设备完好,物品齐全,消除隐患,做好消防演练。

4.传染病疫情的应急处理流程

(1)初步识别与隔离:护士在接诊过程中,一旦发现疑似传染病患者如有发热、呼吸道症状或其他符合某种传染病特征的症状体征,应立即对其进行预检分诊。将疑似传染病患者引导至指定区域或隔离室,避免与其他就诊患者接触,降低交叉感染的风险。

(2)疫情报告:首诊医生或相应工作人员须按照国家传染病防治法规,在规定时间内完成传染病报告卡的填写,并通过网络直报系统或者其他规定途径向上级管理部门(如医院感染管理科)报告[4]。对于特殊或重大疫情,例如新发传染病、不明原因疾病或聚集性发病,应立即通知医院感染管理部门,不得延误。

(3)医疗处置:经预检为传染病人或疑似传染病人的,应将其转诊至感染科或专门设立的诊疗区域进行进一步诊断和治疗。根据传染病类型采取相应的医疗护理措施,如样本采集、实验室检测、开具药物治疗方案等。

(4)现场消毒与防护:对接诊区域、隔离区域、医疗器械、家具、地面等进行全面彻底的消毒和清洁。同时,加强诊室的通风换气,保持空气流通,确保环境安全。医务人员应按要求穿戴适当的个人防护装备,防止职业暴露。

(5)追踪调查与流调:协助疾控中心进行流行病学调查,收集患者的流行病学史、接触史等相关信息。对密切接触者进行追踪与健康检测,必要时实施医学观察或隔离。

(6)内部沟通与协作:启动医院内部疫情应对机制,包括但不限于召开紧急会议、调配人力物力资源、加强门急诊管理等。与上级卫生行政主管部门、疾控中心等部门保持紧密联系,及时报告疫情进展和处理情况。

(7)后续管理:按照国家传染病防控政策和医院管理制度,持续监控疫情动态,直至疫情得到有效控制。对疫情的发生、发展、控制过程进行总结分析,完善疫情防控应急预案和日常管理措施。同时,门诊要加强传染病防治知识的宣传和教育,提高患者和公众的防护意识。每个环节都需要严格遵守相关规定,确保疫情得到迅速、准确、有效的处置。

5.停电的应急处理流程

(1)发现门诊区域停电后,立即拨打后勤保障部电话,问清楚停电原因及时长。通知科主任和护士长,迅速组织人员开展应急处理工作。

(2)在停电时,应立即关闭所有电源开关,避免突然来电时电源设备受损。

(3)疏散患者至安全区域,安慰患者及家属不要惊慌,保持安静。立即组织水电工和保安逐一检查电梯是否有人员被困现象,应立即施救。组织保安人员在各楼梯口实施紧急接应,打开疏散门。加强巡视,注意防火防盗。

(4)维持现场就诊秩序,通知医生及收费人员做好手工挂号、开处方、收费的相关工作。

（5）如果停电时间较长，应尽快开启备用电源，确保必要的医疗设备和照明设施正常运行。

（6）在恢复供电后，应对所有医疗设备和照明设施进行检查，确保其正常运行。

（7）记录停电事件的处理过程和经验教训，以便未来更好地应对类似情况。

6.停水的应急处理流程

（1）接到停水通知后，通知科主任和护士长，迅速组织人员开展应急处理工作。查看是否存在水管故障或者全部停水现象。

（2）立即通知各部门，做好储水准备。

（3）给患者做好解释工作，安抚好患者情绪。

（4）停水可能会影响门诊的正常运营，应调整工作安排，确保在停水期间仍能提供必要的医疗服务。

（5）在停水期间，应启用备用水源，如储水设备、地下水等，以确保供水需求。同时，医院应确保备用水源的清洁和安全，避免因水源问题引发其他医疗事故。

（6）通知物业公司在厕所内备冲洗用水，密切关注门诊患者饮用水情况，协调备用水，满足急诊区域用水。

（7）一旦停水问题得到解决，医院应立即恢复正常供水。在恢复供水前，医院应对供水设备进行检查和维护，确保供水安全可靠。

7.网络瘫痪的应急处理流程

（1）发现问题与初步应对：发现门诊区域网络瘫痪后，立即拨打医院信息中心（科）电话进行故障排查，并通知网络管理员。若确认为门诊网络系统整体瘫痪，立即启动应急预案。通知科室主任、护士长以及其他关键岗位人员，向患者公布网络瘫痪情况，解释可能对就诊流程产生的暂时影响，并尽量安抚患者情绪。

（2）替代流程：使用临时纸质记录方式继续提供医疗服务，对门诊患者采用手工挂号、写病历、划价、开药和收费等传统方式，对于必须依赖网络的服务，如影像诊断报告打印,先口头告知初步结果,待网络恢复后再补发正式报告。

(3)信息记录:在网络恢复后,将手工记录的信息及时录入系统,确保数据完整性。

(4)后期改进:在处理完网络故障后,应记录整个处理过程和经验教训。网络管理员固定时间进行数据备份,便于各种原因引起的数据丢失后,网络功能可以迅速恢复。

(唐兰　刘欣)

第二节 门诊急危重症处理流程与护理

一、门诊急危重症护理人员核心能力

1.门诊急危重症护理特点

门诊急危重症护理是急救医疗体系中的重要一环,其目的是抢救患者生命、降低伤残率、缓解患者痛苦[5]。伴随经济发展,人群面对的突发意外事件增多、疾病威胁更加复杂,门诊急危重症承担的医疗任务逐渐加重,其在医疗体系中的地位日益重要。较其他门诊护理工作而言,急诊护理工作具有其特殊性。

(1)护理人员专业技术要求高。急诊面对的患者病情复杂,常需要紧急处理及干预,要求护理人员严密观察、精准评估、迅速处理。急诊护理人员需要理论知识扎实、专业操作技术过硬,熟悉各系统的疾病知识和病情观察要点,具有配合医生开展抢救工作的能力,熟悉各项急救操作技术和配合流程。

(2)护理工作要求迅速及时。门诊急危重症处理对速度有较高要求,面对火灾、交通事故、多人食物中毒、地震等突发公共卫生事件时,要求迅速开展抢救工作,面对群体多发伤时冷静迅速做出病情判断和分诊。对于心搏骤停、脑出血、肺栓塞等急症,要求争分夺秒迅速实施抢救措施、挽救患者生命。

(3)多学科协作组织能力强。门诊急危重症护理要求跨专业多学科协作,协调多学科之间的联系,合理高效协调调度,确保患者迅速得到全面有效救治[6]。急诊护理工作要求护士具有优秀的协作合作能力,有全局观,与各科室各部门密切联系、沟通协商。

2.门诊急危重症护理人员专业素养

门诊急危重症护理是门诊护理工作的重要组成部分。抢救室等紧张繁忙的工作环境、病情复杂多变的服务对象、快速严肃的工作流程等都对急危重症

门诊护士的专业素质提出更高要求。门诊急危重症护理人员须具备以下核心专业素养。

(1)扎实的专业基础知识。门诊急危重症护理人员需要掌握各专科常见病急救知识及技能,熟悉急诊护理相关法律法规。护士扎实的专业基础知识和实践技能,是急危重症护理中患者生命抢救成功的关键因素[2]。护理人员培养敏捷、沉着、精准的急救处理技术,抢救中较短时间内高质量完成紧急处理,有敏锐的病情观察能力、预见性护理意识,能迅速协助医生评估病情。此外,护士还应坚持学习、更新知识,不断扎实专业理论知识、训练急救技术。

(2)临床评判性思维。门诊急危重症护士须具备评判性思维能力。在门诊忙乱繁杂的工作中,护士需要培养观察、评估、分析、判断、决策的能力,需要能够快速综合评判患者病情、准确分诊处理,能够预判疾病潜在风险、独立思考,及时采取措施解决问题[7]。

(3)灵活应变能力。门诊急危重症护士常常面对各种紧急突发情况,要求护士具备灵活应变能力,及时反应、有效应对各类病情变化或突发公共卫生事件。

(4)协调沟通能力。门诊急危重症常需要协调各个科室合作处理患者病情,护士的协调沟通组织能力,在急危重症患者的抢救过程中有着举足轻重的作用[8]。护士与各个科室急诊医生的沟通,能保证患者及时得到有效救治;护士与收费处、检验科、放射科等部门人员的沟通,能帮助急诊救治工作的顺利开展;护士与院外出诊急救工作人员的有效沟通,能确保急救患者安全顺利交接[9];护士与患者及家属的有效沟通,有助于完善病史收集、完成病情告知和健康教育等。

(5)严谨慎独工作态度。门急诊工作节奏快、面临的患者多样、处理的病情复杂多变,护士需要严谨慎独,精准快速处理各类医嘱。严格按照护理制度、操作程序完成各项护理工作,确保完成急危重症护理工作的质量。急危重症病情观察中,需要严谨、积极、主动、灵活,早期发现并防治疾病危象及并发症[9]。

(6)共情同理人文素养。门诊急危重症护理人员须具备共情、同理的人文素养,对患者细心、热心、耐心。面对丧失意识、无家属陪护、自杀自伤等患者时,门诊急危重症护理人员应注意保护患者隐私,动作切忌粗暴[6]。行侵入性操作及无菌操作时应严谨慎独,避免对患者造成伤害。不随意谈论患者病情、不随意评论患者行为,尊重理解患者,践行救死扶伤人道主义精神。

二、门诊急危重症病情评估工具

1.澳大利亚预检分诊量表

澳大利亚预检分诊量表(Australian triage scale,ATS)于1993年编制,依据患者可以在不发生危险的情况下等待多长时间分为五级,适用于急诊科行患者预检分诊[10]。具体评估内容见表8-1。该量表具有良好的信度及效度,被广泛应用于澳大利亚等国家,是预检分诊其他五级系统发展的基础。护理人员需经过急诊预检分诊培训且有丰富急诊工作经验,能在短时间内评估患者病情,迅速依据分级标准对患者进行分级。对于量表评估分级处于复苏及非常紧急的危急患者,要求护士在分诊后立即送入抢救室展开抢救。分级提示紧急、普通及非紧急患者,护士应在候诊阶段对患者进行再次评估及分级,防止候诊阶段患者出现病情变化。

表8-1 澳大利亚预检分诊量表

分级	处理时间
1级—复苏	立即复苏
2级—非常紧急	10分钟内
3级—紧急	30分钟内
4级—普通	60分钟内
5级—非紧急	120分钟内

2.曼彻斯特分诊量表

20世纪90年代,英国开始应用曼彻斯特分诊量表(Manchester triage system,MTS)。该量表适用于急诊科就诊患者的分诊,量表参数简单、评估快捷,属于国际公认预检分诊工具,评估内容见表8-2。曼彻斯特分诊量表将患者主诉分成52种,评估患者是否存在生命威胁,评估患者意识状态、疼痛程度、生命体征,评估患者有无自主呼吸、有效通气、有无自主循环、活动性出血等[6]。

表8-2 曼彻斯特分诊量表

颜色	分级	处理时间（分钟）
红	危急	0
橙	紧急	10
黄	次紧急	60
绿	一般	120
蓝	非紧急	240

3.美国急诊严重度指标

美国急诊严重度指标（emergency severity index，ESI），该量表根据疾病严重程度及医疗资源占用情况，将急诊患者分为五类[5]。量表使用简单，护士仅需评估患者严重级别，操作灵活，见表8-3。护士根据量表A、B、C、D四大块问题进行预检分诊。A：患者生命是否垂危，如是则为1级；如不是则进入B。B类问题评估患者是否面临高风险情况、存在意识障碍或严重疼痛，病情处置是否不能等待，如是，分级为2级，如无上述情况则进入C类问题。C类问题评估患者需要完善多少检查，如果患者主客观资料、既往病史等提示无需任何医疗资源，分级是5级；需要1项医疗资源，分级是4级；若需要一些医疗资源，进入D类问题。D类问题评估患者年龄、生命体征是否稳定，如稳定分级为3级，不稳定分级为2级。目前首都医科大学附属儿童医院应用该量表于儿科患者分诊，四川大学华西医院基于该量表开发急诊预检分诊系统以提升护士工作效率。

表8-3 美国急诊严重度指标

问题	内容
A 生命是否垂危	心搏骤停、呼吸停止、严重呼吸窘迫、氧饱和度低于90% 失去反应的严重损伤、用药过量致呼吸小于6次/分 严重呼吸窘迫 严重心动过缓或心动过速，伴低流量灌注 低流量灌注所致的血压过低 需要立即补液治疗的损伤患者 胸痛、脸色苍白、大汗、血压70 mmHg以下 虚弱、眩晕、心率30次/分、过敏反应、婴儿 乙醇中毒致无反应、低血糖伴神志改变

续表

问题	内容
B 是否不能等待	是否存在高风险的情况 患者是否意识不清、昏迷或意识障碍 患者是否处于严重的疼痛
C 需完善多少检查	根据患者主观资料、客观资料、既往史、年龄、性别分诊,评估患者需要多少资源
D 生命体征情况	年龄	心率(次/分)	呼吸(次/分)	氧饱和度
	小于3个月龄	大于180	大于50	低于92%
	3个月龄至3岁	大于160	大于40	低于92%
	3~8岁	大于140	大于30	低于92%
	大于8岁	大于100	大于20	低于92%

4.中国医院急诊科规范化流程

2012年9月,国家卫生和计划生育委员会发布《医院急诊科规范化流程》,见表8-4,对急诊科分诊台设置、急诊患者病情分级分区就诊进行了规范[11]。红色区域代表患者需复苏、抢救,该区域收治需立即应诊的1级濒危患者、需紧急处理的2级危重患者。黄色区域代表患者需候诊和观察,如3级急性病症患者,诊疗中要求严密观察患者情况,随时根据病情变化调整级数。绿色区域用于轻症患者的快速处置。护士应评估患者病情严重程度、所需医疗资源情况,综合评定患者分级。

表8-4 医院急诊科规范化流程

分级	病情严重程度	处理时间(分钟)	就诊区域	常见疾病
1级	濒危患者	0	抢救区(红)	无呼吸/无脉搏、气道梗阻、大出血等
2级	危重患者	0~10	抢救区(红)	心绞痛、多发伤、脑卒中、休克、临床危象等
3级	急性病症患者	10~30	诊断区(黄)	急性腹痛、发热、腹泻等
4级	轻症患者	30~120	诊断区(绿)	病情稳定、临时开具检查医嘱、药物处方等

三、门诊急危重症常见症状的识别与护理

1.发热

发热是机体受致热源等因素影响,导致下丘脑体温调节障碍,产热散热丧失平衡,体温异常升高的现象。发热程度按热度高低分为37.4~38 ℃低热、38.1~39 ℃中等热、39.1~41 ℃高热、≥41 ℃超高热。急诊护理人员需准确迅速判断发热原因,如考虑传染病患者,及时分流处理,做好消毒隔离工作;如发热患者是高龄老人、妊娠妇女、伴循环呼吸系统等基础疾病的患者,应严密观察病情、监测生命体征变化[12]。

(1)发热患者病情评估要点:1)评估患者发热开始、持续时间,体温变化情况。测量患者的体温、呼吸、脉搏、血压。支气管肺炎、流行性感冒等常见病导致的不规则热,体温没有变化规律。如患者发热类型为稽留热,体温在几天或几周内均在39~40 ℃以上,一天内体温波动在1 ℃以内,应考虑大叶性肺炎、伤寒、流行性脑脊髓膜炎等。如患者发热,体温在39 ℃以上,一天内体温波动在2 ℃以上,考虑风湿热、化脓性疾病、败血症等引起的弛张热。体温突升至高峰且维持数小时,再迅速下降到正常范围,间歇期持续一天至数天,高热、无热期交替反复出现的间歇热见于急性肾盂肾炎、疟疾、淋巴瘤等。如体温骤升至39 ℃或以上,持续几天后骤降至正常,高热无热期各持续数天后交替反复,应考虑霍奇金淋巴瘤等导致的回归热。体温逐渐升高至39 ℃或以上,几天后逐渐降至正常,维持数天后又逐渐升高,体温反复变化多次,见于登革热等引起的波状热。2)评估患者是否畏寒、寒战、大汗。如发热前伴寒战症状,应考虑化脓性细菌感染等。3)观察患者精神状态、面色,查看患者神志状态是良好或萎靡不振,有无大汗淋漓或寒战,面色潮红或是苍白。4)患者有无头晕头痛、畏寒寒战、恶心呕吐、咳嗽咳痰、尿频尿急、关节肿痛、皮疹皮炎、腹痛等伴随症状。5)询问患者是否有疫区接触史、传染病接触史、手术外伤史等。评估患者发热治疗、检查、用药情况。6)发热伴意识障碍、休克,小儿高热惊厥患者需立即干预处理。

(2)鉴别分诊:《发热待查诊治专家共识》中,将门急诊发热患者分为经典型发热待查、住院患者发热待查、人体免疫缺陷病毒感染者发热待查、粒细胞缺乏患者发热待查4类[12]。经典型发热待查包含感染性发热、非感染性发热、

肿瘤性疾病发热等类型。

1)感染性发热。约50%~60%的发热是由感染性疾病引起。细菌、病毒、真菌、寄生虫、支原体等感染,均可能引起感染性发热。①全身感染、中枢性感染发热患者,多伴意识障碍等症状。②上呼吸道感染发热患者,常伴咽痛、咳嗽、咳痰、鼻塞、流涕;下呼吸道感染患者多诉胸痛、呼吸困难、咳出铁锈色痰。③急性胃肠炎发热患者,伴恶心呕吐、腹痛、里急后重、腹泻等症状。④急性胆道感染发热患者,伴上腹痛、呕吐、黄疸等。⑤尿路感染发热患者,伴尿频、尿痛、尿急、血尿等症状。

2)非感染性发热。自身免疫性疾病、自身炎症性疾病均可能引起发热。患自身免疫性疾病患者,人体变态反应产生抗原抗体复合物,激活机体致热源细胞,干扰素、白细胞介素-1、炎症蛋白-1等释放入人体,导致机体发热。溃疡性结肠炎、克罗恩病等自身炎症性疾病导致的发热,约占发热待查比例的20%~30%。①高温天气发热,考虑中暑、热射病等。②发热伴皮疹患者,根据皮疹出现时间、皮疹外观,判断是否为风疹、伤寒、药物热等疾病。

3)肿瘤性疾病发热。急性白血病、淋巴瘤、肾上腺素瘤、中枢系统肿瘤等均可能引起发热,但在急诊发热待查中占比不高。肿瘤化疗患者发热,应考虑中性粒细胞下降导致骨髓抑制。

(3)急诊发热患者护理

1)处理原则。发热患者应对症处理,可使用冰袋物理降温、温水擦浴等措施行物理降温,根据患者病情使用退热药物。如患者为感染性发热,应及时明确病原体,合理应用抗生素。如发热患者伴有精神症状、呼吸困难时,应立即抢救处理。

2)护理措施。①控制体温:急诊患者物理降温是首选措施,降温中需密切关注体温等生命体征变化情况,可选用冰袋或退热贴等放置在额头或大动脉处。如有遵医嘱使用退热药物患者,需密切监测患者体温及病情变化,避免体温突然下降或出汗引起虚脱。必要时应建议静脉通道补液,维持水、电解质和酸碱平衡。②病情观察:发热伴咳嗽、咳痰、呼吸困难等症状的患者,应遵医嘱予以雾化吸入,护理时应指导其深呼吸及有效咳嗽,使之保持呼吸道通畅,必要时予以吸氧,改善高热耗氧量增加导致的缺氧状态。密切观察患者是否出现胸闷气短、呼吸困难等症状,监测生命体征变化情况,必要时给予抢救。

③患者安全：对于高热伴惊厥患者，应注意保护患者安全，防止跌倒、坠床等不良事件，必要时在征求家属知情同意的前提下，进行约束护理，配合医生迅速及时对症处理及抢救。

2. 腹痛

腹痛多由腹部脏器病变如炎症、穿孔、出血、梗阻等引起，是机体受内、外刺激后出现的一系列病理改变引起的腹部不适，是急诊常见症状，起病急、病情重、病情变化快，需要护士仔细、谨慎判别分诊，妥善快速处置病情。对于腹痛患者，应优先评估患者生命体征、意识状态及循环情况，完善体格检查，优先处理生命体征不稳定、出现休克等危及生命的情况。如患者病情稳定，再次评估患者疼痛程度、部位、持续时间、伴随症状等，鉴别腹痛病因并帮助病情处置。

（1）腹痛患者病情评估要点

急诊就诊患者中腹痛患者约占10%，腹痛病因复杂、病情多变，仅不到30%的急性腹痛患者可以确诊病因，40%及以上的腹痛患者为"非特异性腹痛"，处置延迟或不当会影响患者预后、危及生命。腹痛患者病情评估应全面采集病史、完成体格检查及必要的辅助检查，快速鉴别分诊、明确诊断。

1）既往病史。评估患者是否存在胃肠道溃疡性疾病、腹部手术外伤史、女性患者月经史及生育情况等。

2）年龄及性别。儿童急性腹痛常见于先天消化道畸形或胆道闭锁、肠套叠、肠道寄生虫病等，成人急性腹痛多由急性胃肠道穿孔、阑尾炎、肠梗阻、腹外伤导致脏器破裂等造成，老年患者急性腹痛多见于腹内脏器恶性病变等。腹痛就诊的生育期女性，应排除盆腔病变、妇产科疾病，如盆腔炎、卵巢囊肿蒂扭转、宫外孕、子宫破裂穿孔等。

3）腹痛诱因、部位、性质、发作情况、伴随症状等。腹痛急诊患者病情评估中，需重视收集患者腹痛发生诱因，如是否有饮食不当、食物不洁、剧烈活动、精神紧张等。暴饮暴食、高脂肪饮食、酗酒、饮食不洁等诱发的腹痛多见于急性胃肠炎、胰腺炎、胆囊炎等。剧烈运动后腹痛需警惕肠扭转、卵巢囊肿蒂扭转等。进行性加重的腹痛考虑腹部急性炎症，持续性腹痛伴阵发性加重考虑肠痉挛或肠梗阻。腹痛出现的部位、腹部压痛最明显部位常提示腹部病变部位。腹痛依据发生机制可分为内脏痛、躯体痛、牵涉痛,腹痛性质如钝痛、绞痛、胀痛等可以反映病变性质。如空腔脏器炎症胃肠炎,腹痛性质为钝痛。如炎症刺激、梗阻导致平滑肌痉挛收缩,可出现绞痛,如胆绞痛可表现为右上腹绞痛,可伴右肩胛、右背部放射痛。内脏压力增大,如急性胃扩张、肠梗阻、肠胀气等可出现腹部胀痛。评估患者是否存在发热、恶心呕吐、腹胀、黄疸、排便排尿异常、休克等伴随症状。

4)体格检查。急诊腹痛患者体格检查前需评估生命体征是否平稳,仔细观察鉴别局部体征。体格检查顺序应为视、听、叩、触,避免叩诊、触诊按压刺激小肠导致肠蠕动减少。

①视诊。查看患者神情意识,查看面色有无苍白、紫绀(发绀)、大汗,是否因疼痛采用强迫体位,有无早期休克体征。如患者面色苍白、大汗淋漓、头晕心慌、脉搏细速和血压进行性下降,应考虑患者出现低血容量性休克等。如患者采取蜷曲侧卧被动体位、害怕活动导致疼痛程度加重,应考虑急性化脓性腹膜炎等。全腹胀气膨隆等多见于肠梗阻等。

②听诊。通过听诊可以评估肠蠕动情况。肠鸣音亢进提示炎性刺激或消化道梗阻,肠鸣音减弱或消失提示麻痹性肠梗阻或急性肠坏死。

③叩诊。肾区叩痛提示肾脏病变,肝区叩痛提示肝胆病变,叩诊出现移动性浊音提示腹腔积液。

④触诊。如触诊出现腹部压痛、反跳痛、肌紧张等体征,常提示腹膜炎症病变,此类表现多见于外科急腹症。若触诊扪及腹部包块,应考虑相应部位急性炎症、肿瘤等病变可能。但应注意,老人、儿童患者腹部肌肉紧张的触诊体征常不明显。

⑤辅助检查。实验室检查中白细胞计数、中性粒细胞计数等增加提示感染和感染程度,红细胞计数及血红蛋白值可提示是否存在出血等。影像学检查中,胸腹部X线检查,可以帮助肺炎、肺部恶性肿瘤等病情诊断,帮助发现消化道穿孔导致的膈下游离气体等。腹部CT检查可以帮助检查腹腔内部脏器的形态、大小、密度、是否存在占位性病变、是否出现积气积液等。对于急性腹痛患者,还可以通过诊断性腹腔穿刺帮助判断病情,如诊断穿出不凝血,提示腹腔脏器破裂活动性出血。

（2）鉴别分诊

1）外科腹痛、非外科腹痛鉴别

外科腹痛患者，短期内病情进展迅速，多突然出现剧烈腹痛，腹痛4~6小时后出现发热等，腹痛部位明确，多伴强迫体位和腹膜刺激征，腹部膨隆，偶可见腹部胃肠型及蠕动波，叩诊肝浊音界缩小，听诊肠鸣音减弱或消失。血常规白细胞计数明显上升，中性粒细胞比值增高，影像学中可显示膈下游离气体、腹部胀气，腹腔穿刺可能出现血性、脓性液体等。如腹痛超过6小时，患者出现体温升高但脉搏下降、血压进行性下降等症状，应警惕休克的可能。内科腹痛患者，常由暴饮暴食、高脂饮食、酗酒等不良饮食行为引起，精神高度紧张等也有可能引起腹痛。内科腹痛常有恶心、呕吐、腹胀腹泻等消化道症状。腹痛常出现在发热后，腹部体征不明显，没有固定压痛点，不伴腹膜刺激征。内科腹痛患者常自觉腹痛剧烈、面容痛苦，但腹部体征不明显。腹痛初期血常规显示白细胞计数正常，影像学无阳性结果，较少出现腹外症状及全身症状。

2）腹痛类型鉴别

①外伤腹痛鉴别。外伤导致的腹痛患者，应评估外伤史，特别是腰腹部外伤等，注意排除有无腹壁伤如挫裂伤等。外伤腹痛在原发性休克恢复后，患者多表现出急性持续性的剧烈腹痛，伴随恶心呕吐等消化道症状。外伤后患者出现烦躁、面色苍白、冷汗、脉搏细速、血压下降等情况时，要警惕腹腔内出血，此时患者移动性浊音呈阳性，腹腔诊断性穿刺会抽出不凝血。如出现急性化脓性腹膜炎，患者常有腹部压痛、反跳痛、肌紧张等腹膜炎体征，腹腔穿刺出消化道分泌物或脓性分泌物。

②穿孔性腹痛鉴别。消化道穿孔导致的腹痛，呈突发剧烈的刀割样剧痛，疼痛持续且逐渐加重。患者呈明显腹膜炎体征，常出现休克。听诊肠鸣音消失，叩诊出现腹部移动性浊音等。

③出血性腹痛鉴别。患者常有肝癌、消化道溃疡等既往病史，如育龄期妇女，注意评估末次月经并排除输卵管妊娠。出血性腹痛起病急，腹痛持续，患者常有呕血、便血等伴随症状。如患者出现进行性贫血、腹部叩诊移动性浊音呈阳性，要注意排除内出血可能。超声检查时，可显示腹腔内液性暗区和受损脏器。

④炎症腹痛鉴别。炎症性急性腹痛起病缓慢，病情由轻逐渐加重，腹痛呈持续性、进行性加重。炎症波及脏器浆膜、壁腹膜时，会出现典型腹膜炎体征，以原

发病变部位最为明显。早期患者会出现全身感染症状,如高热寒战、脉搏加快等。患者可伴典型消化道症状,多见于急性阑尾炎、急性盆腔炎、急性胆囊炎等。

(3)急诊腹痛患者护理:腹痛患者应快速评估生命体征、意识情况,结合病史、体格检查、辅助检查等分类处置患者。腹腔脏器出血、输卵管妊娠破裂出血等患者,应第一优先处理,快速纠正休克的同时消除病因止血。对于管腔梗阻导致的急性腹痛患者,应第二优先处理,快速完成各项检查的同时,纠正患者一般情况,完善急诊手术准备。对于阑尾炎、胆囊炎等明确炎症部位的患者,应第三优先处理,尽快完成药敏试验,选择合适敏感的抗生素控制炎症。第四优先处理的患者,为全身其他系统疾病导致的腹痛,此类腹痛往往程度不重,应结合病史、体格检查等明确病因,治疗控制基础疾病。腹痛急诊护理包括以下内容:

1)严密监测生命体征。观察患者生命体征、意识状态等变化。

2)半卧位休息。腹痛患者应采取半卧位卧床休息,将腹腔渗液积聚在盆腔,使炎症局限、吸收,改善呼吸及循环情况。

3)饮食护理。急腹症患者未明确诊断前应禁食禁饮,必要时予以胃肠减压。

4)疼痛护理。急性腹痛患者未明确诊断前,应禁用吗啡、盐酸哌替啶等止痛药物,以免掩盖病情。

5)完善术前准备。建立静脉通路,完善术前备皮、肠道准备、知情同意等工作。

6)心理护理。急性腹痛患者多有焦虑、紧张情绪,应做好患者及家属的解释沟通工作,取得患者及家属的理解和配合。

3.胸痛

胸痛通常以胸部、胸部邻近部位疼痛等为主要表现。《急性胸痛急诊诊疗专家共识》提出,急性胸痛病因复杂、病情严重、差异性大,包括急性肺栓塞、急性冠脉综合征、急性主动脉综合征等[13]。其中,急性冠脉综合征高居致命性胸痛病因第一位,其指冠状动脉内不稳定粥样硬化斑块破裂、糜烂继发新鲜血栓导致心脏急性缺血综合征,包括ST段抬高型心肌梗死、非ST段抬高型心肌梗死、不稳定型心绞痛等。急性心肌梗死、急性肺栓塞、心脏压塞、主动脉夹层、张力性气胸等疾病均是以胸痛为主要表现,随时都可能导致患者死亡,需要护士及时识别胸痛高危疾病,快速准确分诊。

(1)胸痛患者病情评估要点

1)现病史。护士可以根据胸痛患者的病史评估并判定分诊。应注意详细询问患者病史、完成体格检查,特别注意胸痛部位、胸痛性质、影响因素、伴随症状的评估。

①胸痛部位、胸痛性质。评估患者胸痛出现部位及放射部位。心肌梗死疼痛部位多在胸骨后方、心前区,多伴左肩部及左上臂内侧放射痛。主动脉夹层疼痛多在胸背部,伴下腹部、腰部放射痛。胸膜炎导致的胸痛部位在胸廓前部或下侧部,胸壁病变导致的胸部部位局限伴压痛。心绞痛导致的胸痛多为压榨性疼痛,患者常有压迫感、憋闷感、窒息感。主动脉夹层动脉瘤破裂等导致的胸痛常突然发生,患者会突然感到胸前区剧烈撕裂痛。食管病变导致的疼痛多为持续性的烧灼痛、隐痛。

②胸痛持续时间。炎症、栓塞、梗死、肿瘤导致的胸痛为持续性疼痛,平滑肌肉痉挛、血管狭窄、缺血导致的胸痛多为阵发性疼痛。心绞痛导致的胸痛发作时间短、仅持续几分钟;心肌梗死导致的胸痛持续时间长、较难缓解。

③胸痛伴随症状。食管病变胸痛,患者常伴有进行性吞咽困难、咽下疼痛等症状。气管、支气管病变胸痛患者常伴有咳嗽、咳痰等症状。肺部病变如肺癌等导致的胸痛,患者可出现痰中带血等症状。

④疼痛影响因素。心绞痛患者,重体力劳动、精神紧张等均会导致疼痛发生,舌下含服硝酸甘油后可缓解胸痛症状。反流性食管炎等导致的胸骨后灼痛,常在患者进食饱餐后出现,如采取仰卧、俯卧位会使症状加重。自发性气胸、胸膜炎等导致的胸痛,患者深呼吸、咳嗽会加重疼痛症状。

2)既往病史。护士需评估患者既往病史,分析导致胸痛原因。如患者是否有冠心病史、自发性气胸病史、气管及支气管病变等。评估患者有无抽烟、酗酒等生活习惯,评估患者家族病史等。

3)体格检查。护士需要评估患者生命体征情况。注意观察患者胸部皮肤、胸廓外形,双侧胸部是否对称,有无胸腹部外伤等。触诊检查有无胸前区肿块、压痛。考虑主动脉夹层患者,需要将双侧桡动脉、股动脉及足背动脉搏动情况进行对比,必要时测量双侧肢体血压。

4)辅助检查。即时检验是胸痛急诊患者重要诊疗工具,可以快速进行实验室检查,帮助明确诊断、协助诊疗。常见的检验项目包括心肌损伤标志物(心肌肌钙蛋白、血清肌酸磷酸激酶同工酶、肌红蛋白)、心脏功能标志物(利尿钠肽)、出凝血标志物(D-二聚体)、C反应蛋白、动脉血气分析等。除此之外,心电图检查、影像学检查等也可帮助病情判断。①心肌损伤标志物:多用于缺血性胸痛患者协助筛查及排除诊断。②心脏功能标志物:利尿钠肽协助心力衰竭早期诊断及预后判断,帮助急性胸痛患者的鉴别诊断、危险分层等。③出凝血标志物:D-二聚体可以反映血浆中凝血系统和纤溶系统情况,D-二聚体升高反映体内高凝状态和纤溶亢进,是肺动脉栓塞的首要筛查指标。④C反应蛋白:目前临床广泛应用的炎性反应标志物。C反应蛋白在急性心肌梗死患者中,可维持高峰48小时,高峰值可反映患者心肌梗死面积。⑤动脉血气分析:是快速帮助判定患者酸碱平衡情况和电解质水平的床旁即时检验方法。胸痛患者可以通过动脉血气分析快速判定循环灌注情况,及时紧急处理、预防病情恶化。⑥心电图检查:十二导联心电图检查,可以帮助判断是否存在急性冠脉综合征等,需要在首次医疗接触后10分钟内完成检查。气胸患者心电图可能出现顺钟向转位、左胸QRS导联低电压的现象,右侧气胸的QRS电压同呼吸周期呈现一致性的变化。⑦影像学检查:怀疑气胸的胸痛患者,X线检查是最常用诊断方法,X线可评估患者肺部萎缩程度等。急性主动脉夹层、肺栓塞等可以在CT血管造影下得到明确诊断。

(2)鉴别分诊:胸痛患者应优先评估患者生命体征、意识等情况,如出现生命体征不稳定、心脏停搏等危及生命的情况,应立即优先处理。分诊流程如下:

1)评估患者生命体征是否稳定、意识状态是否清醒、呼吸循环状况是否稳定、心电图筛查有无异常等。如出现心脏停搏、生命体征不稳定、出现休克等,立即抢救,反之再次评估患者情况。

2)再次评估患者胸痛病因、疼痛情况、疼痛诱发因素、疼痛伴随症状、相关辅助检查结果等。

3)鉴别评估患者是否有外伤史。

4)如患者有外伤史,评估患者有无呼吸困难、胸壁饱满、肋间隙增宽、皮下气肿、颈静脉怒张等,如有,应考虑张力性气胸。

5)如患者无外伤史,评估患者疼痛性质、时间、部位、辅助检查、伴随症状等。急性冠脉综合征患者胸痛多在心前区或胸骨后,为压榨性疼痛,疼痛持续时间多为数分钟,患者常伴出汗、恶心呕吐、心悸等症状,CT检查中可显示下腔静脉压迫等。主动脉夹层患者胸痛多在胸背部为撕裂样或刀割样,持续时间数分钟,患者可伴虚脱等但血压下降不明显,双侧肢体动脉血压测量值不一致,CT检查可见血管巨大夹层。肺栓塞患者常出现胸骨后向肩背部放射的炎性胸痛或心绞痛样胸痛,会出现晕厥症状,且晕厥为首发或唯一症状,患者有憋气、呼吸困难、咳嗽咯血等表现,CT检查可见肺内栓塞。

(3)急诊胸痛患者护理:胸痛患者常采取对因治疗,如急性心肌梗死患者需卧床休息、给氧、镇痛、抗血小板治疗等。主动脉夹层患者需要镇静、降压、立即手术。肺栓塞患者需要抗凝溶栓及介入治疗。张力性气胸患者需要立即排气、降低胸腔内压力。护理中需要注意以下内容:

1)卧床休息。胸痛患者需要卧床休息,避免咳嗽、屏气等增加胸腹腔内压力的行为。

2)氧气吸入。呼吸困难、发绀患者,需要遵医嘱给氧,测量血氧饱和度。

3)疼痛护理。及时动态评估患者胸痛变化情况,评估疼痛程度、持续时间、影响因素,记录疼痛时患者心电图变化。必要时遵医嘱用药,观察用药后反应。

4)病情观察。严密监测生命体征变化,当出现心律失常、心衰或休克时应立即组织抢救。

5)术前准备。必要时完善术前准备,做好患者及家属的解释沟通及心理护理工作。

6)引流管护理。对于胸腔闭式引流患者,需要及时观察巡视引流管的固定情况、引流液体的颜色性质和量,保持引流管通畅,防止受压,注意观察引流瓶内的水柱是否跟随呼吸上下波动等。

4.创伤

创伤是指机体在遭受暴力等致伤因素的作用下,组织结构完整性、连续性被破坏,功能受损的一种病理状态。意外事故如车祸、高处坠落、爆破、挤压、机械暴力等均可能造成人体创伤,患者多由他人送至医院,对创伤尤其是多发性创伤患者,门诊急危重症护士应立即将患者送入抢救室急诊处置。创伤按原因、类型、部位等不同,分为以下几类:1)按创伤原因可分为烧伤、冻伤、机械力伤、冲击波伤等;2)按体表有无伤口,可分为开放性创伤、闭合性创伤;3)按受伤部位,可分为颅脑伤、颈部伤、上肢伤、胸部伤、腹部伤、脊柱脊髓伤、骨盆部伤、下肢伤等;4)按受伤数量,可分为单发伤、多发伤;5)按受伤程度,可分为轻度创伤、中度创伤、重度创伤[14]。

(1)创伤患者病情评估要点

1)快速观察患者意识状态,监测生命体征。观察患者面色有无紫绀、缺氧,仔细检查有无外伤出血。检查患者头部是否有头皮裂伤、头骨凹陷性骨折、有无脑脊液外漏等。双侧瞳孔不等大提示脑疝可能,双侧瞳孔缩小警惕脑出血可能。查看胸腹部有无外伤伤口,如有活动性搏动性出血,警惕心脏、大血管创伤。

2)评估患者外伤发生原因,如事故发生的地点、经过、时间、具体情况等。详细询问创伤原因、致伤体势、患者受伤后症状及处理经过。如为意外创伤事故,需留取患者家属、执事方等联系方式、有效证件等。

3)评估患者疼痛情况。外伤患者疼痛程度与受伤位置的神经分布、受伤程度、炎性反应强弱等有关[15]。腹痛患者,如有腹膜刺激征症状要警惕腹膜炎、腹腔脏器出血的可能。在创伤患者诊断未明、伤情未评估全面前谨慎使用镇痛药物,防止病情被掩盖,导致误诊或漏诊。

4)体格检查。①监测患者生命体征,计算脉压差,快速判别患者是否存在失血性休克等。②评估患者意识状态,有无意识模糊、昏迷,有无头晕头痛,有无恶心呕吐,检查患者双侧瞳孔有无异常,判别是否存在颅脑损伤、颅内出血、脑疝等。③观察患者呼吸运动有无异常。如患者胸廓呼吸运动呈反常呼吸,应注意判别有无多发性肋骨骨折;如患者烦躁、大汗淋漓、呼吸缓慢甚至暂停、一侧呼吸运动减弱、紫绀、血压进行性下降,需要警惕张力性气胸。④患者腹痛、腹胀、腹肌紧张,面色苍白、脉速、血压进行性下降时,应警惕腹腔内出血。⑤检查患者四肢肢体、躯干等有无明显创伤和出血,四肢骨关节有无骨折、畸形、疼痛、运动障碍等。⑥如病情允许,行X线检查排除有无气胸、骨折等;CT检查帮助诊断是否存在颅脑损伤、腹部脏器损伤等;超声检查可以发现胸腹腔积液积血,帮助判别是否存在肝脾等实质脏器破裂出血。如怀疑创伤造成血管损伤,可选择性行血管造影。

（2）鉴别分诊

门诊急危重症护士接诊创伤患者,需要依据患者创伤部位、受伤程度、生命体征等对严重程度进行判断。鉴别分诊流程如下：

1）创伤患者,特别是多发性创伤患者,应快速评估患者气道、呼吸、循环、神经功能、暴露和环境情况,收集患者受伤时间、部位及处置经过。判定患者生命体征、意识状况、双侧瞳孔变化、是否存在昏迷史等。从头到脚,按顺序进行全身体格检查。

2）根据患者情况进行急救处理。对于有休克、窒息、活动性大出血、开放性气胸、张力性气胸、颅内压增高、脑疝患者,应立即进行紧急抢救处置。创伤患者急救处置中应注意保持呼吸道通畅,清除患者气道分泌物,持续给氧,必要时行气管插管/气管切开,予以机械通气。完善患者血常规、凝血象、血生化等实验室检查,进行X线、CT等必要的影像学检查。对症处理患者病情,处理患者伤口、控制活动性出血,建立静脉通道,补充血容量,控制感染范围和程度等。

3）再次评估患者病情,如病情需要立即手术,即行急诊手术准备；如患者生命体征不稳定暂无法接受手术,即行保守治疗。根据患者病情,按需进入ICU监护。

（3）急诊创伤患者护理

1）卧床休息。创伤患者如伴休克症状,应予以休克中凹卧位,注意患者保暖。如患者已经出现低体温、休克,应积极采取加温措施。

2）保持有效通气。急性创伤患者如出现窒息,应立即解除呼吸道梗阻,抢救患者生命。加强患者呼吸道管理,防止误吸,特别是进食后创伤就诊患者,如发现误吸需要立即清除呼吸道异物。舌后坠患者,使用舌钳等拉舌固定,防止舌后坠阻塞呼吸道。如创伤患者丧失呼吸道保护性反射,应立即置入口咽通气管,必要时行气管插管。如患者出现喉骨折、急性喉头水肿等,需要行环甲膜穿刺通气。如患者因胸部开放性创伤导致呼吸功能障碍,需要立即使用敷料压迫封闭胸部开放性创口。如患者因严重张力性气胸影响呼吸,应立即在胸骨第二、三肋间,行粗针穿刺排气减压。血胸、气胸、纵隔气肿等严重胸部创伤患者,应及时行胸腔闭式引流。

3）氧气吸入。遵医嘱给氧,必要时加压给氧或予以呼吸机机械通气。

4）行止血、补液、伤口清创、抗休克抗感染等对症处理。创伤患者应立即止血,以便控制急性失血。四肢大血管损伤患者,可采取止血带、充气止血仪等进行止血处理。建立静脉通道,必要时输血,补充患者血容量。开放性创口行清创缝合,注意使用抗生素治疗预防感染。骨折患者注意进行骨折固定,开放性骨折患者使用无菌敷料包裹局部,防止污染伤口,抓紧时间进行手术准备。

5)心理护理。急性创伤就诊患者,面临突发创伤时常恐惧无助,伤情严重患者常危及生命,患者及家属常感焦虑不安。护士应加强与患者及家属的沟通,指导治疗和护理配合,给予患者及家属接受治疗的信心。

四、门诊常见急危重症抢救配合流程[16]

1.心肌梗死抢救流程(图8-1)

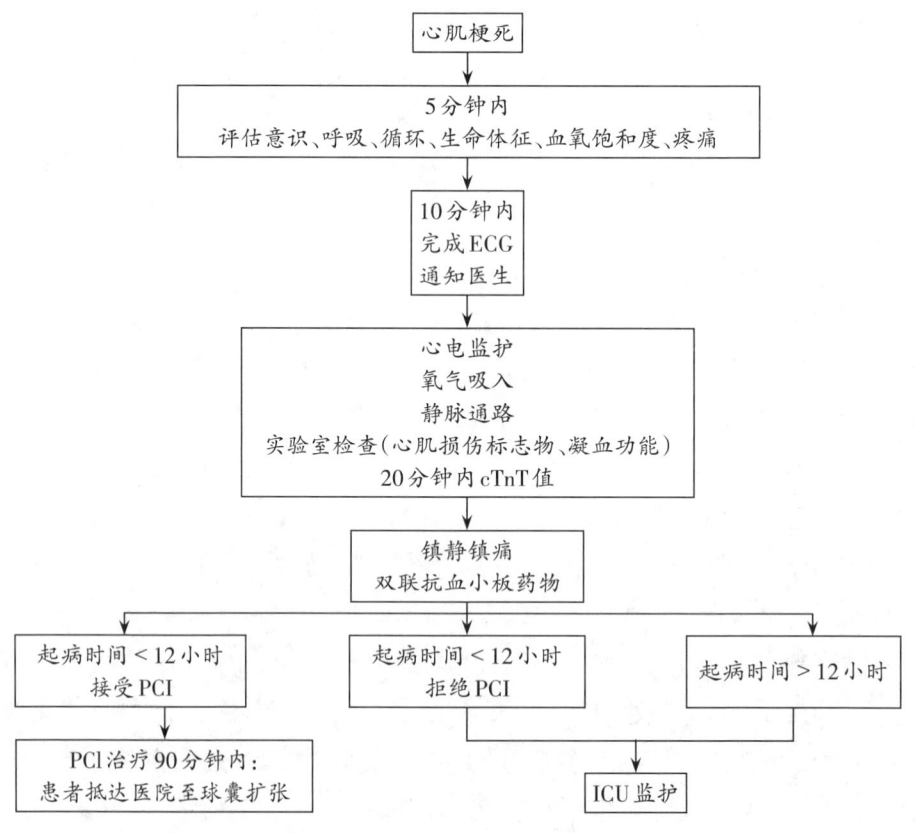

图8-1 心肌梗死抢救流程

2. 心搏骤停抢救流程（图8-2）

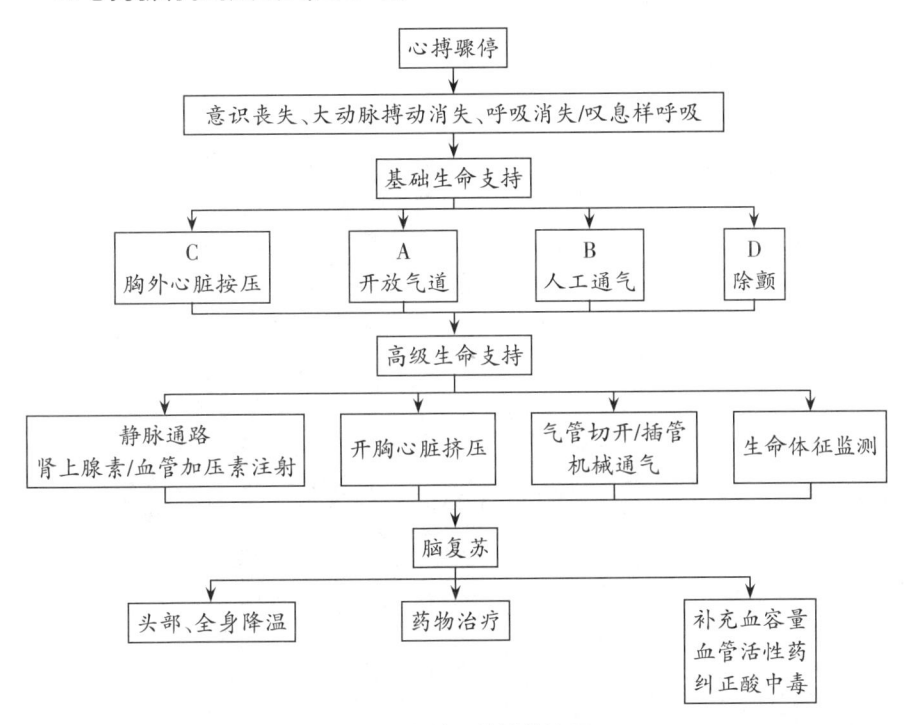

```
           心搏骤停
              ↓
  意识丧失、大动脉搏动消失、呼吸消失/叹息样呼吸
              ↓
         基础生命支持
    ┌─────┬─────┬─────┐
    C     A     B     D
  胸外心  开放  人工  除颤
  脏按压  气道  通气
              ↓
         高级生命支持
    ┌─────┬─────┬─────┐
  静脉通路  开胸心  气管切开/插管  生命体征监测
 肾上腺素/  脏挤压  机械通气
 血管加压素注射
              ↓
           脑复苏
    ┌─────┬─────┐
  头部、全身降温  药物治疗  补充血容量
                          血管活性药
                          纠正酸中毒
```

图8-2 心搏骤停抢救流程

3. 急性肺栓塞抢救流程（图8-3）

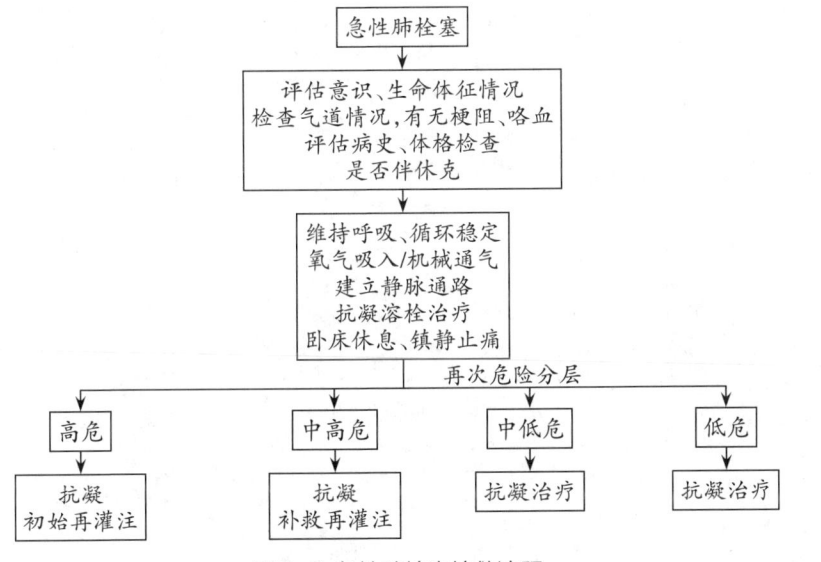

```
         急性肺栓塞
              ↓
   ┌─────────────────────┐
   │ 评估意识、生命体征情况   │
   │ 检查气道情况，有无梗阻、咯血 │
   │ 评估病史、体格检查       │
   │ 是否伴休克              │
   └─────────────────────┘
              ↓
   ┌─────────────────────┐
   │ 维持呼吸、循环稳定       │
   │ 氧气吸入/机械通气        │
   │ 建立静脉通路            │
   │ 抗凝溶栓治疗            │
   │ 卧床休息、镇静止痛       │
   └─────────────────────┘
              ↓
          再次危险分层
   ┌─────┬─────┬─────┬─────┐
   高危   中高危  中低危  低危
   抗凝   抗凝   抗凝治疗 抗凝治疗
  初始再  补救再
  灌注    灌注
```

图8-3 急性肺栓塞抢救流程

4.高血压危象抢救流程(图8-4)

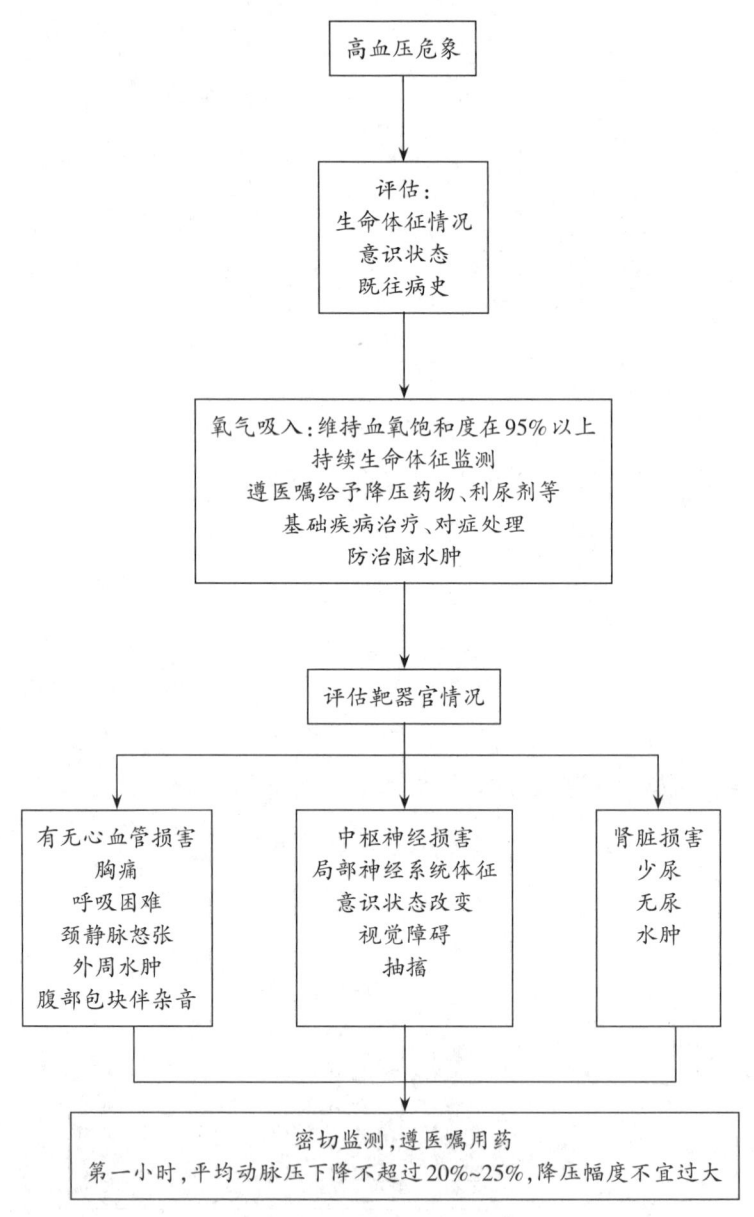

```
                    ┌─────────────┐
                    │  高血压危象  │
                    └──────┬──────┘
                           │
                    ┌──────┴──────┐
                    │   评估:      │
                    │ 生命体征情况 │
                    │ 意识状态     │
                    │ 既往病史     │
                    └──────┬──────┘
                           │
          ┌────────────────┴────────────────┐
          │ 氧气吸入:维持血氧饱和度在95%以上 │
          │       持续生命体征监测           │
          │   遵医嘱给予降压药物、利尿剂等    │
          │     基础疾病治疗、对症处理        │
          │         防治脑水肿               │
          └────────────────┬────────────────┘
                           │
                    ┌──────┴──────┐
                    │ 评估靶器官情况│
                    └──────┬──────┘
          ┌────────────────┼────────────────┐
    ┌─────┴──────┐   ┌─────┴─────┐   ┌─────┴─────┐
    │有无心血管损害│  │中枢神经损害│   │ 肾脏损害  │
    │  胸痛       │  │局部神经系统│   │  少尿     │
    │  呼吸困难   │  │  体征      │   │  无尿     │
    │  颈静脉怒张 │  │意识状态改变│   │  水肿     │
    │  外周水肿   │  │  视觉障碍  │   │           │
    │腹部包块伴杂音│  │  抽搐      │   │           │
    └─────┬──────┘   └─────┬─────┘   └─────┬─────┘
          └────────────────┼────────────────┘
                           │
    ┌──────────────────────┴──────────────────────┐
    │           密切监测,遵医嘱用药                │
    │第一小时,平均动脉压下降不超过20%~25%,降压幅度不宜过大│
    └─────────────────────────────────────────────┘
```

图8-4 高血压危象抢救流程

5.上消化道出血抢救流程(图8-5)

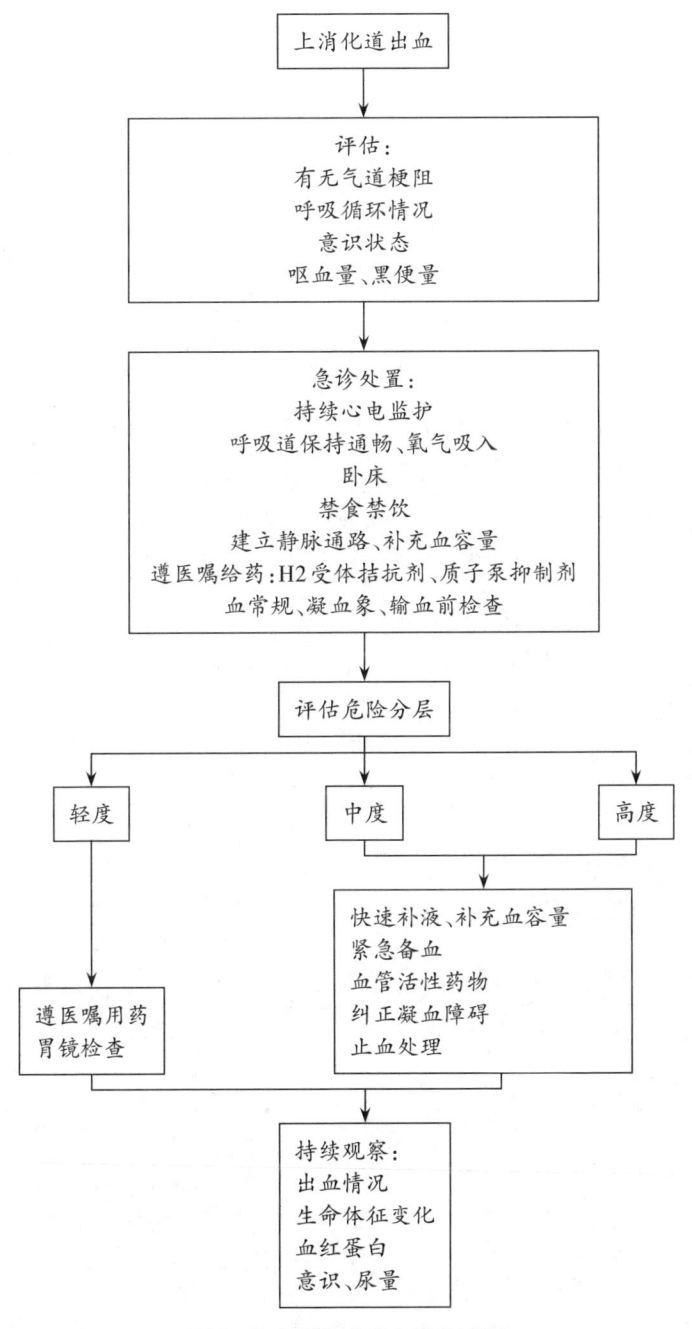

```
         ┌──────────────┐
         │  上消化道出血  │
         └──────┬───────┘
                │
    ┌───────────▼────────────┐
    │        评估:           │
    │     有无气道梗阻        │
    │     呼吸循环情况        │
    │       意识状态          │
    │     呕血量、黑便量      │
    └───────────┬────────────┘
                │
    ┌───────────▼────────────────────┐
    │          急诊处置:              │
    │        持续心电监护             │
    │     呼吸道保持通畅、氧气吸入    │
    │            卧床                 │
    │          禁食禁饮               │
    │     建立静脉通路、补充血容量    │
    │ 遵医嘱给药:H2受体拮抗剂、质子泵抑制剂 │
    │    血常规、凝血象、输血前检查    │
    └───────────┬────────────────────┘
                │
         ┌──────▼───────┐
         │  评估危险分层 │
         └──┬────┬────┬─┘
            │    │    │
         ┌──▼─┐┌─▼─┐┌─▼──┐
         │轻度││中度││高度│
         └──┬─┘└─┬─┘└─┬──┘
            │    │    │
            │    └──┬─┘
            │  ┌────▼─────────────┐
            │  │ 快速补液、补充血容量│
            │  │    紧急备血        │
            │  │   血管活性药物     │
            │  │   纠正凝血障碍     │
            │  │    止血处理        │
            │  └────┬─────────────┘
         ┌──▼──────┐│
         │遵医嘱用药││
         │ 胃镜检查 ││
         └──┬──────┘│
            └───┬───┘
                │
    ┌───────────▼────────┐
    │     持续观察:       │
    │     出血情况        │
    │    生命体征变化     │
    │     血红蛋白        │
    │    意识、尿量       │
    └────────────────────┘
```

图8-5 上消化道出血抢救流程

6. 急性脑卒中抢救流程(图8-6)

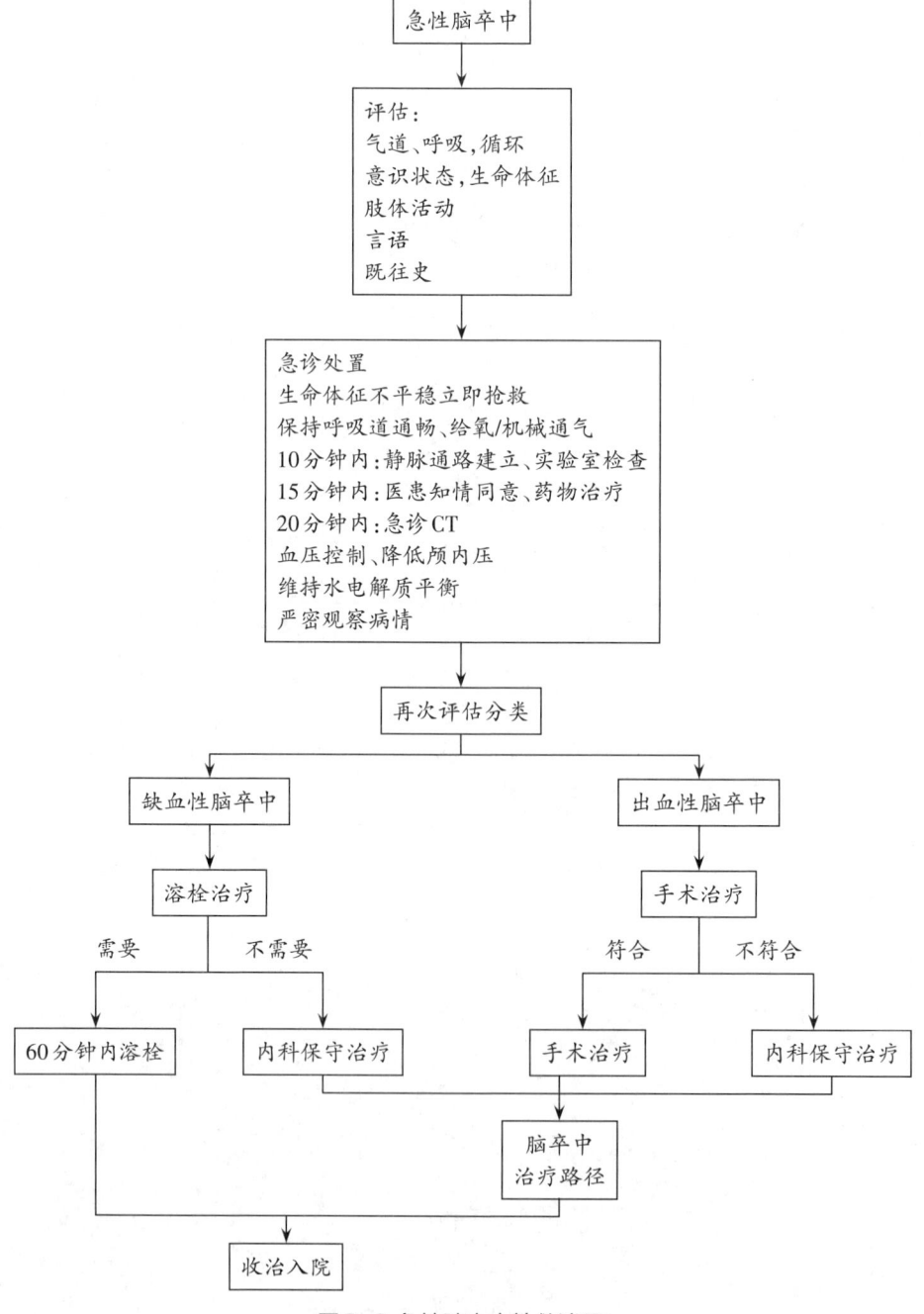

```
急性脑卒中
   │
   ▼
评估：
气道、呼吸，循环
意识状态，生命体征
肢体活动
言语
既往史
   │
   ▼
急诊处置
生命体征不平稳立即抢救
保持呼吸道通畅、给氧/机械通气
10分钟内：静脉通路建立、实验室检查
15分钟内：医患知情同意、药物治疗
20分钟内：急诊CT
血压控制、降低颅内压
维持水电解质平衡
严密观察病情
   │
   ▼
再次评估分类
   ├──────────────┬──────────────┐
   ▼                              ▼
缺血性脑卒中                    出血性脑卒中
   │                              │
   ▼                              ▼
溶栓治疗                        手术治疗
 ├─需要    └─不需要           ├─符合   └─不符合
 ▼           ▼                 ▼          ▼
60分钟内溶栓  内科保守治疗    手术治疗   内科保守治疗
                                │
                                ▼
                           脑卒中治疗路径
                                │
                                ▼
                            收治入院
```

图8-6 急性脑卒中抢救流程

7. 发热患者抢救流程（图8-7）

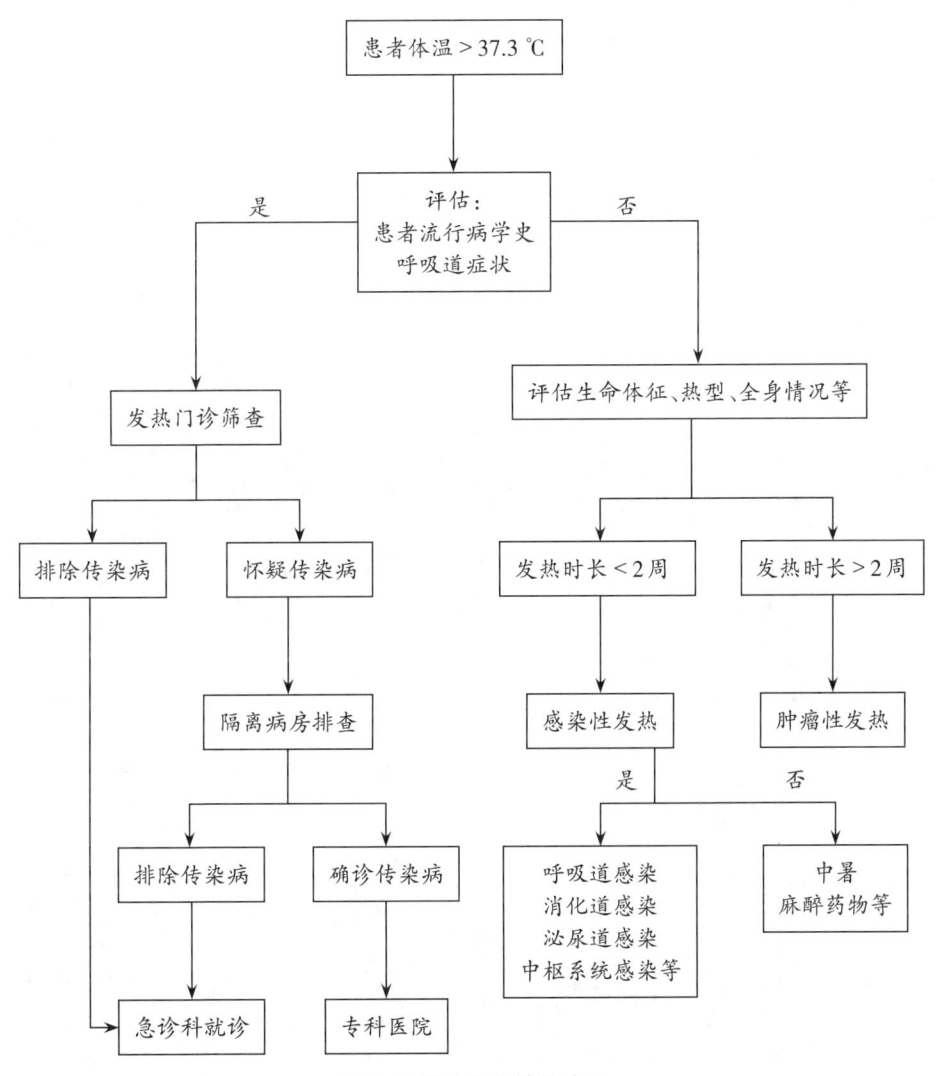

```
              患者体温＞37.3 ℃
                    │
                    ▼
              评估：
         患者流行病学史
           呼吸道症状
         是 ↙        ↘ 否
            │           │
    发热门诊筛查     评估生命体征、热型、全身情况等
       ↙    ↘              ↙          ↘
  排除传染病  怀疑传染病   发热时长＜2周   发热时长＞2周
                │            │              │
           隔离病房排查    感染性发热      肿瘤性发热
            ↙    ↘         是↙  ↘否
       排除传染病 确诊传染病  呼吸道感染    中暑
           │        │      消化道感染  麻醉药物等
           ▼        ▼      泌尿道感染
        急诊科就诊  专科医院  中枢系统感染等
```

图8-7 发热患者抢救流程

8.气道异物窒息患者抢救流程(图8-8)

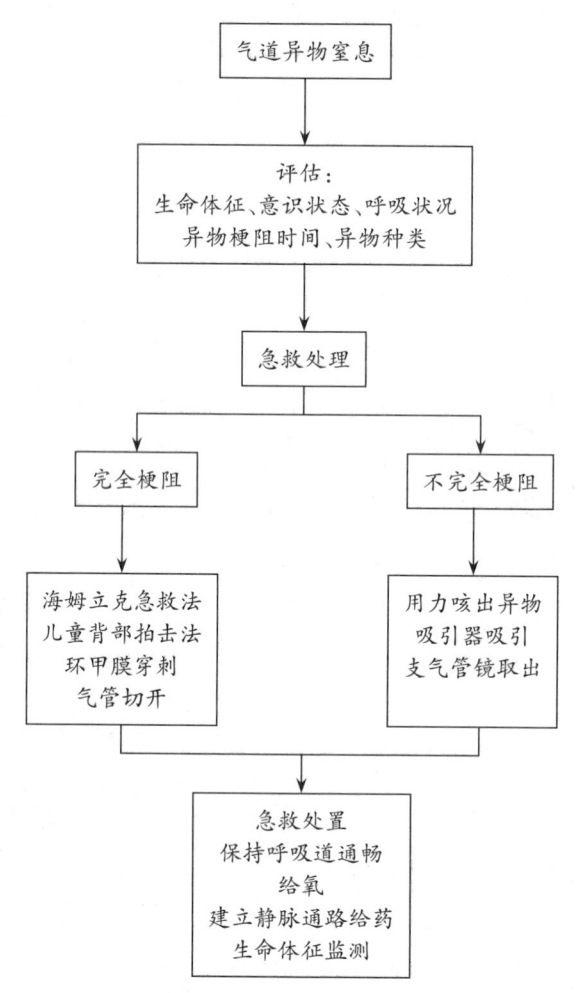

```
气道异物窒息
     ↓
评估：
生命体征、意识状态、呼吸状况
异物梗阻时间、异物种类
     ↓
   急救处理
   ↓        ↓
完全梗阻   不完全梗阻
   ↓        ↓
海姆立克急救法   用力咳出异物
儿童背部拍击法   吸引器吸引
环甲膜穿刺      支气管镜取出
气管切开
         ↓
     急救处置
     保持呼吸道通畅
     给氧
     建立静脉通路给药
     生命体征监测
```

图8-8 气道异物窒息患者抢救流程

五、急危重症患者心理特点与心理护理

门诊急危重症患者各有其心理特点及变化规律。急诊患者病情发展突然，常茫然无措、焦虑恐慌，迫切需要及时的干预及处理。外伤急诊患者对创伤、出血等感到恐惧，担心清创、手术等外科处理操作，对身体功能受损、生活自理能力受影响等感到担忧，心理压力大，希望能早日恢复功能、减少外伤瘢痕。急腹症患者烦躁、焦急，希望能够得到快速处理、及时尽快止痛[15]。自杀患

者出现自杀行为、自杀伤害后常对家人感到愧疚,出现后悔情绪。护理人员要掌握患者心理特点,客观评估心理状态,针对不同患者心理问题采取针对性护理措施。

1.急腹症患者

急诊就诊患者中,约21%为急腹症患者,患者常忍受剧烈腹痛、烦躁、拒绝查体问诊等[16]。护理人员应充分理解患者,客观评估患者疼痛情况,及时予以解释和处理。腹痛原因明确前,慎用止痛剂,但患者常要求立即止痛,不能理解医护人员诊疗行为,需要护理人员耐心解释、用心关怀、获得理解,同时迅速配合医生查找病因、明确诊断。

2.急诊外伤患者

急诊患者中,外伤患者约占30%,患者常因意外导致身体外伤、出血、疼痛等。患者面临意外创伤,多感紧张、焦虑、恐慌,就诊中急切要求止血止痛等护理措施,患者及家属迫切要求立即对患者进行诊治。护理人员应理解同情患者及家属急切心理,通过言语行为等方式安慰患者,同时立即通知外科医生采取清创、止血、缝合等处置措施,迅速做出病情判断,配合医生完成急诊处理。

3.自杀自伤患者

自杀自伤患者常面临多种心理问题,常对生活、心理应激无法做出妥善应对,导致内心痛苦及创伤。医护人员应正确看待自伤自杀患者,做好心理评估工作,必要时请精神心理科多学科联合会诊。护理人员需理解正视患者心理状态,做好患者及家属心理支持工作,不对患者行为作出评价,保护患者隐私。

(石果 黄洁)

参考文献

[1]屈红,王非凡,潘群.临床护理应急预案与处理流程[M].北京:科学出版社,2019.

[2]祝益民,吕传柱,曹钰.卫生应急预案与演练[M].北京:人民卫生出版社,2020.

[3]曹飞凤,张丛林.应急预案与演练[M].北京:应急管理出版社,2023.

[4]中华人民共和国传染病防治法[Z].2013年修正.北京:中华人民共和国全国人民代表大会常务委员会,1989.

[5]张波,桂莉.急危重症护理学[M].4版.北京:人民卫生出版社,2017.

[6]张春梅,甘秀妮.急危重症护理学[M].北京:高等教育出版社,2023.

[7]王宏秋,刘颖青,赵丽新.三甲医院急诊预检分诊岗位的改进与管理[J].护理学杂志,2020,35(16):20-22,62.

[8]袁杰,张新晶.急诊专科护士的培养与管理[J].中国急救医学,2016,36(11):325-326.

[9]周璇,郑若菲,简钢仁,等.胸痛患者急诊预检分诊的研究进展[J].中华护理杂志,2022,57(16):2036-2041.

[10]江敏,邹灯秀,郭春玲,等.改良澳大利亚预检系统在急诊创伤患者分诊中的应用研究[J].护理学杂志,2014,29(22):13-15.

[11]中华人民共和国卫生部.WS/T 390-2012.医院急诊科规范化流程[S].北京:中国标准出版社,2012.

[12]张文宏,李太生.发热待查诊治专家共识[J].上海医学,2018,41(7):385-400.

[13]急诊胸痛心血管标志物联合检测共识专家组,中国医疗保健国际交流促进会急诊医学分会.急诊胸痛心血管标志物检测专家共识[J].中华急诊医学杂志,2022,31(4):448-458.

[14]陈翔宇,刘红升,向强,等.创伤失血性休克中国急诊专家共识(2023)[J].中国急救医学,2023,43(11):841-854.

[15]急诊创伤疼痛管理共识专家组.急诊创伤疼痛管理专家共识[J].中华急诊医学杂志,2022,31(4):436-441.

[16]计进,明志萍,彭俊秋,等.实用护理应急预案与处理流程[M].武汉:华中科技大学出版社,2016.

门诊护理专科护士培训指南

第九章

护理专科门诊

第一节 护理门诊发展

一、护理门诊发展概述

护理门诊是为患者提供综合护理服务的专业场所，旨在以患者为中心，为患者及家属提供全面、专业的护理技术服务和居家照护指导、建议等。通过护理门诊给患者提供更加细致和个性化的护理服务，帮助患者加快康复进程。同时，护理门诊能减轻医生的工作负担，让医生能够更专注于疾病的诊断和治疗，协同对患者实施全方面、全程健康管理和健康促进。

护理学作为医学科学的一个重要分支，其历史可以追溯到古代文明时期，当时的护理活动多与宗教和军事有关。随着时间的推移，护理逐渐发展成为一种专业，护士的角色也从最初的照顾者转变为专业的医疗工作者。

在19世纪中叶，随着护理事业的奠基人弗洛伦斯·南丁格尔的出现，现代护理学得到了极大的发展。南丁格尔不仅是一位杰出的护士，还是一位改革者和教育家，她的护理理念和方法对护理事业产生了深远的影响。她强调护理在医疗中的重要作用，提出了专业护理的相关概念并应用到日常照护中，为促进患者健康起到了积极作用。

在20世纪初期，随着医学科学的进步和公共卫生需求的增加，护理领域开始向亚专科、亚专业分化，出现了较多的专科护理领域，如手术室护理、儿科护理、心理卫生护理、急诊急救护理等。

到了20世纪中后期，随着医疗服务模式的变化，护理门诊作为一种高级护理实践模式开始出现在各大医院。这种模式允许护士在医生的协同下独立工作，为患者提供更专业的护理服务，缩短患者住院周期，对促进患者康复起到积极的作用。

进入21世纪，随着全球人口老龄化和慢性病患者数量的增加，护理门诊的需求日益增长。护理门诊不仅能够提供基本的医疗护理，还能够提供健康教育、慢性病管理、康复指导等服务,极大地提高了患者的生活质量。各大医院积极探索护理门诊的运营模式和拓展服务内容。

二、护理门诊未来趋势

护理门诊的发展具有广阔的空间,预计未来几年内继续扩展和深化服务范围和服务内涵。护理门诊未来的发展趋势如下:

(1)**护理门诊专业化发展的趋势**:随着医疗服务需求的多样化和专业化,护理门诊将更加注重特殊医疗领域的深耕,如慢性病护理、康复护理、肿瘤护理等专业领域。这将要求护理人员具备更高的专业技能和知识水平素养,能为患者提供专业、精细化的护理服务[1]。

(2)**更加注重门诊护理人才培养的趋势**:为了应对专业化的挑战,护理门诊需要加强护理人才的培养。《进一步改善护理服务行动计划(2023—2025年)》提出要不断提高临床护理专业化水平和护理人才培养水平,这意味着未来将有更多的教育资源投入护理专业人才的培养中。门诊护理专业人才的培养愈发凸显其重要性和紧迫性。

(3)**跨专业技术融合的趋势**:随着医疗技术的进步,护理门诊可能会更多地采用信息技术、远程医疗等现代技术手段,以提高护理服务效率和护理质量,包括电子病历的使用、远程监护技术的应用等。

(4)**加大政策支持力度的趋势**:政府对护理服务的重视和支持是推动护理门诊发展的重要动力,护士的经济价值将得以体现,国家相关政策的出台将为护理门诊的发展提供指导和政策保障,促进护理门诊健康有序发展。

(5)**始终坚持以患者需求为导向的趋势**:护理门诊的服务将更加注重患者的实际需求与变化,提供更加人性化、个性化全方位的护理服务。持续提升患者满意度和就医获得感,同时也能提升护理服务的整体形象。

(6)**门诊护理服务模式创新的趋势**:为了更好地满足患者的需求,各家医院因地制宜地针对护理门诊探索新的服务模式,如利用信息网络手段将门诊护理延伸到家庭、社区等,以提供更加便捷和全面的护理服务。

(7)**加强门诊护理质量管理和风险控制的趋势**:随着护理门诊服务的深入发展,对服务质量和风险管理的要求更加标准化和规范化。护理门诊需要建立更加严格的质量管理与安全控制体系,确保门诊护理服务质量,同时有效预防和控制潜在风险。

护理门诊是现代医疗服务体系中的一个重要组成部分,护理门诊的发展历史是与医学科学的发展和护理专业的演进紧密相连的。护理门诊在面临挑战的同时,也拥有广阔的发展空间。护理门诊的发展反映了护理专业从传统的照顾者角色到现代的专业医疗工作者的转变,同时也展示了护理在医疗体系中不可或缺的地位。随着社会对健康服务需求的不断增长,护理门诊的作用和影响将会越来越大,国内目前开设的护理门诊涵盖了多个护理专业领域,旨在提供更加精细化和专业化的护理服务。

三、护理门诊的主要职能

(1)患者手术前后的护理与指导:为患者提供术前准备和术后康复的专业护理服务等。

(2)慢病患者的康复护理:帮助患者进行疾病后的康复训练,提高其生活质量。

(3)营养指导:提供个性化的营养建议,帮助患者改善饮食习惯,保证均衡合理的营养供给,促进健康。

(4)心理护理:为患者提供心理咨询和支持,帮助其应对疾病带来的心理压力。

(5)健康教育:向患者及家属传授必要的健康知识,提高他们的自我管理能力。

(冯梅)

第二节 护理门诊模式

　　护理门诊的开设要根据医院门诊的服务范围、规模和护理人力资源等情况，充分评估，酌情逐步开设护理门诊。以患者为中心，解决患者的需求是开设护理门诊的基本原则。护理门诊的开设需完善管理体系，制订相应的工作制度和流程规范，保证安全运营。护理门诊模式包括：慢性疾病护理门诊、康复护理门诊、肿瘤护理门诊、孕产妇护理门诊、老年护理门诊、疼痛护理门诊、营养护理门诊、心理卫生护理门诊。

一、慢性疾病护理门诊

　　慢性疾病（以下简称慢病或慢性病）护理门诊的发展，不仅提高了慢性病患者的生活质量，也减轻了医院的压力，实现了医疗资源的合理分配和利用。随着人口老龄化和慢性病患者数量的增加，慢病护理门诊的作用和影响将会越来越大，为慢性疾病患者提供长期管理和健康指导，如糖尿病、高血压、慢性肾病护理门诊等。慢病护理门诊的主要特点和服务内容：

　　（1）组建专业护理团队：慢病护理门诊通常由具有丰富经验的临床护理专家和专业的医疗团队组成，能够为患者提供有针对性的、规范化的、个性化的护理服务。

　　（2）提供个性化治疗：根据患者的具体情况，如病情严重程度、并发症、年龄等，制定个性化的治疗计划和护理方案。

　　（3）提供全程健康指导：除了治疗疾病本身，慢病护理门诊还提供全程的健康教育指导，包括生活方式的调整、饮食营养的建议、生活起居等，以帮助患者更好地管理自己的健康状况。

　　（4）给予心理护理与帮助：慢性病患者可能会面临心理压力、紧张、焦虑等不适，慢病护理门诊提供专业的心理护理，帮助患者应对疾病带来的不良情绪问题。

(5)创新互联网+慢病管理模式:一些慢病护理门诊通过互联网线上管理模式,借助各种网络平台为患者提供专业咨询、随访、健康指导等服务,实现对慢病患者的全流程健康管理。

(6)延续护理服务模式:慢病护理门诊为患者提供延续护理服务,确保患者在出院后居家期间仍能得到必要的医疗支持和护理。

(7)指导患者参加自我护理技能培训:指导患者掌握相关疾病观察要点和居家自我护理技能,提高其自我健康管理能力。

二、康复护理门诊

康复护理门诊是一种提供全面康复支持的专门护理服务的护理单元,它通常由专业的护理人员负责,旨在帮助患者在疾病或损伤后得到系统的康复护理和指导,如脑卒中后的康复、喉癌切除术后无喉康复门诊等。通过专业的护理服务,有效预防并发症的发生,提升康复效果,促进机体功能恢复,从而提高患者的生活质量,减轻患者经济负担,促进患者回归家庭和社会。康复护理门诊的主要特点和服务内容:

(1)康复期护理咨询:为患者提供专业的康复护理建议和信息,帮助他们了解康复过程中的注意事项和必要的护理措施。

(2)生活自理能力评估:对脑卒中、颅脑损伤、脊髓损伤等患者的日常生活自理能力进行评估,提供相应的指导和支持。

(3)辅助器具使用指导:向患者说明如何正确使用各种辅助器具,以提高其生活质量和独立生活的能力。

(4)康复训练安全防护:制定患者在进行康复训练时的安全注意事项,防止意外伤害或次生伤害的发生。

(5)认知障碍训练:对于不同类型的认知障碍的患者,提供专门的训练以改善其认知功能。

(6)跌倒风险预防:对有跌倒风险的患者进行评估和制定预防干预措施,减少患者跌倒事件的发生。

(7)开展心理护理:为患者及其家属提供心理支持,帮助他们应对康复过程中可能遇到的各种心理障碍。

（8）进行营养指导：提供营养方面的建议，帮助患者改善或纠正饮食习惯，促进机体机能的恢复。

三、肿瘤护理门诊

肿瘤护理门诊系为癌症患者或癌前病变患者提供全面护理服务的护理单元，它涵盖了从治疗到康复的各个方面。肿瘤护理门诊通过多学科团队合作，为患者提供个性化的护理计划，帮助他们在抗癌的道路上获得更好的支持和照顾。随着医疗技术的进步和患者对生活质量需求的提升，肿瘤护理门诊的服务内容和范围也在不断扩大，旨在提高患者的生活质量和治疗效果，降低或减少并发症的发生，延长患者寿命。肿瘤护理门诊的主要特点和服务内容：

（1）导管维护：对于需要长期静脉给药的肿瘤患者，提供静脉导管的维护和管理，确保安全有效地输送药物。

（2）心理护理：癌症患者在治疗过程中可能会遇到心理压力，护士提供心理咨询和支持，帮助患者应对情绪波动和减轻焦虑、抑郁等状态。

（3）提供中医特色护理：结合中医理论和技术，为患者提供辨证施护，如中药外敷、针灸等。

（4）造口伤口护理：对于手术后或放疗后有造口和伤口的患者，提供专业的伤口护理和指导，促进伤口愈合，减少感染风险，提高患者生活质量。

（5）自我角色的管理：针对乳腺癌、肠道肿瘤等手术患者，提供术后的康复护理和形体认知与管理，帮助患者和家属适应角色。

（6）基础疾病的护理：对于同时患有糖尿病、高血压等疾病的肿瘤患者，提供个性化的疾病管理和生活方式的指导。

（7）癌性疼痛管理：为患者和家属提供疼痛评估和管理，指导合理用药，提升患者的生活质量。

（8）淋巴水肿护理：针对淋巴结清扫术后可能出现的肢体淋巴水肿等并发症，提供专科护理服务，减轻患者的不适。

四、孕产妇护理门诊

孕产妇护理门诊是专门为孕产妇提供全面护理服务的护理单元,它不仅关注孕产妇的身体健康,还关注她们的心理和情感需求,通过提供专业的护理服务,旨在帮助孕妇顺利度过孕期和分娩期及恢复期,同时为新生儿的健康做专业的指导。孕产妇护理门诊的主要特点和服务内容:

(1)孕期护理:提供孕期的健康监测、营养指导和生活方式建议,帮助孕妇保持最佳的孕育状态。

(2)分娩前准备:通过专业的指导,指导孕妇做好分娩前的准备工作,包括了解分娩过程、制定分娩计划、婴儿护理等。

(3)心理护理:鼓励家属在分娩前后提供情感支持,帮助孕妇缓解疼痛并顺利完成分娩,指导孕妇和家属正确积极应对产后激素水平变化带来的情绪波动。

(4)产后咨询:提供产后恢复的指导,包括身体恢复、情绪调整、身体塑形等方面的建议。

(5)母乳喂养指导:提供母乳喂养的专业指导和支持,促进母乳喂养,满足婴儿的营养需求。

(6)新生儿护理:对新生儿的护理进行指导,包括喂养、沐浴、早期教育等方面。

(7)夫妻生活指导:向家庭成员讲解生理卫生知识,为产妇提供各种促进生活质量的专业辅助治疗。

五、老年护理门诊

老年护理门诊是针对老年人群提供的专业化护理服务单元,旨在通过综合评估和个性化干预护理措施,维持老年人的功能状态并提高其生活质量。随着老年化社会的演变,老年患者的比例有增长的趋势,老年护理门诊不仅关注老年人的身体健康,还注重他们的心理状态和社会参与,通过全方位的服务帮助老年人实现健康老龄化,减轻家庭和社会的负担。老年护理门诊的主要特点和服务内容包括:

(1)老年综合评估:通过多维度的评估,包括医学问题、躯体和认知功能、心理状态和社会支持等,全面了解老年人的健康和功能状态,以便找出潜在问题。

(2)护理干预:根据评估结果,为老年人提供康复、营养、心理、运动和危险因素防控的专业照护指导,制定个性化的老年患者照护方案。

(3)专业护理服务:由专业的护士团队负责,他们具备丰富的临床经验和专业技能,能够为老年患者提供高质量的护理服务[2]。

(4)健康教育:提供疾病相关知识及护理技能的宣教和指导,帮助老年患者及家属掌握自我保健及疾病护理的知识,以延缓或防止老年病及并发症的发生及发展。

(5)健康促进:包括心理健康维护、基本生活活动能力评估与指导、营养风险评估与指导等,旨在提高老年人的生活质量。

(6)中医养生:结合传统中医理论,为老年人提供食、住、行等方面的建议,促进健康。

六、疼痛护理门诊

疼痛护理门诊是为慢性疼痛的门诊患者提供疼痛管理和相关护理服务的护理单元。疼痛护理门诊通过多学科合作的方式,为患者提供全面的疼痛管理服务,旨在减轻疼痛、恢复功能、提高生活质量,并尽可能减少药物的使用和依赖,降低药物的副作用。随着人们对疼痛管理认识的深入,疼痛护理门诊的作用和影响将会越来越大。疼痛护理门诊的主要特点和服务内容包括:

(1)疼痛评估:护士通过专业的工具和方法,对患者的疼痛程度、性质和影响进行评估,以制定个性化的治疗护理方案。

(2)用药指导:医生根据疼痛的类型和程度,选择合适的药物进行治疗,指导患者正确服药并加强监测药物的效果和副作用。

(3)物理治疗:包括热疗、冷疗、电刺激等方法,帮助患者缓解疼痛和改善功能。

(4)心理支持:为患者提供心理咨询和支持,帮助他们应对疼痛带来的情绪和心理压力。

(5)健康教育:向患者和家属传授疼痛管理的知识,提高患者和家属对疼痛的认知,并加强对疼痛相关因素的管理能力。

(6)康复训练:针对某些类型的疼痛,如颈肩痛、腰背痛等,提供康复训练指导,帮助患者改善姿势和习惯,预防疼痛的复发。

七、营养护理门诊

提供个性化的营养评估、营养咨询和饮食运动指导等,帮助患者改善营养状况的护理单元。营养护理门诊的主要特点和服务内容包括:

(1)营养评估:通过收集患者的饮食习惯、体重变化等信息,应用专业的工具评估患者的营养状况,确定是否存在营养不良或营养过剩的问题。

(2)营养指导:根据患者的具体情况,提供个性化的饮食和运动建议,帮助患者制定合理的作息方案,改善营养状况。

(3)营养教育:向患者和家属传授营养知识,提高他们对健康饮食的认识,促进健康生活方式的形成。

八、心理卫生护理门诊

心理卫生护理门诊是在门诊场所内为患者提供专业心理评估、心理咨询和情感支持,指导患者正确服药、指导家属正确照护的护理单元。通过心理卫生护理门诊的有效干预,改善患者的精神状态,提升其生活质量,减轻家庭和社会负担。心理卫生护理门诊的主要特点和服务内容包括:

(1)心理评估:通过专业的心理测试来评估患者的心理状态和可能存在的心理问题。

(2)心理咨询:与患者或家属进行沟通交流,通过访谈治疗来帮助患者改善情绪和心理问题。

(3)心理教育:向患者和家属传授有关心理健康的知识,帮助他们更好地理解疾病和治疗方法与康复路径。

(4)心理支持:为患者提供心理和情感支持,帮助他们应对工作、生活和学习的压力和挑战[3]。

(冯梅)

第三节 护理门诊管理

一、护理门诊的日常管理

护理门诊的开设与管理，因医院的规模、性质和护理人力资源等情况循序渐进地建设与发展，前提是以患者为中心，保障医疗安全，持续优化和改进。

(1)建立合理的组织架构：护理门诊需要有一支专业的取得相应资质证书的护理团队，包括护士长、骨干护士等。组织相应的培训和考核，保障医疗安全，持续提升业务水平和服务质量。

(2)加强服务技术管理：制定科学合理的制度、规范和服务流程，确保患者接受高效、规范的护理服务。

(3)优化护理服务流程：从院前、院中到离院的所有环节，包括预约、初诊、复诊、转诊等形成闭环管理。

(4)落实护理质量管理：建立护理门诊质量管理体系，对护理服务的质量进行监控和评估。通过收集患者的反馈意见和满意度调查等方式，不断改进护理服务质量。

(5)设施设备管理：保持护理门诊的设施设备齐全、功能完好，做好消毒灭菌和日常维护，确保其安全可靠，满足患者的需求。

(6)通过信息化手段加强科学管理：利用信息技术手段提高护理门诊的工作效率和服务水平。收集相关的护理数据，为科学管理提供依据。通过电子病历系统记录患者的信息和护理过程，为循证护理提供依据。

(7)建立疑难杂症多学科护理会诊制度：通过信息系统发起护理会诊，开展多学科护理门诊会诊。

二、护理门诊的风险隐患与管理

护理门诊在提供专业护理服务的同时,也面临着一些潜在的风险。以下是一些可能的风险及其管理方法:

(1)发生医疗差错事故风险:在护理过程中,可能会出现操作失误、药物使用不当等医疗事故。为此,护理门诊需要制定严格的操作规程和药物管理制度,对护士进行定期培训和考核,确保护士具备足够的专业知识和技能。

(2)医院感染控制风险隐患:护理门诊需要严格遵循消毒隔离制度,防止交叉感染的发生。此外,还需要定期对护士进行感染控制培训,提高护士的防护意识和能力。

(3)护理人才流失的风险:护理行业的人员流动性较高,这可能会影响护理服务的连续性和稳定性。为了降低这一风险,护理门诊需要建立良好的人才培养和激励机制,吸引和留住优秀的护士。

(4)医患沟通不畅的风险:门诊工作场所空间受限,时间短暂,如果护士与患者未形成良好沟通,可能会导致患者投诉抱怨甚至纠纷的发生。因此,护理门诊需要加强护士的沟通技巧和能力的培训,提高护士的服务水平和沟通协调能力。

(5)技术更新迭代的需求:随着医学技术的不断发展,护理门诊需要及时更新设备和技术,以满足患者的需求。医院需投入足够的资金和资源进行技术研发和引进,持续培养护理人才。

护理门诊在面对潜在风险时需要采取积极有效的措施进行管理。通过制定合理的规章制度、加强人员培训、提高服务质量、加强门诊流程管理等手段,可以降低风险发生的概率,保障医疗质量安全。

(冯梅)

第四节 | 特殊门诊护理管理

一、多学科联合门诊护理

多学科联合门诊（MDT，multidisciplinary treatment）护理是指在多个专业团队协作下为患者提供综合全面医疗服务的过程中，护士在其中承担的角色和履行职责的一种医疗服务模式。在MDT模式中，护理管理是重要的一环，护士不仅需要具备丰富的临床专业知识和技能，还需要协调组织管理，促进患者得到全面而连续的医疗服务。多学科联合门诊的护理包括：

（1）患者评估：进行全方位的患者病情评估，包括生理、心理、社会和精神等方面，收集齐全资料，以便为患者制定个性化的诊疗方案。

（2）协助制订患者居家照护计划：参与制订和调整患者居家照护计划，落实专业团队的诊疗建议和治疗方案并促进有效整合。跟踪患者疾病病程和治疗进展，及时调整和优化照护方案。

（3）沟通与联络：多学科联合门诊作为患者、各专业团队成员之间沟通的桥梁，需要动态调整方案与计划并组织实施，协调各个专业团队的日程安排，以便组织多学科成员讨论会诊。

（4）实施整体护理：根据多学科团队制定的治疗计划，按照护理程序落实门诊患者的整体护理，包括观察患者的病情变化、治疗效果、潜在的并发症等。

（5）心理护理：评估患者的心理和情绪状态，提供心理护理和情感支持，帮助患者缓解疾病带来的不良情绪，协助患者建立积极的心态以促进康复。

（6）健康教育和促进：宣讲相关疾病知识、用药知识和技能等，提升患者依从性。

（7）记录和文档管理：维护患者文书记录，包括门诊病历、护理记录和其他相关文书等，妥善保管，防止遗漏或泄露患者隐私等。

(8) 遵守法律法规及伦理准则：护理实践符合相应的法律法规和伦理标准。在患者信息共享和决策等过程中保护患者隐私权、知情权、选择权等。

(9) 专业拓展与创新：定期组织参与相关学科专业培训，了解医学前沿知识和发展趋势，更新护理专业人员临床专业知识和技能。推动跨专业学习和实践的交流。参与多学科团队的质量改进活动，通过持续监测和反馈提高护理质量。

(10) 促进跨专业团队之间的合作，优化工作流程和环境：在多学科联合门诊中，护理管理的重点是协调与资源整合，全力为患者提供优质高效、便捷的医疗护理服务。随着门诊医疗领域对团队合作的重视，多学科联合门诊的护理管理将越来越受到关注。

二、罕见病门诊护理

罕见病（orphan diseases）门诊的护理是为患有罕见疾病（也称为孤儿疾病）的患者提供专业、优质的医疗护理服务。由于罕见疾病的复杂性、多样性和隐匿性等，罕见病门诊护理的要点包括：

(1) 组织专家团队建设：组建由多学科专家组成的团队，包括各专业资深医生、遗传学专家、心理学专家、物理治疗师、护理专家等。持续投入医学教育和专业发展，加强罕见病的研究与临床应用。

(2) 提供以患者为中心的服务：强调患者和家庭参与决策的过程，提供个性化的照护计划，增进患者就医获得感。

(3) 提供患者及家属的心理支持和社会服务：帮助患者应对罕见病带来的心理负担与不良情绪。

(4) 协助医生实施诊断和治疗策略：使用精确医学方法，如基因测序，以便准确诊断。针对罕见病制定个体化的治疗护理方案，涉及药物、手术、康复治疗、护理等。

(5) 信息与资源共享：建立信息系统，记录和存储患者的医疗资料和治疗历程。与其他医疗机构和研究者共享数据，促进罕见病的研究和知识传播，注意保护患者个人隐私。参与或组织临床研究，推动罕见病诊疗临床研究与应用。

(6)政策和规范遵循:遵守国家关于罕见病诊疗护理的相关政策和法规。参与公共卫生政策的制定和改进,提高罕见病诊疗服务效能。

(7)财务和预算管理:因地制宜地合理分配和使用医疗资源,包括昂贵的药物治疗和设备购置等。合理使用政府资助等多元化资源。

(8)患者健康教育与促进:通过讲座、研讨会、义诊等形式提供疾病相关知识的教育。建立患者支持团体,促进患者之间的互助和经验分享,获取社会支持。

(9)质量控制与风险管理:定期评估罕见病门诊护理服务质量,以问题为导向持续改进和提升服务水平。识别和管理潜在风险,如误诊、治疗并发症等。

(10)遵循医学伦理:在处理敏感的遗传信息和进行临床试验时,严格遵守医疗伦理原则,确保患者知情同意和注重隐私保护。

总之,罕见病门诊的成功管理依赖跨学科的合作、专业的医疗团队、有效的资源整合以及患者和家庭的积极参与。罕见病门诊的护理管理需要护士具备高度的专业知识、良好的沟通能力和严谨的管理能力。通过综合运用这些技能,护士能够为罕见病患者提供高质量的护理,改善患者生活质量,并帮助家庭更好地应对罕见病带来的挑战。

(冯梅)

参考文献

[1]张玲玲.营养支持联合心理护理对血透患者营养状况、焦虑及睡眠质量的影响[C]//榆林市医学会.第四届全国医药研究论坛论文集(下).射阳县人民医院,2024:675-678.

[2]邵燕.专科护士临床实践及角色认知的研究[D].南京:南京医科大学,2020.

[3]李林青.患者一次大量吞服精神药物该怎么办[J].人人健康,2024(17):50.

门诊护理专科护士培训指南

第十章

伤口造口护理门诊

第一节 伤口概述

一、概述

伤口是指多种因素作用于人体所致组织连续性遭到破坏或正常组织丢失或功能障碍的病理状态。致伤因素有外界物理性(如外科手术、外力、高热、电流、低温等)、化学性(浓硫酸、高锰酸钾、化学毒物等)和生物性(宠物咬伤、蚊虫蛇咬伤等)以及机体内在因素(如局部血流供应障碍等),这些因素中的一种或多种作用于人体,导致正常皮肤组织受到损害[1-3]。伤口愈合过程又称为创面修复,是指由于各种因素造成皮肤组织缺损后,通过自身组织再生、修复、重建或人为干预治疗,从而达到伤口愈合的一系列过程。伤口愈合周期短则一周,长则需要数月甚至更久[4]。

二、分类

1. 按伤口愈合时间分类:急性伤口、慢性伤口

(1)急性伤口:指愈合过程及时、简单、有序的伤口,能够较快达到皮肤组织结构和功能的完整性,通常能够一期愈合,主要类型有手术切口、创伤后的清洁伤口、烧烫伤伤口(Ⅱ度)等,一般1~3周内愈合。

(2)慢性伤口:指各种原因导致的伤口,临床治疗超过1个月未完全愈合或无愈合倾向,通常为二期愈合,主要类型有糖尿病性、静脉性、动脉性、创伤性和压力性伤口,一般愈合时间≥25天。

2. 按伤口清洁情况分类:清洁伤口、可能污染伤口、污染伤口、感染伤口

(1)清洁伤口:指无菌切口,手术野无污染,通常不需预防用抗生素,如腹股沟疝手术切口、甲状腺手术切口、头颅手术切口等,用"Ⅰ"表示。

(2)可能污染伤口：指手术时可能带有污染的切口，如消化道、泌尿生殖道、呼吸道手术中的伤口，膀胱切除术时可能尿液污染手术野，需预防应用抗生素，用"Ⅱ"表示。

(3)污染伤口：被细菌污染但尚未发生感染的伤口，如阑尾穿孔行阑尾切除术后的手术切口、肠梗阻坏死的手术切口等，需预防应用抗生素，用"Ⅲ"表示。

(4)感染伤口：伤口有微生物生长，外观有炎性分泌物，可以培养出条件致病菌，局部有红、肿、热、痛等组织反应的伤口。

3.按伤口愈合类型分类：一期愈合、二期愈合、三期愈合

(1)一期愈合：又称线性愈合。发生在无感染的、平坦的、对合良好的手术伤口，愈合时间一般5~12天。

(2)二期愈合：又称瘢痕愈合。切口感染或裂开、全程损失伤口的愈合方式，组织缺损由大量肉芽组织填充，伤口愈合后留下较大瘢痕，一般愈合时间≥30天。

(3)三期愈合：又称延迟愈合。发生在严重污染或感染性伤口，不宜手术缝合时，先对伤口进行清创、抗感染引流，待伤口组织新鲜红润或感染控制后，再进行手术缝合。

4.按伤口组织的颜色分类：黑、黄、红、粉色伤口及混合伤口

(1)黑色伤口：伤口内缺乏血液供应，有黑色结痂或坏死组织覆盖，渗出物少或无。

(2)黄色伤口：伤口内有坏死残留物的渗出液、感染产生黄色分泌物等，伤口组织呈现为腐肉、渗出液或感染。

(3)红色伤口：伤口内肉芽组织有健康血流供应，常见于清洁、正常愈合的伤口。

(4)粉色伤口：伤口内新生上皮组织爬行，常见于上皮化修复期，呈粉色。

(5)混合伤口：伤口内有部分健康组织和不健康的腐肉组织，常以百分比来描述各颜色组织所占的比例（按25%、50%、75%、100%描述）。

5.其他伤口分类：癌性伤口、药物外渗性伤口、放射性皮炎

(1)癌性伤口：是上皮组织完整性被肿瘤癌细胞破坏的伤口，肿瘤浸润上皮细胞、周围淋巴、血管、组织，而造成皮肤溃疡，呈溃疡性或菜花状。

(2)药物外渗性伤口：静脉输液将化疗药物渗入皮肤组织，引发局部红、肿、热、痛等现象，严重者出现皮肤溃疡、组织坏死。

(3)放射性皮炎：主要是由电离辐射引起炎症性损伤，通常有X射线等。各种电离辐射，包括皮肤暴露于辐射和放射性同位素辐射，可引发辐射性皮炎并进一步引起炎症性黏膜损伤。

三、伤口愈合基本过程

伤口愈合是一个复杂而有序的生物学过程，伤口愈合分为止血期、炎症期（图10-1）、增殖/修复期（图10-2）、成熟/重塑期（图10-3）几个阶段。伤口愈合的各阶段不是独立的，而是相互交叉、相互重叠、相互影响[5]。伤口愈合的理论基础见表10-1。

表10-1 伤口愈合的基本过程

愈合阶段	发生原因
止血期	受损组织细胞释放血管活性物质，使局部血管收缩，血管收缩持续5~10分钟，血液内的血小板凝集，激活凝血系统的过程。
炎症期	止血同时炎症反应出现，局部新陈代谢加强，使有害物得以清除，临床表现为局部红、肿、热、痛4个典型症状，毛细血管扩张至血管通透性增加，血管内液渗入损伤部位激活补体系统，促进中性粒细胞对细菌的杀伤和吞噬作用。损伤后一般持续3~6天。
增殖/修复期	伤口形成后2~3天持续3周左右，成纤维细胞迅速增殖，合成胶原蛋白、蛋白多糖及葡萄胺聚合糖，构成伤口基质主要成分，并分泌生长因子和血管形成因子，调节细胞增殖和血管生成。
成熟/重塑期	伤口从受伤20天开始，持续1~2年。不规则胶原蛋白不断被分解，逐渐被较稳定的胶原蛋白取代，最后达到胶原蛋白的平衡稳定状态。

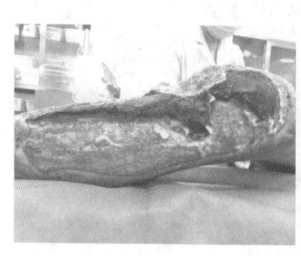

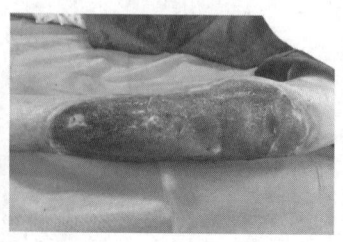

图10-1 炎症期　　　图10-2 增殖/修复期　　　图10-3 成熟/重塑期

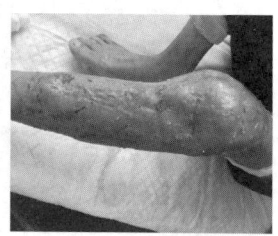

四、影响伤口愈合的因素

1.概述

伤口愈合和人类器官的愈合能力有关,并且有很大的个体差异。影响伤口愈合因素有内源性因素(年龄、营养、疾病、免疫、心理等)和外源性因素(致伤原因、药物、引流管位置、院内感染及手术医生技术等)。因此,应尽量避免不利因素,创造有利条件,促进伤口组织修复[6]。

2.全身因素

(1)年龄因素:高龄是影响伤口愈合的重要因素。老年人由于皮肤代谢功能减退,真皮胶原更新缓慢,且老年人较儿童和青年人的细胞活性和组织再生能力明显下降,因此老年人的伤口愈合质量下降和速度明显延迟。

(2)营养因素:营养是影响伤口愈合的重要因素,其中必需营养素有蛋白质、热量和多种维生素 A、维生素 B_6、维生素 B_{12}、维生素 C、锌及铁等。营养不良会影响细胞的生长、降低免疫力、增加感染机会,使伤口愈合能力下降。营养失调导致恶病质,会引起更严重的疾病。

1)蛋白质:伤口愈合每个阶段都需要蛋白质,成纤维细胞增殖和胶原蛋白合成全靠蛋白质;蛋白质缺乏时,常导致伤口组织细胞生长缓慢,肉芽组织形成不良,降低伤口愈合能力。

2)维生素:维生素缺乏对伤口愈合影响较大,可造成毛细血管脆性增加,发生出血倾向;另外,维生素 A_1、维生素 B_2 和维生素 B_6 的缺乏可导致纤维化不良,导致伤口愈合迟缓。

3)微量元素:锌是人体必不可少的微量元素,全身和局部锌含量降低也会导致伤口愈合迟缓,甚至引起组织断裂;手术或外伤失血后,患者的血液合成可能减慢,铁缺乏导致贫血从而阻碍伤口部分的氧转移,导致伤口愈合速度变慢。

(3)疾病因素:全身疾病可阻碍伤口愈合,伤口也可反映全身的状况。常见如肿瘤、糖尿病、慢性肝病、肾脏疾病以及皮肤结核等慢性消耗性疾病患者,多数营养不良和机体抵抗力差会影响伤口的愈合。特别是进行化疗、放疗的肿瘤患者,伤口愈合更加困难。糖尿病患者血糖长期控制不良,白细胞吞噬细菌的功能受到抑制,伤口的糖基化产物会影响伤口愈合。

(4)药物因素:化疗药物有骨髓抑制作用,使炎症细胞、血小板、红细胞数量降低,生长因子不足从而延迟伤口愈合;非甾体类抗炎药能阻断前列腺素的合成从而抑制伤口愈合炎症反应。免疫抑制剂不仅使白细胞活性降低,还会降低免疫力,增加伤口感染的机会,干扰伤口愈合过程。大剂量类固醇激素能抑制炎症反应,阻止成纤维细胞增生及胶原合成,导致伤口愈合延缓。

(5)不良生活习惯因素:包括吸烟、喝酒、熬夜、暴饮暴食等。香烟中的尼古丁使小动脉收缩,伤口组织供氧减少从而影响伤口愈合。长期喝酒、熬夜不仅伤害身体,也导致机体免疫力下降,出现伤口延迟愈合。暴饮暴食易导致肥胖,而肥胖患者皮下脂肪太多,术后除了容易发生脂肪液化外,还容易形成无效腔和血肿,导致伤口的张力增加,阻碍伤口局部血液循环,影响伤口愈合。

(6)免疫因素:患者免疫系统功能低下对伤口愈合造成影响,如延缓患有肿瘤疾病并进行过化学治疗、自身免疫性疾病长期服用激素的患者的伤口愈合。由于白细胞数降低,蛋白的摄取受损及其他相关的免疫系统功能降低,延长了伤口愈合的时间。例如,患有艾滋病或接受放、化疗的患者,伤口难以愈合。

(7)凝血机制因素:凝血机制障碍主要见于血液系统疾病、营养不良、慢性肝病及接受抗凝剂治疗等患者。由于伤口愈合的最初阶段是凝血的过程,而此类患者的凝血时间会过长或无法凝血。因此,只能使用各种止血的方法,例如缝合止血、压迫止血、止血药或输血等。

(8)其他因素:如神经系统、放射性治疗、心理状态等因素。神经系统受损,会影响局部血流,严重者会破坏感觉神经,皮肤容易受到伤害。离子射线对恶性肿瘤细胞和正常细胞都有很大杀伤力,也会损伤小血管,抑制成纤维细胞增殖和胶原蛋白的合成与分泌,影响伤口的愈合。如果患者长期处于焦虑、紧张、压抑等状态,也会使机体免疫功能受到抑制,从而间接影响伤口的愈合。

3.局部因素

(1)伤口感染:感染是影响伤口愈合最常见的因素,会延长炎症期和影响肉芽组织增殖。当细菌数 $>10^5/g$ 组织时,细菌便附着于伤口繁殖,包埋于细胞外基质中形成生物膜,对抗生素耐药,局部抗感染失效,伤口经久不愈。

(2)伤口异物:外科缝线、坏死组织、毛发及敷料残留物等会成为细菌生长的培养基,应及时清除,可缩短伤口愈合周期。

（3）伤口湿度及温度：伤口愈合的速度在有一定湿度的环境下比在干燥环境下快,且较无痛,伤口渗液含有的生长因子及蛋白溶解酶利于伤口愈合。实验证实接近或恒定的37 ℃为局部伤口愈合最适宜温度,同时细胞有丝分裂速度和酶活性也处于最佳状态。

（4）伤口脂肪液化：伤口脂肪过多时,术中电刀操作所产生的高温造成皮下脂肪组织烧伤及部分脂肪变性,脂肪组织发生无菌性坏死,形成较多渗液,从而影响切口愈合。

（5）组织水肿：伤口轻微的水肿,对于伤口及周边组织不会有太大影响。而明显的过度肿胀会使伤口的缝合线张力加大,周围组织受到压迫,影响细胞间氧气及养分的传送,血液中的营养物质的运送受到阻碍,使伤口愈合速度减慢,甚至出现因缝合线张力过大而伤口裂开的情况。

4.促进伤口愈合的方法

20世纪70年代"湿性伤口愈合理论"逐渐被人们广泛接受,人们对伤口愈合病理生理认识逐渐深入,如何缩短伤口愈合时间和促进伤口的康复是科研人员迫切需要解决的课题。随着工业、科技的进步,除了传统手术、传统敷料外,人们还采用新型敷料、生长因子、酶学清创、负压吸引、激光、电磁等方法促进伤口的愈合（见表10-2）。

表10-2 促进伤口愈合的方法

方法	作用	产品种类
敷料	覆盖伤口、填充伤口,治疗伤口的物质	传统敷料：惰性敷料、金属敷料、喷类敷料、薄膜类敷料 新型敷料：藻酸盐、亲水纤维类、高渗盐类、含银类敷料、泡沫类、水胶体敷料及水凝胶敷料等
生长因子	直接参与伤口的炎症反应,影响组织修复细胞周期的转变	表皮细胞生长因子、血小板衍生生长因子、血小板激活因子转化生长因子β、成纤维细胞生长因子、纤维接连蛋白、透明质酸及生长调节素等
负压吸引	增加伤口内的氧张力,减少细菌数,加速肉芽组织形成,预防伤口剪切力,且可减少污染,减少水肿	常用负压吸引产品：VSD、KCI、国产负压吸引

续表

方法	作用	产品种类
中药	临床运用需根据坏死组织的多少、脱腐难易及肉芽组织的有无,使用祛腐类药和生肌类药	"生肌玉红膏""去腐生肌膏"
激光、电磁	低能量的激光治疗能直接作用于细胞,提高中性粒细胞的吞噬能力,促进胶原的合成,刺激伤口的愈合	CO_2激光、氩激光、Nd-TAG激光、He-Ne激光
酶学清创	蛋白酶类物质清除伤口坏死组织的非手术清创方法	蛋白分解酶、纤维蛋白溶解酶、木瓜蛋白酶等
组织工程技术	培养细胞种植和吸附在生物材料上修复组织缺损	富血小板血浆
其他治疗	蛆吞噬伤口的坏死因子和蛆分泌的因子和酶类,以促进坏死组织溶解和加速伤口的修复与再生	实验室培养的蛆虫

(张华)

第二节 伤口评估及处理

全面客观地评估伤口是处理伤口前非常重要的环节,通过动态伤口评估,可以判断伤口的严重程度及预后,并为实施有效的干预措施提供依据,便于不断调整处理方案[6-8]。

一、伤口评估的目的

(1)观察伤口现状,作为伤口治疗和评估伤口进展的资料。
(2)以相同的方法及工具去评估伤口,便于临床工作人员沟通和统计。
(3)预测伤口治愈需要的时间及经费。

二、评估的内容

1.全身评估

(1)患者营养状况:伤口愈合必要的营养因素包括蛋白质、热量、维生素和微量元素等,营养不良会增加伤口和延迟愈合感染的风险。

1)人体测量:包含体重、体质指数、三头肌皮皱厚度、上臂围等,可反映人体营养情况。

2)实验室检查:包含白蛋白、转铁蛋白、前白蛋白等敏感指标,能反映蛋白质能量营养不良。

3)微量元素检查:如维生素D、钙缺乏表现为佝偻病;锌缺乏表现为发育迟缓、味觉嗅觉异常或异食癖;硒缺乏导致的克山病和大骨节病;碘缺乏可表现为单纯性甲状腺肿。

(2)高龄状态:随着老年社会到来,越来越多的老年人伤口愈合明显延迟,这与老年人细胞活性降低、组织再生能力减弱而导致的伤口愈合质量下降有关。

(3)代谢性疾病:常见有慢性肾病、肝病、糖尿病等都会影响伤口的愈合,糖尿病因为血管病变和周围神经病变导致组织坏死和下肢感觉迟钝或麻木。慢性肾病、肝病由于肝肾功能衰竭,影响机体毒素和废物排出,导致伤口感染机会增加,伤口愈合延缓。

(4)免疫状态:机体免疫力对伤口愈合起着重要作用。当疾病、药物使用导致免疫力下降时,如肿瘤、放化疗、艾滋病等,因为白细胞计数的减少、蛋白质的摄取不足,伤口愈合明显延迟。

(5)药物:不同的药物对伤口愈合产生不同的影响,不同药物对凝血、炎症过程和增生产生不同的抑制作用,特别是对肉芽和瘢痕的形成影响明显。化疗药物的骨髓抑制作用,使红细胞、白细胞和血小板数量减少,相关生长因子不足,伤口的愈合延迟。类固醇的抗炎作用,使伤口愈合的炎症期被抑制,且使血中的锌含量减少,致使伤口愈合的过程受阻。

(6)血管功能:血管功能不全包括动脉功能不全和静脉功能不全。

1)动脉功能不全:局部动脉功能不全,造成局部组织没有血流供应,进而导致缺血、缺氧,形成局部组织溃疡。

2)静脉功能不全:静脉瓣关闭不全使下肢血液回流受阻,下肢静脉压力升高,导致脚踝部分的表层静脉血管受压而产生水肿;同时静脉压力上升,使纤维蛋白原由血管内渗出至局部组织,形成纤维蛋白环层,从而阻挡组织中氧气的输送、营养的交换及代谢废物的排泄。

(7)神经系统障碍:神经系统受损的患者感觉、知觉和运动反应迟钝或消失;运动障碍的患者血流速度减慢,甚至出现肢体肿胀,导致伤口愈合速度减慢;大小便失禁患者易造成尿路感染或皮肤溃烂而影响伤口愈合。

(8)凝血功能:血友病、血小板减少、接受抗凝剂治疗的患者,由于凝血功能障碍,伤口出血时间过长而影响伤口的愈合。

(9)心理状态:心理反应有调节机体免疫系统的功能,伤口愈合过程需要病人积极心态配合,否则强烈的焦虑、担忧、恐惧、悲观等负性心理会抑制机体免疫功能,影响伤口愈合。

2.局部评估

伤口的局部评估:包括伤口类型、伤口床、伤口边缘和伤口周围皮肤等,明确伤口的特点,有助于选择合适伤口的处理措施和相应的敷料。

(1)伤口的类型

1)按伤口愈合时间:将伤口分为急性伤口、慢性伤口。

2)按致伤因素:将伤口分为物理性、化学性、生物性和机体内在因素的伤口。

3)按组织受损程度:分为一期愈合伤口、二期愈合伤口及三期愈合伤口。

(2)伤口床:通过评估伤口的位置、大小、组织类型、渗液及感染情况,观察伤口创面愈合迹象,以便清除坏死组织或腐肉、管理渗液促进愈合的效果。

1)伤口的位置

伤口位置评估为确定伤口的病因提供线索。如压力性损伤常发生在骶尾部,静脉性溃疡常发生在"足靴区",缺血性溃疡好发于肢体末端,糖尿病足常发生在足底部。有些部位要考虑可能出现的护理问题,如骶尾、臀部的敷料容易被污染,且不易固定;四肢伤口在包扎时要考虑到功能等;特殊部位清创要注意保护血管、肌腱、神经等,防止损伤。

2)伤口大小

①伤口二维测量:用厘米制的尺测量,沿人体长轴测出伤口最长处为伤口的长,沿身体横轴测出伤口最宽处为伤口的宽;描述为长×宽,例如伤口的面积为4 cm×6 cm(见图10-4)。

②伤口三维测量:用无菌棉棒或探针垂直放入伤口最深处,去掉皮肤外面的部分后放在厘米尺上测量。描述为长×宽×高,例如4 cm×6 cm×4 cm(见图10-5)。

③伤口容量的测量:用以测量深广的伤口,先用无菌薄膜把伤口粘紧,用注射器将生理盐水经透明薄膜注入伤口,记录注入的生理盐水量,就是伤口的容积。

④潜行的测量:潜行是指伤口边缘下无法用肉眼看到的深部组织缺损,临床评估时需使用棉棒或探针沿伤口四周逐一测量。测量时将无菌棉棒或探针从伤口边缘垂直放至伤口处,直至潜行末端,随后测量潜行深度。记录时应将棉棒或探针去掉皮肤外面的部分后放在厘米尺上测量。以时针方向来记录,例如9点或3点方向,并标注具体潜行深度,例如3cm(见图10-6)。

⑤瘘管、窦道的测量:瘘管是指由于先天原因或疾病导致体内脏器等形成

一端通向体表，另一端与空腔脏器相通的管道。窦道是体表通向深部组织的病理性盲管，仅有一个开口通向体表，测量时使探针沿窦道方向伸入直到盲端，用镊子夹住露在皮肤表面的探针，再进行测量（见图10-7）。

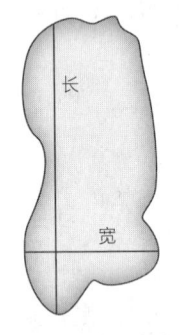

图10-4 伤口长、宽的测量

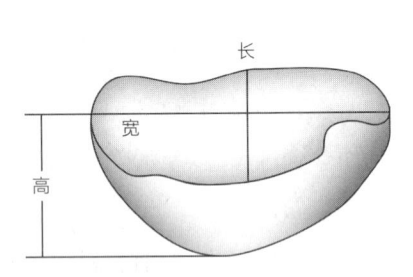

图10-5 伤口长、宽、高的测量

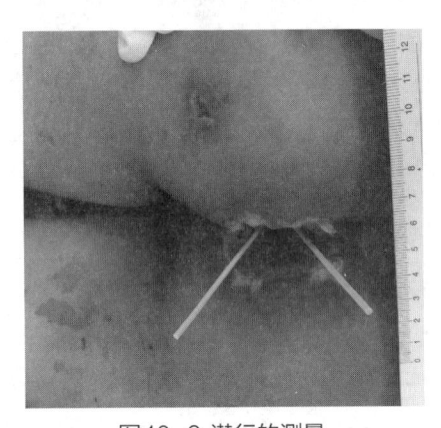

图10-6 潜行的测量

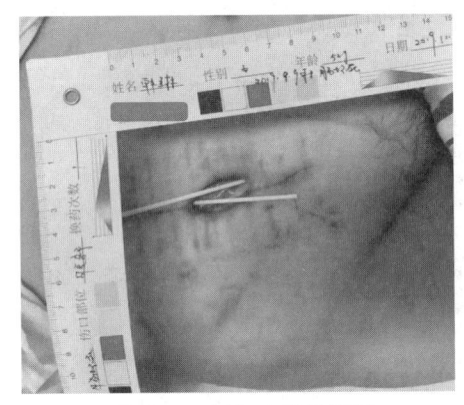

图10-7 瘘管、窦道的测量

（3）伤口的组织类型

伤口评估常用红、黄、黑色及混合伤口来描述。

1）红色伤口：表示正在愈合中的伤口，伤口有健康血流的肉芽组织，呈牛肉红（见图10-8）。

2）黄色伤口：表示伤口有腐肉组织，呈脓性渗液和感染状（见图10-9）。

3）黑色伤口：伤口有坏死组织、软或硬的结痂（见图10-10）。

4）混合伤口：伤口内有上述各种颜色，表示伤口内混有部分健康组织和不健康的腐肉或结痂的组织，例如红黄、红黄黑或黄黑等，可用"四分之几""八分之几"或百分比的形式描述某种伤口颜色占比，如黑色占50%，黄色占25%，红色占25%（见图10-11）。

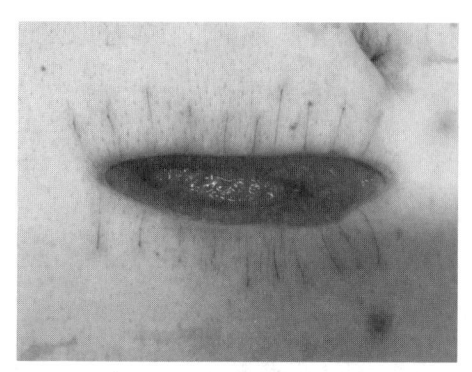

图10-8 红色伤口　　　　　　　　图10-9 黄色伤口

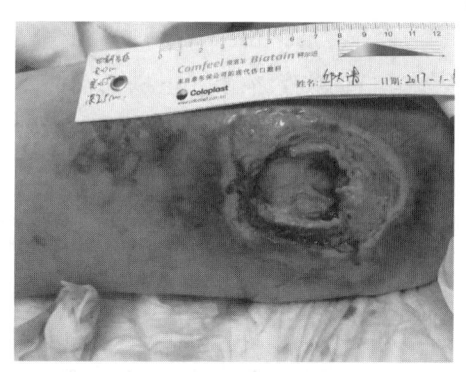

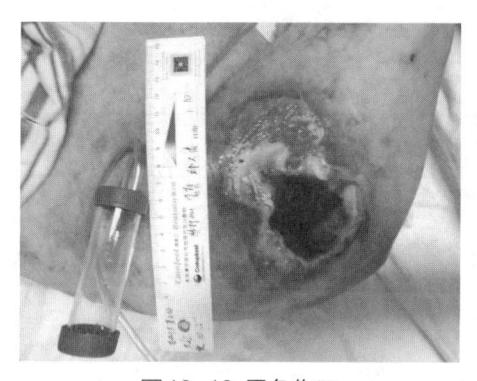

图10-10 黑色伤口　　　　　　　图10-11 混合伤口

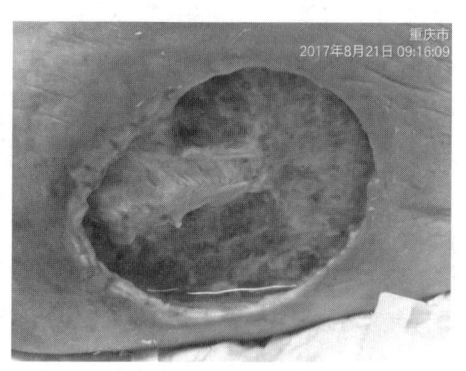

(4)伤口渗液

渗液是指由血管中渗透出来的液体及由细胞渗透出来的液体和细胞成分残留在组织或伤口床中的现象。渗液的评估包括渗液的量、性质及气味的评估。

1)渗液量:伤口的渗液量一般分为少量≤5 mL/24小时、中量5~10 mL/24小时、大量＞10 mL/24小时3种,临床常用伤口渗液与敷料的关系来评估渗液量(见表10-3)。

表10-3　WUWHS伤口潮湿程度评估法的描述及含义

状态	含义
干涸	伤口床干燥,无可见的水分,首层敷料未见痕迹
湿润	去除敷料后可见少量液体;首层敷料有明显痕迹
潮湿	去除敷料后可见少量液体,首层敷料有明显痕迹,尚未渗透
饱和	首层敷料潮湿;如不更换敷料种类,换药间隔应缩短
渗漏	敷料饱和,渗液已从首层以及二层敷料溢出,沾湿衣物;更换敷料或换药间隔大幅度缩短

2)渗液的颜色及性状:渗出液有澄清、粉红、绿黄脓或褐色等颜色特征(见表10-4)。渗液黏稠度和性状有对应的临床意义(见表10-5)。

表10-4 渗液颜色及性状的意义

特征	可能的原因
澄清黄色	渗液正常色、纤维溶解酶的细菌感染、尿液、淋巴液漏
粉色或红色	提示毛细血管损伤
特殊绿色	提示铜绿假单胞菌感染或使用新型敷料
浑浊、黏稠	炎症反应或感染
黄色或褐色	伤口内有腐肉或肠瘘所致
灰色和蓝色	可能与使用含银离子敷料有关

表10-5 渗液黏稠度的意义

特征	可能的原因
高黏稠度	感染或炎症含有大量蛋白质 有坏死物质 肠瘘 敷料残留
低黏稠度	静脉疾病或心脏病导致蛋白质含量低 泌尿道、淋巴系统、关节腔漏

3)渗液的气味:伤口有细菌生长或坏死组织感染时会产生恶臭味,揭开密闭性敷料时也会有气味。通过渗液气味评分可以判断伤口组织感染或坏死程度(见表10-6)。

表10-6 渗液气味分级

渗液气味分级	得分
一进屋/病房/诊室就能闻到	0分
进入屋内能闻到	1分
与患者间隔一个手臂距离能闻到	2分
敷料存在时可闻到	3分
移除敷料后可闻到	4分
无气味	5分

(5)伤口感染

人体皮肤是抵御微生物侵袭的天然屏障,当各种致伤、致病因素作用于皮肤或皮下组织时,不同程度的损害或完整性的破坏形成伤口,为病原微生物入侵人体创造了条件。根据微生物侵入伤口中的生长繁殖及对机体的影响程度,可分为污染、定植和感染3个不同的阶段。

1)伤口污染:是指微生物存在而不增殖,人体通过自身防御机制可以完全抑制细菌的数量和毒性。

2)定植:是指微生物增殖但未出现宿主反应,细菌数量明确,菌群平衡。

3)感染:是指微生物黏附、增殖并引起宿主反应,如红、肿、热、痛、局部流脓等,需要全身或局部抗菌治疗。

(6)伤口边缘

伤口愈合过程中,上皮细胞能够迁移覆盖伤口创面,需要伤口边缘与基底部同高、湿润、完整、连接基底部。通过减少无效死腔潜行、增厚或卷边清创以及改善渗出液管理以减少伤口愈合障碍,促进伤口的愈合。伤口边缘评估需要观察伤口边缘的颜色、厚度、内卷、潜行情况,能够提供伤口病因、愈合进展和当前管理计划是否妥当的信息。

(7)伤口周围皮肤

伤口周围皮肤为伤口边缘外围最长4 cm范围内的皮肤区域。观察伤口周围皮肤颜色、完整性,注意有无红斑、瘀斑、色素沉着、浸渍、水肿等。伤口周围皮肤常见问题有浸渍、表皮脱落、干燥皮肤过度角化和湿疹等。

(8)疼痛

伤口疼痛可抑制患者自体免疫抑制反应,不仅会影响患者舒适度,还会间接阻碍伤口愈合。疼痛是伴随现有或潜在的组织损伤而产生的生理和心理因素复杂结合的主观感受,通过客观评估比较困难。临床常用的疼痛评估工具有:数字评分法(NRS)、视觉模拟评分法(VAS)、面部表情分级评估表(FRS)、简明疼痛评估量表(BPI)等。临床最常用的数字评分法(NRS),其评估结果分为:0分为无痛,1~3分为轻度疼痛,4~6分为中度疼痛,7~10分为重度疼痛。4分及以上需要报告医生采用药物和非药物方法干预。同时,注意评估疼痛出现时间:移除敷料时、移除敷料后、清洗伤口时、清洗伤口后、覆盖敷料时、覆盖敷料后、与伤口处理无关,持续疼痛。

三、伤口处理

1.伤口处理原则

追溯最早的伤口处理记载主要有清洗伤口、覆盖敷料、包扎伤口3个方面;经文献查证,最新进展的两种伤口处理理念是:一个是基于"TIME"伤口床原则制定伤口管理方案,有利于促进伤口愈合:如通过T-清除坏死组织、I-控制感染或炎症、M-保持湿性平衡、E-促进伤口边缘上皮化来进行有效的伤口床准备。另一个是2018年欧洲伤口管理协会提出以"患者为中心"、TIME原则为基础的临床决策支持工具(clinical decision support tool),包括A-评估、B-协作、C-控制、D-决策、E-评价5个方面,其核心在于联合多学科团队,对患者进行科学的整体评估、风险因素管控,从而制定个体化治疗策略,最大限度地促进患者伤口愈合。常见伤口护理原则包括以下几个方面:伤口清洗、伤口清创、敷料选择与渗液管理[8-10]。

2.伤口清洗

伤口清洗(wound cleaning)是伤口管理的重要步骤,可以去除组织碎屑、减少细菌负荷和阻止生物膜形成,合理应用伤口清洁可以有效防止伤口感染和优化伤口愈合环境。

(1)伤口清洗溶液:清洗液最常用的是生理盐水(0.9%NaCl溶液),与机体组织等渗,对活体组织无害;常见的消毒液还有林格氏液、灭菌注射液、聚维碘酮;碘伏、过氧化氢(双氧水)或醋酸等溶液虽有杀菌的效果,但会对细胞造成伤害,阻碍伤口愈合。

(2)伤口清洗方法

1)机械擦洗:传统的清洗方法为机械擦洗方法,主要是用棉球或纱布配合一定量的洗液擦洗伤口。擦拭伤口可减少细菌分布,通过引起微擦伤损伤新生成的肉芽组织,使其脱落,从而有助于减少伤口中肉芽肿的形成。但此方法存在一定弊端:一方面,棉絮易遗留于伤口内,引起不良反应进而延迟伤口愈合;另一方面,操作者不容易掌握擦洗的力度,易引起伤口出血、引发疼痛。

2)按摩/浸泡:按摩或浸泡较大面积的坏死组织可能有助于软化和松动坏死组织。文献报道泡足可以清除皮肤油脂和软化皮肤,降低伤口组织的拉伸强度但也可能将细菌带至伤口,因此糖尿病足的患者不建议采用清水泡足的方式清洗伤口,但如果足溃疡周有干硬的胼胝,可使用37~38 ℃温水泡足20分钟,便于软化和清除胼胝。

3)冲洗:研究发现,伤口冲洗优于传统的机械性清洁操作,并且冲洗是现今最有效的清洗伤口的护理方法。水流压力可冲去污染物,减少细菌且不易引起出血。同时,用涡流式水流冲洗,伤口细菌数量明显减少,可使伤口达到洁净,有效预防再次污染。

①冲洗压力:有效的冲洗压力为8~12 psi,可使用30 mL注射器加头皮针,距离伤口1英寸(2.5 cm)处冲洗伤口。如果伤口容易破损或出血,应使用更低的压力。压力大于15 psi将迫使表面细菌和碎屑进入伤口深部。

②冲洗量:使用足够量的冲洗液是有效清洁的关键。使用的量应足以充分冲洗整个伤口面,这取决于伤口的大小和状态。判断冲洗量是否充足的一般原则是冲洗直至反流液清洁。

③冲洗温度:加热冲洗液可更加有效地清洁伤口,用于伤口冲洗的溶液应加热至37 ℃,或至少应加热至室温。使用冷的溶液冲洗伤口以及伤口温度低于37 ℃,会使细胞有丝分裂延迟长达4小时,并抑制巨噬细胞功能,使白细胞活性降低。有证据表明,使用不经加热处理的冲洗液,脓毒症的发生率更高。

3.伤口清创

清创(debridement)定义:伤口处理技术之一,便于减少伤口内病原微生物存在的数量,除去坏死、失活组织及外来的异物,观察评估组织活性程度利于采取正确措施[11]。

伤口清创方法包括以下类型:

(1)机械清创(mechanical debridement):通过物理清创达到去除伤口中的失活组织、腐肉、异物和杂质的目的,如冲洗、湿-干敷料更换、器械搔刮等方法。该清创方法简单易行、创伤小,适用于有腐肉覆盖、污秽物沉积、老化的伤口。

1)冲洗:水流冲洗的方法有多种,如借助注射器对伤口基底部进行一定压力的冲洗,或将输液袋与专用一次性脉冲式冲洗装置相连接,手动控制压力对伤口床、潜行、窦道或难以清洗的部位实施脉冲式冲洗清创,都是目前可用的水流冲洗清创方法。对于一些有感染的深部伤口，如骨髓炎、肠瘘伤口等，以抗生素溶液或生理盐水持续冲洗伤口，同时以持续低负压吸引冲洗液的方式进行冲洗，也可起到物理清创作用。

2)湿-干敷料：将浸泡生理盐水的湿纱布覆盖在有坏死组织的伤口上，当湿纱布水分蒸发后，坏死组织会附于纱布上一并除去。此方法的优点是能清除少量坏死组织、价格低廉，适用于坏死组织较少的伤口。缺点是清创不彻底，揭除敷料时由于纱布黏附于伤口床，容易引起二次损伤、出血和疼痛。

3)器械搔刮：一些急性的外伤伤口上如有较多的污垢时，可在自来水的冲洗下同时用刷子把污垢刷去；或在慢性伤口腐肉或生物膜表面，使用镊子或刮匙轻轻搔刮，去除伤口表面的腐肉或膜状物。其缺点是易损伤正常组织，导致出血、疼痛。

（2）手术清创（surgical debridement）：指外科医生用手术器械将腐肉或失活组织切除，该清创方法是最快速、有效的方式，能快速控制全身感染，缩短伤口愈合时间。缺点是创伤较大、易引起出血和剧烈疼痛。凝血障碍、组织灌注不足、全身情况差及免疫力低下的患者慎用该清创方式。

（3）保守性锐器清创（conservative sharp wound debridement，CSWD）：通过手术器械蚕食法分次或逐渐清除腐肉组织，促进肉芽生长和伤口愈合。前提是在不引起疼痛和出血的情况下，一般在患者床边可进行操作，这种创伤小、出血少、安全性高的清创方式适用于年老体弱、不能耐受大手术的患者。

（4）自溶清创（autolytic debridement）：指利用封闭性或半封闭性敷料，维持伤口处于湿润的环境，激活伤口自身渗液中的多种蛋白分化酶及酶的活化因子来溶解坏死组织，从而达到清创的目的的方法。适用于慢性伤口、黑色或黄色坏死组织覆盖的非感染伤口。此方法的优点是选择性高、容易操作、不会损害健康的细胞肉芽组织、患者一般无疼痛感，特别适用于高龄、体弱、病情严重、耐受性差的患者。缺点是清创周期长，容易造成周围皮肤浸渍，有时还会引发厌氧菌感染，更换敷料时可能有异味，容易与感染混淆。慎用于有细菌感染或渗液过多的伤口。

（5）化学清创（chemical debridement）：又称酶解清创或酶学清创，是在自溶清创的基础上提出的清创方法，其克服了自溶清创耗时长的缺点，通过基因工程技术合成各种酶，如枯草杆菌酶、蛋白分解酶、纤维蛋白溶解酶和胶原酶、木瓜蛋白酶和菠萝蛋白酶等,将酶放入伤口中达到消化坏死组织、破坏生物膜的清创目的,酶学清创时需要注意维持酶的活性,如适宜的pH和温度等。缺点是价格昂贵,另外酶可能会破坏伤口周边正常组织,因此使用时注意避免超出伤口边缘。

(6)生物清创(maggot debridement):运用实验室培养的无菌幼蛆吞食伤口中的坏死组织,并分泌抗菌酶和其他抗感染化合物,减少伤口上细菌数量,达到清除坏死组织和形成有利于伤口愈合的酸性环境的目的,一般2~3天更换一次无菌幼蛆。该方法的优点是清创快速有效,特别适用于有较多腐肉伤口的清创;缺点是获取不易,费用高,不易被患者接受,不适合用于黑色硬痂、肌腱和骨外露的伤口。

(7)超声波清创(ultrasonic debridement):指利用超声空化效应破坏生物膜、清除坏死组织、促进成纤维细胞内胶原蛋白的释放和创面局部微循环的一种无痛的物理清创法。目前国内外有接触式和非接触式超声雾化水流清创仪,适用于慢性伤口清创,特别是当无法确定健康组织与失活组织间的界线时,超声波清创具有优势,但价格较昂贵。

(8)联合清创(combined debridement):是近年来提出的清创新观点,要点是将多种清创方法联合使用,形成优势互补,从而达到加速清创过程、促进伤口愈合的目的。国内外研究报道联合清创更为安全有效,其关键在于"边溶解边清创",先借助水凝胶进行自溶清创,使坏死组织软化、水解,在此基础上再进行锐器清创,逐步将坏死组织去除,优点是不易损伤正常组织或引起疼痛及出血。

4.敷料的选择与伤口渗液管理

(1)敷料的种类与临床应用

1)传统敷料:第二次世界大战开始使用普通纱布和油性纱布处理各类伤口,沿用至今已有150多年的历史,因此被称为"传统敷料"。

①纱布:纱布由棉花、软麻布和亚麻布加工而成,也称惰性敷料。优点:取材方便,价格低廉,应用灵活,可覆盖,可填充。缺点:a.吸收性有限,渗出较多时需频繁更换,增加工作量;b.通透性高,易使伤口变干脱水;c.容易粘连伤口,更换时易导致机械性损伤;d.细菌容易穿透,增加感染机会;e.敷料纤维易于脱

落,形成异物,成为感染的核心。临床应用:a.可作为各类伤口的内、外层敷料使用;b.可用于深腔、窦道的填塞;c.可制作引流条用于伤口引流。

②油性纱布:由传统纱布经石蜡油、凡士林等浸润灭菌加工而成。优点:a.维持伤口湿润环境;b.不粘连伤口,不损伤肉芽组织和新生上皮;c.顺应性好,可根据需要裁剪。缺点:a.需要外敷料固定;b.吸收性有限;c.不能用于渗液较多的伤口,易造成伤口周围皮肤浸渍。临床应用:a.供皮区;b.烧烫伤;c.黏膜或皮下组织暴露的伤口;d.伤口填塞、止血和引流;e.上皮修复期的局部保护。

2)新型敷料

①半透膜敷料:主要由聚氨酯类或硅氧烷弹性体等高分子材料制成。半透膜敷料对渗液的控制是靠其对水蒸气的传送,传送速度取决于其分子结构和厚度。理想半透膜敷料的呼吸速度与正常人体皮肤的呼吸速度相当。优点:a.可渗透皮肤或伤口床的气体和水蒸气;b.外界细菌和液体不能透过;c.保持伤口的湿润环境;d.促进自溶清创,e.顺应身体轮廓;f.透明、易观察伤口;g.降低表面摩擦。缺点:a.无吸收能力;b.可能浸渍伤口周围皮肤;c.不能用于感染伤口;d.去除时可能损伤周围脆弱皮肤。临床应用:a.主要用于静脉留置针、导管的固定;b.用于少量或无渗液的表浅伤口;c.可结合水凝胶使用,在黑色坏死或黄色腐肉清创阶段用作外敷料;d.可用于伤口的拉合;e.可作为负压伤口治疗封闭伤口敷料。

②水胶体敷料:由聚合的基材和粘接在基材上的水胶体混合物构成。具有一定的渗液吸收能力,含有胶体颗粒,如羧甲基纤维素、明胶或果胶,当与渗液接触时可以转变为胶冻样物质保持伤口床的湿度。优点:a.保持伤口的湿润愈合环境,促进自溶清创;b.吸收少到中量的渗液;c.片状水胶体可直接粘贴,无需外敷料;d.作为外敷料可防水、防菌、保湿;e.去除时不伤肉芽组织;f.减少皮肤摩擦力。缺点:a.吸收渗液形成的凝胶,易与感染分泌物混淆;b.去除时可能损伤周围脆弱皮肤;c.易卷边;d.吸收性有限,不能用于渗液量较多或感染的伤口。临床应用:a.用于表浅和部分皮层损伤的伤口;b.1期和2期压力性损伤;c.有少量到中量渗液的伤口;d.黄色腐肉或黑色坏死伤口自溶清创时作为外敷料使用。

③水凝胶敷料:主要是以水及非粘连性的多分子聚合物制成,有凝胶状和片状。优点:a.对干燥的伤口主动补水,维持湿性愈合条件,促进自溶清创;b.

有少量吸收能力,利用伤口渗液中的胶原蛋白降解酶来分解坏死组织;c.不粘连伤口,更换敷料时不会造成二次损伤。缺点:a.不能阻止细菌入侵;易浸渍伤口周围皮肤;b.需要二层敷料保湿覆盖。临床应用:a.适用于黄色腐肉或黑色坏死的伤口;b.有少量到中量渗液的伤口;c.感染伤口不宜使用;d.片状水凝胶主要用于伤口愈合后期,或静脉炎的预防和治疗以及一些刺激性较小药物外渗的治疗。

④藻酸盐敷料:以天然海藻植物为原料提炼而成,有条状和片状,可以是编织或非编织结构。优点:a.敷料中的钙盐与血液中的钠盐产生离子交换,可起止血作用;b.具有较强的渗液吸收能力,与渗液接触时会变成凝胶状,保持伤口的湿润环境;c.顺应伤口床轮廓;d.可降解、无毒;e.不粘连伤口。缺点:a.需要二层敷料;b.吸收渗液后形成凝胶,易与伤口分泌物混淆,在窦道中使用溶解后取出困难。临床应用:a.适用于中到大量渗液的伤口;b.出血伤口;c.恶性肿瘤伤口;d.腔隙和窦道伤口使用藻酸盐填塞时,需评估其深度,以判断换药时能否取出;e.不适合用于少量渗液或干性伤口或有焦痂的伤口。

⑤泡沫敷料:通常为多层结构,一般由防粘连伤口接触层、渗液吸收层、防水阻菌的背衬等组成。其质地细腻柔软,孔径均匀,制成各种厚度,对伤口有良好的保护作用。优点:a.可吸收中到大量渗液,保持湿性愈合环境;b.部分产品可垂直吸收,减少伤口周围皮肤浸渍;c.不粘连伤口;d.可整块取出、无残留;e.隔热保温,缓解外界冲力;f.可在加压包扎下使用,使过度生长的肉芽变平。缺点:a.不适合干燥的伤口和有焦痂的伤口;b.除填塞型的泡沫外,一般外用的泡沫敷料不可用于填塞;c.非自粘型的泡沫敷料需要固定;d.有粘边的泡沫敷料不适合裁剪。临床应用:a.适用于中到大量渗液的伤口;b.压力性损伤的预防及治疗;c.供皮区伤口;d.肉芽过度生长的伤口等。

⑥亲水纤维敷料:主要成分为羧甲基纤维素钠(CMC),能吸收/锁住渗液,提供伤口湿润愈合环境。优点:a.可吸收自身重量22倍的渗液;b.具有渗液吸附和垂直吸收功能,减少伤口周围皮肤浸渍;c.吸收渗液后形成的凝胶可紧密地附着于伤口,营造湿性环境,促进自溶清创。缺点:a.需要二层敷料;b.不适合干性伤口和有焦痂的伤口。临床应用:用于中到大量渗出、无明确感染的伤口。

⑦高渗盐敷料:由吸收性聚酯纤维和28%氯化钠制成。通过吸收渗液、细

菌和坏死组织,促进伤口的清洁。优点:a.抑菌和消除肉芽水肿;b.吸收渗液;c.顺应伤口轮廓,可整块取出。缺点:不可用于焦痂伤口及有健康肉芽、肌肉、筋膜或骨骼暴露的伤口,对于急性伤口患者,使用该敷料后30分钟内,患者常感刺痛。临床应用:a.适合用于渗液较多的伤口;b.黄色腐肉的清创;c.组织水肿伤口;d.化脓或恶臭的感染伤口慎用。

⑧含银敷料:银是一种常见的重金属,其化学性质不活泼,但当其以离子形式存在于伤口渗液中时,能够破坏各种细菌细胞膜上的蛋白活性成分,阻断酶的复制程序,造成蛋白凝固变性,具有很强的抗菌和杀菌作用。优点:a.抗菌谱广,不易形成耐药;b.持续释放银离子,持久抗菌;c.和不同材质的载体敷料结合成新型复合敷料,可同时具备载体敷料的特点。缺点:a.长期使用的安全性和有效性尚缺乏循证依据,有待研究验证;b.磁共振检查时需移除银敷料;c.婴幼儿、银过敏者不宜使用。临床应用:适用于各种感染性伤口,如压力性损伤、静脉性溃疡、糖尿病足等[12-13]。

⑨含碳敷料:主要是采用活性炭材料制成。活性炭的孔隙结构具有较强的吸附作用,能够吸附伤口渗液和异味。优点:a.吸附异味;b.加有海绵或者亲水性纤维的碳敷料可增强吸收渗液的能力。缺点:a.活性炭吸收渗液后会失去活性;b.有些产品结构疏松,纤维易于脱落。临床应用:肿瘤伤口、感染有恶臭的伤口。

⑩生物活性敷料:使用自身具有活性或能促进活性物质释放的生物材料作为敷料,从而促进伤口愈合。如生长因子类敷料、胶原敷料、壳聚糖敷料等。

(2)伤口渗液管理

渗液的成分包括水、电解质、营养、炎症介质、白细胞、蛋白消化酶、生长因子。伤口血管丰富、血管通透性增加,局部充血和伤口坏死组织成为细菌过度繁殖的培养基,感染或炎症反应会产生过多渗液。适量的渗液有益于防止伤口床干涸,帮助组织修复、细胞移动,提供细胞代谢所需营养,协助生长因子和免疫因子扩散,帮助分解坏死组织。渗液过多会延缓或阻止伤口愈合,引起生理或心理疾病,消耗医疗资源。渗液的评估见本章第二节"伤口评估及处理"。渗液处理中的重要目标是将渗液的有利作用增至最大,不利作用减至最小[14-15]。

临床管理伤口渗液的处理方法:根据伤口渗液量的多少选择适宜的敷料,

如伤口腔洞填充敷料或高吸收性敷料,用造口袋或自制渗液收集袋管控伤口渗液或引流管周围持续渗液,用负压封闭引流技术充分引流渗液等。管控好伤口渗液可以促进伤口愈合、改善患者生活质量(见表10-7)。

表10-7 根据不同创面类型选择合适的敷料

创面类型	敷料选择	作用机制
压力性损伤(充血)	超薄水胶体敷料	改善皮肤微循环和营养,增强皮肤屏障和抵抗力
慢性伤口周边皮肤	水凝胶、水胶体敷料、泡沫敷料	减轻压力,见图10-12
干性坏死阶段	机械清创、水凝胶敷料	加速坏死组织分解与吸收,见图10-13
创面炎症反应阶段	藻酸盐类敷料、脂质水胶体敷料	加速坏死组织的分解与吸收,吸收渗液,见图10-14
肉芽生长阶段	水胶体敷料、脂质水胶体敷料	促进各种生长因子的释放并刺激毛细血管生成,见图10-15
大小便失禁、伤口渗液	造口袋、皮肤保护粉	管控大小便,见图10-16
胆汁、胰液渗漏	皮肤保护膜	伤口大量渗液、胆汁渗漏或胰液渗漏,见图10-17

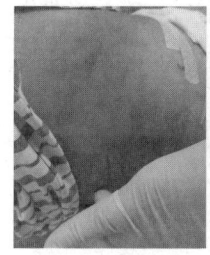

图10-12 慢性伤口减压

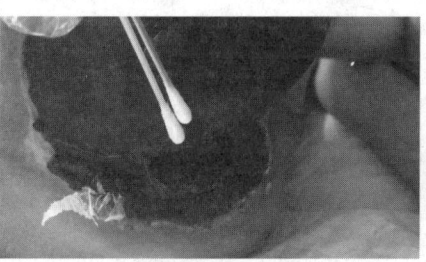

图10-13 干性坏死阶段清创与加速坏死组织分解

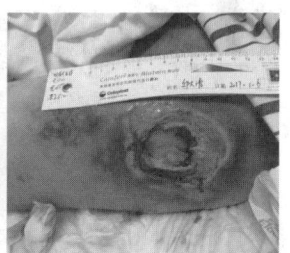

图10-14 创面炎症反应阶段吸收渗液

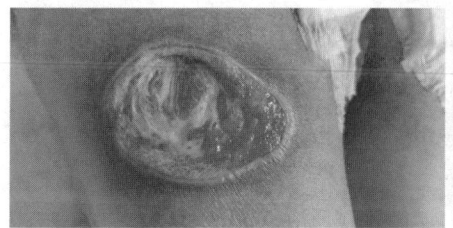

图10-15 肉芽生长阶段

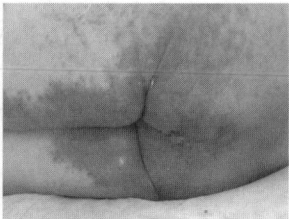

图10-16 大小便失禁

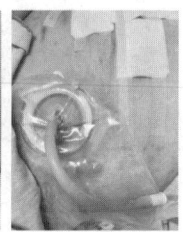

图10-17 胆汁、胰液渗漏

1)敷料的选择和使用:敷料是管理渗液的主要工具,需根据伤口评估结果、敷料特性和价格、患者经济情况及现有资源的可得性等多方面综合考虑选择合适的伤口敷料进行渗液管理。中到大量渗液的伤口可以选择吸收性能较好的敷料如藻酸盐敷料、泡沫敷料等;少量渗液的伤口根据情况可选用水胶体敷料等;对于渗液有异味的伤口,要评估引起异味的原因,如证实有感染可选用含银敷料、医用蜂蜜敷料等,杀菌抑菌以控制感染。一些复合型敷料如具有水凝胶涂层的泡沫敷料等既可以吸收渗液,又可以主动释放水分,具有智能平衡湿度的作用,可根据实际情况选用[13]。

2)造口袋或自制渗液收集袋的使用:伤口或引流管周围持续渗液是伤口护理中经常遇到的问题。通过粘贴造口袋收集渗液,可避免渗液对皮肤的刺激,提高患者的舒适度,也可准确记录渗液量,为治疗提供依据,同时能够减少更换频率,降低医疗费用和节省人力成本。对于一些较大的持续渗液伤口或恶性肿瘤伤口,可使用水胶体、双面胶、无菌塑料袋等材料自制渗液收集袋,将收集袋粘贴于伤口周围皮肤上,以收集伤口渗液或恶臭气味,能取得良好的效果。

3)负压封闭引流技术:负压封闭引流技术可充分引流渗液,避免局部渗液的聚集及对伤口周围皮肤的刺激;帮助建立液体平衡,促进伤口愈合;可准确评估渗液的颜色、性状和量,为评估伤口愈合情况提供依据;同时可降低敷料更换频率,减少医务人员工作量[16-17]。

(张华)

第三节 造口评估及护理

一、概述

造口(stoma)一词来源于希腊语,意思是口或孔,为皮肤表面的孔或开口。消化道肿瘤患者进行外科手术时,若因病情需要无法保留正常肛门功能,医生会将肠管的一端从腹壁切口取出,并反转缝合到腹壁从而在皮肤表面形成一个用于排泄粪便的孔或开口,即造口。部分泌尿造口是为了治疗泌尿系统肿瘤(如膀胱癌),将尿道牵引至体表形成开口帮助尿液的流出,通过尿流改道,促进疾病痊愈以及延长生命。

造口虽然保住了患者的生命,但由于排泄物无法自主控制,给造口患者在社交、工作、生活等多方面带来困扰,部分造口患者还会出现自卑、焦虑、失落等心理问题。临时性造口在疾病痊愈(3~6个月)后会进行造口回纳手术,永久性造口会陪伴患者终生;住院期间,患者对造口知识和造口护理技能的学习时间有限,出院后无法接受专业的护理与指导,容易导致造口并发症发生,加重患者身心与经济的负担。因此,对造口患者进行全程化护理管理是一项重要的工作[18-20]。

二、分类

(1)按系统分:消化系统有肠造口,泌尿系统有泌尿造口。

(2)按时间分:临时性造口和永久性造口。

(3)按部位分:消化系统造口,如盲肠造(瘘)口、回肠造口、横结肠袢式(双腔)造口、乙状结肠造口;泌尿系统造口,如输尿管皮肤造口、回肠代膀胱造口等。

(4)按方式分:单腔造口,袢式造口,双腔造口。

(5)按功能分:输入式造口如胃及空肠造口适用于不能经口腔和食道进食的患者,多为暂时性;输出式造口如结肠造口、尿路造口用于排泄。

三、造口护理

肠造口,俗称"人工肛门"。它是为了治疗某些肠道疾病,在腹壁上所做的人为的开口,将病变的肠段切除并将一段肠管拉出开口外,翻转缝于腹壁,从而形成了肠造口,用于排泄粪便。造口患者全程规范化护理模式分为术前、术后和出院及康复期4个模块,各自相对独立,又相互衔接。为提高造口患者的生活质量,我们通过全程化管理,保证造口患者得到及时的医疗服务,从而尽快恢复健康,回归正常生活[21-23]。

1.肠造口手术术前护理

(1)患者准备:拟行肠造口手术的患者,术前一天需要行床旁造口定位。造口定位的目的在于便于术后患者的自我护理、便于肠造口用品的选择和使用,以及能够有效预防部分造口及周围皮肤并发症。患者需要提前沐浴更衣,在造口师为造口术前定位时,需要屏风遮挡或在独立空间进行,保护患者隐私,协助患者正确摆放体位。造口定位结束后,注意保护好腹部标记,切勿擦掉。

(2)物品准备:不含酒精的湿纸巾、造口弯剪、造口弹性腹带、黏胶祛除喷剂。

2.肠造口手术术后护理

(1)手术当天:一般情况下,患者在手术室,医生就已行造口开放,粘贴造口袋。回病房后,护理人员应注意观察肠造口的颜色和排泄物情况。造口袋中排泄物量超过造口袋容量1/2~2/3,即需要倾倒排泄物。手术后造口黏膜水肿属于正常情况,水肿一般于术后6~8周恢复正常。

(2)术后第一天

1)造口师到患者床旁首次更换造口袋。

2)物品准备:湿纸巾、造口护肤粉、液体敷料、防漏膏/防漏环、造口袋、弯剪、垃圾袋、测量尺、棉签、黏胶去除喷剂。

3)更换造口袋步骤:①揭除造口袋。轻柔地揭除造口袋,配合黏胶祛除喷剂效果更佳,将机械性损伤的风险降至最低。②清洁造口及造口周围皮肤。使用湿纸巾清洁造口及周围皮肤,勿使用碱性皂/消毒水清洁造口及周围皮肤,因其会刺激皮肤,使皮肤过于干燥而受损。造口黏膜有丰富的毛细血管,清洁时容易出现出血、渗血现象,只需轻按渗血部位,压迫止血即可。③观察。正常造口的颜色为牛肉红色或者粉红色,造口周围皮肤完好。造口缝线一般于术后10~14天拆线;泌尿造口支架一般于术后2周拆除;碘纺纱一般尽早拆除。④涂抹造口护肤粉。造口护肤粉适量,抹匀。多余的造口粉可以用棉签赶往肠管根部或丢弃。⑤涂抹皮肤保护膜。紧贴造口黏膜根部顺时针向外涂抹,涂抹范围与造口底盘大小一致。皮肤保护膜可迅速于皮肤上形成一层保护膜,可以隔绝排泄物对皮肤的侵蚀。⑥测量造口大小。用造口尺测量造口大小。⑦裁剪造口底盘。准确评估造口的大小和形状,底盘中心的剪裁尺寸应大于造口1~2 mm,如实际测量34 mm,就需要剪裁35~36 mm。底盘裁剪过大,造口周围皮肤暴露于粪便中,易发生红肿、疼痛、皮肤破溃等现象。底盘裁剪过小,易摩擦肠黏膜,发生出血、肉芽肿等并发症。⑧使用防漏膏/防漏环。周围皮肤有皱褶时可使用防漏膏或防漏环填充。⑨粘贴造口袋。除去底盘粘贴保护纸,把底盘沿着造口紧密地贴在皮肤上,用手从下往上按紧黏胶。造口周围部分黏胶可以反复多次按压,以确保黏合紧密。封闭下开口。粘贴后用手温捂一下,使粘贴更紧密。粘贴造口袋后患者勿立即变换体位活动[24]。

4)造口袋更换时间及频率:①更换时间。餐前半小时或餐后两小时。②更换频率。夏天3~5天换一次;冬天5~7天换一次。发生渗漏或感觉不适时应立即更换。

5)造口袋的选择:应参考术后时间的长短,造口类别,造口及造口周围皮肤情况,排便是否规律,个人爱好,卫生习惯及经济情况等选择造口袋。①手术初期,应选择透明造口袋,便于观察。②术后早期造口水肿,应选择较大直径底盘的造口袋为主。防止摩擦黏膜,引起出血和不适。③术后早期选扣合系统最好为粘贴式的造口产品,防止扣合底盘和袋子造成压痛。④出院后,可选择两件式造口用品。可配合造口腰带和造口腹带使用。

3.护理要点

(1)造口并发症的预防:1)每天观察造口血运情况,有无出血、回缩等。

2）每天观察造口袋有无渗漏,伤口是否被大便污染。

（2）造口的护理:选择合适的造口用品,正确佩戴造口袋,检查造口底盘情况及时更换造口袋。

（3）造口并发症的护理:根据造口并发症的发生情况可选择清创、伤口换药、控制感染、合理运用抗生素等方法进行护理。

4.心理护理与健康教育

虽然术前会告知患者人工肛门对工作生活带来不便,但术后患者第一次看到造口通常会感到恐惧。所有造口患者(暂时性或永久性造口)都会面临躯体形象和情绪上的调整与适应问题,容易出现社会心理问题,甚至可能导致抑郁症。鼓励患者说出内心感受,有针对性加以疏导、安慰、支持和鼓励,唤起治疗勇气。提高造口患者自我护理能力并使之真正回到社会生活状态中,是造口护理最终的目的[25]。

（1）造口患者术后的心理特征:一个人在面临任何形式的缺失比如功能缺失、躯体形象改变、失去亲人等情况,其心理过程大致相同。结直肠肿瘤患者身心备受煎熬,除造口手术给患者带来的心理应激反应外,自我形象改变使者在返回社会生活时也受到严峻考验。

1）震惊期:患者很难正视自己的造口,患者面对造口时会倍感震惊。

2）否认期:否认造口现状,不接受任何信息,术后患者拒绝自我护理。

3）依赖期:依赖医护人员或家属,消极地对待造口,拒绝接受任何指导。

4）绝望期:患者拒绝外出、社交,甚至个别患者因绝望产生自杀行为。

5）适应期:患者将关注点转向自我护理中,希望知晓如何进行自我护理。

6）躯体形象:患者很在意造口会严重影响自我形象,拒绝社交活动。

（2）造口患者的心理护理及健康教育:造口手术改变患者的外观形象,同时让患者面临无法控制排泄粪便的窘迫,因此对患者的生活方式、人际关系、婚姻、自尊心及性功能有着无可避免的负面影响。造口治疗师应主动并审慎地向患者提供一个全面且个性化的治疗计划[26]。

1）建立良好的医护患关系,患者在需要护理时能得到帮助与鼓励。

2）患者在入院、术前、术后、出院前、出院后5个阶段,医务人员给予系统的、连续的健康教育,从而提高患者自我护理能力和心理健康水平,促进患者早日返回社会。

3)做好造口患者个体的心理支持,提高患者满意度。

4)造口治疗师为患者开展支持性咨询,必要时转诊至心理咨询师或精神科医生处。

5)广泛的社会支持很重要。①取得患者家庭支持:患者配偶理解和支持对造口患者尤为重要,家庭支持可增强患者的遵医行为。②积极参与造口联谊会:医护人员在理论上的指导,以及造口患者之间的生活、工作和护理造口的经验交流,促使患者互相鼓励和帮助,有助于提高患者心理素质,使其尽快回到社会。③造口志愿者医院访视:肠造口志愿小组在患者术前、术后、康复期的院内外访视,增强患者的信心。④团体行为疗法:组织造口人团体一起开展情感支持、认知重建、交往模式治疗、放松训练、经验式集体治疗等活动,帮助患者树立健康的认知与信念,增强患者应对疾病的自信,提高生存质量,助力其更好地融入社会生活。⑤其他社会支持:鼓励患者参加当地的造口协会,介绍造口护理相关书籍、资料等都会对造口者心理状态起到正向作用。

(3)护理评估

1)术前评估:①现病史。有利于评估造口手术的可能性和造口类型。②过去史。如曾做过肠道手术,造口的手术位置可能会有改变;如曾患有脑卒中的患者,有可能导致双手的灵活性欠佳,将会影响造口术后的自我护理。③职业及生活规律。患者的职业特点将不同程度地影响造口的位置选择。④皮肤情况。了解皮肤过敏史;评估造口区域皮肤是否完整;是否有局部或者全身皮肤疾病。⑤语言及沟通能力。语言能力包括听、说、阅读和理解能力。⑥视力。患者的视力状况直接影响造口护理目标的制定、造口器材的选择和造口护理计划的实施。⑦手的灵活性。造口护理需要手的灵活配合。⑧患者及家属对造口手术的了解程度及造口手术的接纳程度。术前应向患者及家属解释手术的目的和意义,造口的类型,引荐手术成功案例,安排造口患者回访。⑨社会、心理状况。造口手术后由于肠造口没有括约肌,排泄物的排空无法控制,将会给患者和家属带来很大的烦恼。⑩经济状况。许多患者造口将会伴随他们余生,造口产品费用将会加重患者经济负担。

2)术后评估:①术中情况。了解麻醉方式及手术名称,体位,手术是否顺利,术中有无输血及出入量。②身体状况。评估生命体征是否平稳,引流是否通畅及引流液的颜色、性状、量,切口愈合情况,营养状况是否得到维持或改善等;有无发生出血,切口感染,吻合口瘘等并发症;肠造口患者是否出现造口缺血性坏死、狭窄、回缩及造口周围皮炎等并发症。③心理护理-社会状况。评估行永久性肠造口手术病人术后的心理适应度,生活能否自理,生活质量有无下降,能否与周围正常人群正常交往。

(4)护理措施

1)术前造口定位:①根据手术方式及病人生活习惯选择造口位置。②造口位于腹直肌内;病人能看清自己的造口位置。③造口所在位置应避开瘢痕,皮肤凹陷、皱褶、皮肤慢性病变,系腰带及骨隆突处等影响造口袋粘贴的位置。④造口定位时,医生/造口师根据病人的情况选择造口位置并做好标记,嘱咐病人改变体位时观察预选位置是否能满足上述要求,以便及时调整。

2)造口术后早期并发症的预防教育

①伤口方面:伤口在手术后48小时内会有轻微的渗血,所以护士要观察伤口渗液的颜色、量。若短时间内伤口敷料渗血量大或有内出血症状,应立即报告医生。有些伤口于手术后6~7天才出现,这有可能是缝线松脱或感染等原因引起的。由于伤口较接近造口,应特别留意伤口敷料是否被粪便或者尿液污染。如有,应及时更换伤口敷料,同时遵医嘱给予抗感染的预防。

②引流管的护理:注意观察引流液的颜色、量并记录;防止引流液逆流;指导患者勿压迫管道或使管道扭曲;做好引流管的固定,防止脱落。

③造口方面:记录造口的类型;造口的大小,测量造口的长度、宽度和高度;造口的形状;造口的高度,一般造口高于皮肤1~2厘米。评估造口的血运情况,造口正常的颜色是粉红色、淡红色、牛肉红色,并有光泽、湿润。手术后初期有轻微水肿,水肿状况会于术后6周内逐渐消退。不正常的颜色为紫红、淤红色或黑色,要留意造口的黏膜是否有出血或者坏死组织的情况等;观察造口黏膜与皮肤缝线是否有松脱而导致的出血或分离;造口的支架管通常用于袢式的回肠及结肠造口,一般于术后7天拔除;观察造口周围皮肤是否平坦、完整干燥,有无损伤、溃疡等情况;观察造口排泄物的性状、量、颜色等。

3)造口护理

①造口用品的选择。理想的造口袋应具备以下的特点:使用安全,对皮肤友好,隐蔽性强,使用方便(见表10-8)。

表 10-8　造口袋类型及特点

产品分类		特点
按结构	一件式造口袋	造口袋与底盘连成一体。造口袋可以直接贴于腹壁,使用极为简便,一次性使用,底盘薄,柔软,顺应性好。
	二件式造口袋	分为造口袋和底盘两个部分。底盘粘贴于腹壁,造口袋可换下清洗,重复使用。顺应性较差,价格较贵。
按功能	开口袋	便于排空,可清洗,适用于粪便较多、较稀的情况,与便袋夹同时使用。
	闭口袋	一次性排空,方便,免洗,适用于成型大便,每日更换1~2次。
	泌尿造口袋	抗逆流,适用于造口排出水性液体的患者。
按颜色	透明袋	便于观察造口和排泄物,适用于造口手术早期的患者和老年患者。
	不透明袋	避免患者直接看到粪便,减少对患者的视觉刺激。
按底盘	平面底盘	适用于造口周围皮肤平坦的患者。
	凸面底盘	类型分为:深凸、浅凸、微凸;特殊情况的造口患者,如凹陷、回缩、位置不当等,必须配合造口腰带使用。

②造口袋的佩戴。用物:干、湿纸巾、垃圾袋、造口底盘及造口袋、封口条、造口测量尺、弯剪、造口护肤粉、保护膜、防漏膏/条、腰带;用温水或者湿纸巾清洗造口及周围皮肤,保持皮肤的干净和干燥。使用造口尺测量造口大小,然后选择适合造口的底盘。根据所测量造口的大小,在造口底盘上剪出大小合适的开口。用手抻顺开口内侧,防止划伤造口。确保皮肤清洁干燥后,喷撒少许造口护肤粉在造口周围,均匀涂抹,几分钟后将多余粉末清除。将皮肤保护膜均匀地涂抹在皮肤上,待干后形成一层无色透明的保护膜,将防漏膏/条涂在造口周围,用湿棉签将其抹平,以使皮肤与防漏膏/条形成平整表面,除去底盘粘贴保护纸,把底盘沿着造口紧密地贴在皮肤上,用手从下往上按紧黏胶。造口周围部分黏胶可以反复多次轻柔按压,以确保黏合紧密。两指捏紧连接环锁扣,听见轻轻的"咔嗒"声,就证明袋子已经与底盘锁好了。佩戴腰带以增加黏附力并增强安全感。使用凸面或微凸底盘时,必须使用腰带。

③造口袋的揭除。为了预防皮肤问题,从上向下轻柔地揭除底盘十分重要。

④造口袋的检查。检查底盘黏胶是否已经被侵蚀,底盘黏胶变白1 cm之后就建议患者更换底盘。检查底盘上是否有残留的造口排泄物,正常的护理流程下底盘应该是清洁完整的。检查皮肤是否有变红、色素沉着或损伤,如果出现皮肤损伤,建议增加造口袋更换频率。

5. 康复期间的护理

(1)饮食

1)术后初期:手术当天,回病房2小时后可试饮水20 mL。若无呛咳、腹痛、腹胀等不适,可每间隔两小时饮水20 mL,如出现不适,暂停饮水。

2)排气:术后是否排气可通过观察造口袋中排泄物来判断。如果造口袋中有粪便等排泄物或造口袋鼓气,则提示已排气,可逐渐增加饮水量。饮水无腹痛、腹胀再进食流质食物(藕粉、米汤)。进食流质食物无不适后再过渡到半流质食物(稀饭、面条),再到软食易消化的食物。"循序渐进"过渡到正常饮食。

3)饮食原则:造口手术仅仅是排便的部位和习惯改变而已,原有的消化吸收功能没有丧失,因此患者不必为饮食而烦恼,只需在日常生活中稍加注意,就能和正常人一样享受美味的食物。除非患有需要控制饮食的疾病(如高血压、糖尿病等)。

4)多喝水,多进食蔬菜水果;食物要新鲜、干净、卫生;剩饭剩菜易导致腹泻,腹泻会导致大量水分的丢失,因此要尽量避免吃剩菜剩饭;养成定时进餐、定时排便的习惯。避免太油腻的食物,避免辛辣刺激的食物,避免难消化的食物。进食时宜细嚼慢咽,化疗期间注意加强营养,提高机体免疫力。少进食容易产气的食物和饮品:豆类、韭菜、洋葱、啤酒、碳酸饮料等。少进食容易引起腹泻的食物和饮品:咖啡、香料、酒精、咖喱。

(2)腹泻的处理:饮食清淡,少油炸,低纤维,多补充丧失的水分及电解质,避免引起电解质紊乱和脱水。严重腹泻者应到医院就诊。

(3)便秘的处理:多喝水,多吃水果蔬菜。用手沿脐周顺时针方向按摩以助肠蠕动,晨起后喝带咸味的冷开水1 000 mL也有助于排便。必要时可在医生的指导下服用缓泻剂。

(4)控制体重:饮食均衡有度,运动和休息均衡,根据身体体力情况逐渐增加每日运动量,防止因体型变化引起的造口回缩,导致造口渗漏。

(5)穿衣:可以穿回术前的服装,穿衣原则以柔软、舒适、宽松为准,尽量避免穿紧身衣裤(裙),腰带不适宜扎在造口之上,以免摩擦和挤压造口,影响造口的血液循环。建议选择宽松的背带裤、高腰和宽松的衣裤。

(6)洗澡:伤口愈合后便可以洗澡,宜采取淋浴方式。水对造口无伤害,可摘下造口袋淋浴,若带着造口袋淋浴,可用防水胶布贴在造口袋底盘的四周。

(7)居家与工作:不会影响手术前原有的职业,但应避免重体力劳动,可做力所能及的家务,避免提举重物,避免腹压增加,避免久蹲、久坐、久站。

(8)锻炼与运动:术后康复阶段,可以逐渐增加运动量。如参加不是很剧烈的体育运动:打太极拳、乒乓球、慢跑、单车、游泳等。避免参加严重撞击性体育运动,如:曲棍球、足球、篮球;当然大多数家务劳动都是可以参与的,只是注意避免腹压增高的活动,如:担抬重物、弯腰拖地等,这样容易造成造口脱垂。

(9)性生活:大部分造口者是可以恢复夫妻生活的,一般术后3个月即可恢复性生活。取得配偶的理解,注意适度、和谐、有规律。

(10)旅行:患者体力恢复后,可参加外出旅行,享受旅游的同时,建议带上足够的造口护理用品,并放在随身行李内,以便随时更换。乘坐飞机宜使用开口袋或备有碳片过滤器的用品;注意饮食卫生,尽量不要改变饮食习惯,养成随身自备一瓶矿泉水的习惯,保证饮水,有意外时用于清洗。

(11)社交活动:鼓励患者多与他人沟通交往,正常地进行社交活动,多参加造口联谊会、造口志愿者活动,护理得当的造口不易被人觉察,激发患者重新走向社会的信心。

(12)造口门诊复查:术后第1年,连续前3个月,每月到造口门诊随访,以后每3个月一次;术后2~3年,每3~6个月一次;以后每6个月随访一次。有任何问题随时复查。随访时,请携带病历和造口护理用品来门诊。

四、造口并发症

1.概述

造口并发症是造口患者面对的常见问题,造口并发症的发生不仅会增加造口患者的痛苦,还会导致造口术后恢复期延长和降低患者的生活质量。根据造口并发症发生时间将其分为早期并发症、晚期并发症。早期并发症是指术后30天内的并发症,包括:造口出血、造口缺血和坏死、造口皮肤黏膜分离、造口回缩、造口水肿等;晚期并发症是指发生在手术后30天后的并发症,包括:造口狭窄、造口脱垂、造口旁疝、造口周围尿酸结晶、肉芽组织增生等[25]。

2.病因及临床表现

造口受到不同的因素影响,会发生各种各样的并发症,正确认识造口及造口周围皮肤并发症,找寻发生并发症的原因,为积极采取预防措施以及提供护理对策起到重要作用。

(1)肠造口相关并发症

1)造口出血:常发生在术后早期72小时以内,大多表现为少量渗血,往往可见造口袋收集到血性液体(见图10-18)。多数因造口黏膜与皮肤连接处的毛细血管及小静脉出血,少数由肠系膜小动脉未结扎或结扎线脱落所致;造口黏膜水肿受压迫或摩擦使黏膜糜烂出血;造口感染,造口黏膜局部脱落出血。

2)造口缺血坏死:造口术后最严重的并发症,常发生在术后24~72小时。肠管血运不良、张力过大;肠系膜扭曲;缝合固定时误扎系膜血管;切口过小,压迫系膜血管等原因导致造口肠管血液循环障碍。分为三度:轻度者造口黏膜边缘暗红色或微黑色,范围不超过造口黏膜外1/3,尚无分泌物增多或异常臭味。中度者造口黏膜外2/3呈紫黑色,有分泌物和异常臭味,但造口中央黏膜仍呈淡红色或红色,用力摩擦可见出血。重度者造口黏膜全部呈漆黑色,有大量异常臭味的分泌物,摩擦黏膜不出血(见图10-19)。

3)造口皮肤黏膜分离:肠造口边缘与周围皮肤分离,分离范围从表浅至深部组织分离的全皮层裂开,多见于术后1~3周早期造口并发症。造口黏膜缝线脱落或缝合处感染;腹部压力过高;营养不良;伤口感染;长期使用糖皮质激素或患有糖尿病等原因,会导致造口黏膜与皮肤缝合处愈合不佳(见图10-20)。

4)造口狭窄:造口狭窄是在近期和远期都容易发生的并发症,由于皮肤切口感染,皮肤与腱鞘或腹膜切开不够;脓肿形成后瘢痕挛缩;肥胖等,肠造口开口明显缩窄变小,直径小于1.5 cm,手指难以通过造口,患者表现为排便困难、腹胀、腹痛,严重者出现肠梗阻症状(见图10-21)。

5)造口脱垂:肠造口由内向外翻出,轻者黏膜水肿呈环形脱出,重者为外突性肠套叠,长度可达数厘米至20厘米以上不等,给患者带来困扰,甚至连造口袋都佩戴困难（见图10-22）。腹壁开口过大或肌浆层修剪过多、造口肠管游离端保留过长、固定不牢、腹内压过高等因素容易导致肠造口脱出。

6）造口回缩：肠造口内陷于皮肤表面，造瘘口出现渗漏，严重者出现急性腹膜炎等症状。时间长者出现肉芽组织增生，导致造瘘口狭窄、梗阻等症状（见图10-23）。造口肠系膜牵拉回缩，提出腹壁的张力过大，腹壁切口过大，造口感染，造口肠管游离端长度不够，肠梗阻内容物过多的重力作用，梗阻解除后自行回缩等因素会导致造口回缩。

7）造口水肿：造口黏膜术后不同程度水肿，多因腹壁开口过小、底盘中心孔剪裁过小、低蛋白血症、局部肿瘤或支撑棒压迫等因素，血液循环出现障碍，造成肠造口水肿。术后1日至数日即可出现，重者可导致排便困难，一般1月内消退，重者需数月（见图10-24）。

8）造口旁疝：各种原因导致小肠或结肠经造口侧方脱出。腹部肌肉薄弱多见于老年人。造口位于腹直肌外；腹壁造口过大；造口肠曲与腹壁之间有空隙，术后因腹内压增加（慢性咳嗽、便秘）导致空隙扩大，上述因素容易形成造口旁疝，多见于经腹腔途径造口者，肥胖女性患者较易发生。直立时，造口旁腹壁半球形软性隆起，平卧后缩小或消失[26-29]（见图10-25）。

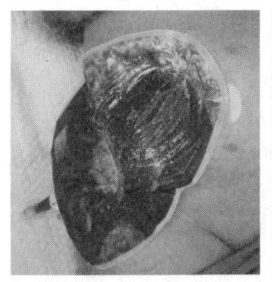

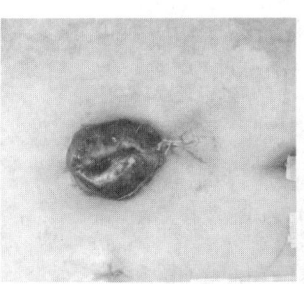

图10-18 造口出血　　图10-19 造口坏死　　图10-20 造口黏膜分离

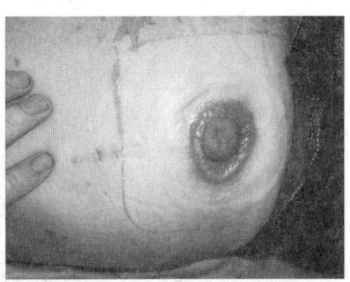

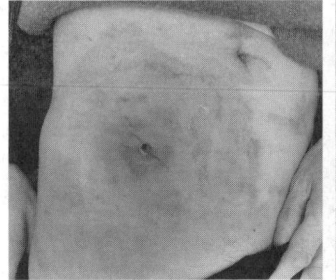

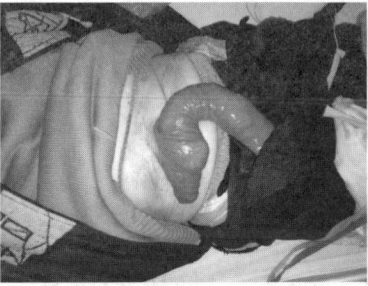

图10-21 造口狭窄　　图10-22 造口脱垂　　图10-23 造口回缩

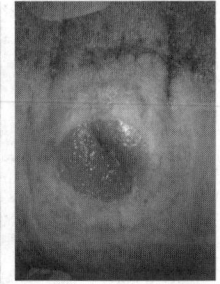

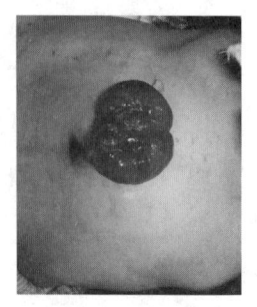

图10-24 造口水肿　　　　图10-25 造口旁疝

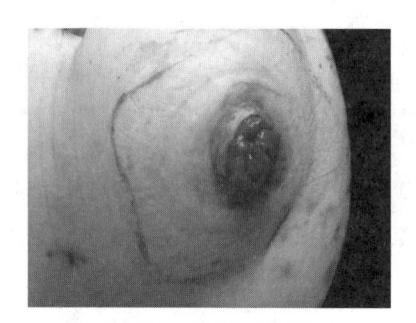

（2）肠造口周围皮肤并发症

1）粪水性皮炎：肠造口术后最常见并发症之一，粪水长时间接触造口周围皮肤，使皮肤初期局部潮红，轻度疼痛、瘙痒，随之开始潮湿溃烂，分泌物渗出，糜烂面逐步扩大，有时一夜就形成很大糜烂面，处理不当会形成溃疡，疼痛剧烈[30]（见图10-26）。

2）过敏性皮炎：特异型体质接触造口用品过敏，接触的皮肤出现红斑、水疱、脱皮，皮损范围与过敏原一致；自觉症状局部皮肤瘙痒、灼烧感；皮肤水泡渗出，佩戴造口袋困难（见图10-27）。

3）机械性损伤：频繁更换造口袋，用力撕脱造口底盘，导致皮肤表皮被撕开，表皮脱落、糜烂甚至溃疡、疼痛（见图10-28）。

4）毛囊炎：毛囊损伤，毛囊周围点状红斑、脓疱；皮肤发红，皮温升高；局部瘙痒疼痛；脓疱破溃，底盘粘贴困难。

5）真菌感染：真菌感染导致造口周围感染性皮炎，以白色念珠菌感染最多见，呈界线清楚的皮肤红斑、卫星状丘疹脓疱状。初期皮肤瘙痒，严重者奇痒无比，传染性强、易复发和再感染（见图10-29）。

6）造口周围静脉曲张：造口的皮肤黏膜交界周围形成了大量团块状曲张静脉，外观类似海蛇头。皮肤呈紫蓝色，黏膜颜色暗红。交界处自发性反复大量出血。

7）黏膜移位：肠黏膜移植至造口周围皮肤；黏膜有黏液分泌，导致造口周围皮肤潮湿，引起底盘渗漏或脱落（见图10-30）。

8）造口处肿瘤：造口旁出现新生物，造口部位疼痛、出血、溃疡，肿瘤组织坏死恶臭；严重者伴有造口狭窄（见图10-31）。

图10-26 粪水性皮炎　　图10-27 过敏性皮炎　　图10-28 机械性损伤

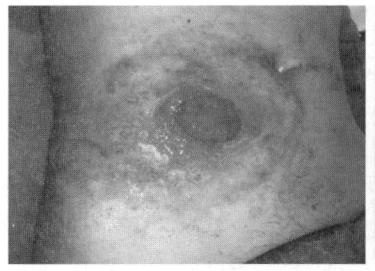

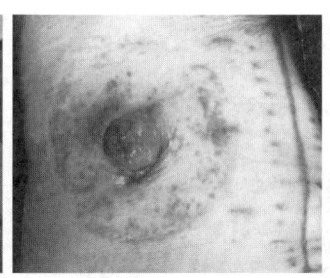

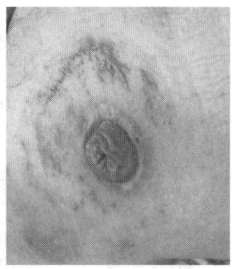

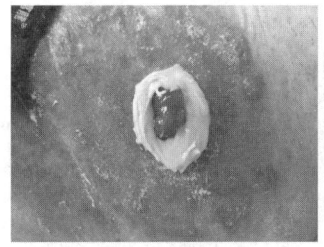

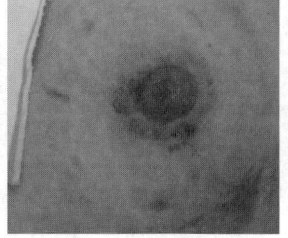

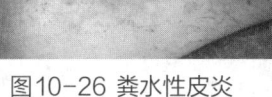

图10-29 真菌感染　　图10-30 黏膜移位　　图10-31 造口处肿瘤

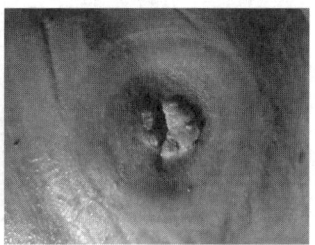

(3)尿路造口并发症

1)尿酸结晶:尿液碱化后与造口周围形成白色粉末结晶,是泌尿造口特有的并发症。

2)刺激性皮炎:尿路造口周围的刺激性皮炎。

3.造口并发症处理原则

造口患者不仅面临着造口本身的并发症,还要面临造口周围皮肤的并发症。国内外文献报道造口周围皮肤并发症发病率可达18%~60%,一旦出现并发症,会增加造口护理难度及患者经济负担。患者生理和心理受到严重影响,也会产生社会疏离感,患者生存质量受到严重影响。因此,造口并发症给护理人员带来极大的挑战[31-34]。

(1)造口并发症

1)造口水肿。①轻度水肿:大部分肠造口早期出现不同程度水肿,术后6~8周会自行逐渐缓解,不需要特殊处理。②重度水肿:避免黏膜损伤和缺血,袢式造口如使用环状支架,应给予剪开,避免加重肠造口黏膜受压坏死。晚期肿瘤患者因腹腔肿瘤压迫、全身营养缺乏、低蛋白而发生的水肿,往往同时合并脱垂,水肿难以消退,脱垂的肠管无法回纳,应注意观察和保护。湿敷:用呋喃西林溶液或3%高渗盐水湿敷,2~3次/天,20~30分钟/次。造口袋选择:水肿早期底盘中心孔剪直径较大的造口袋,避免造口袋对肠黏膜的摩擦引起黏膜糜烂,底盘裁剪孔径宜稍大,避免过小压迫肠黏膜。注意观察患者排泄情况:术后早期肠袢水肿,开口过小容易引起肠腔狭窄,造成梗阻,应注意观察肠造口的血运情况,必要时留置管道(肛管、吸痰管或胃管)于肠腔内,保持排气、排便或排尿通畅。观察相关治疗效果:对低蛋白血症导致肠造口水肿的患者,应遵医嘱纠正患者蛋白水平,治疗原发疾病。心理护理:关注和做好患者及家属的心理护理,尤其是临终全身水肿的肿瘤患者[35]。

2)造口缺血坏死。首先鉴别肠黑变病(玻璃试管电筒照射法)。轻度:在造口黏膜处撒造口护肤粉或拆除缝线,观察血运情况。中度:需严密观察黏膜的坏死趋向,如坏死部分不向深部扩展,按轻度处理后清洁保护创面的肉芽组织。重度:必要时行急诊手术切除坏死肠段,重建造口。

3)造口皮肤黏膜分离。评估分离程度,做好心理护理和造口护理技能指导;根据皮肤黏膜分离程度进行处理。①浅表分离:清洗后,用造口保护粉或水胶体糊剂处理,用防漏膏或水胶体敷料遮盖,佩戴造口袋。②较深的分离:清洗后,用藻酸盐或亲水纤维敷料处理,用防漏膏或水胶体敷料遮盖,佩戴造口袋,宜选凸面造口袋+腰带。③创面发生潜行:必要时可考虑负压治疗;有腐肉的皮肤黏膜分离伤口处理时应注意,清洗后,清除腐肉,使用填充性敷料隔离排泄物,宜选择两件式造口袋便于随时观察和处理;皮肤黏膜分离愈合后,需要指导患者定时扩肛,防止造口狭窄[36]。

4)造口狭窄。轻度:可用手指或示指扩张造口,动作宜轻柔以免增加肠造口损伤。具体方法是佩戴手套后用小拇指(好转后改为食指)粘润滑剂轻轻进入肠造口内,深度2~3 cm,感觉有阻力时停留5~10分钟,每天1~2次,需要长期进行。中度和重度:除手指扩肛外,必要时采取手术治疗。加强宣教:指导定时扩肛,观察肠造口狭窄的进展;如出现腹痛、腹胀、排便费力甚至停止排便等梗阻症状时,及时联系医务人员。

5)造口脱垂。保守治疗:轻微脱垂或未出现肠扭转、阻塞甚至缺血坏死者,可给予保守治疗。①保护脱垂的肠管,禁忌使用卡环式造口袋,选择一件式造口袋并调整好造口底盘中心合适大小,避免肠黏膜的创伤。②可自行还纳者选择平卧位,还纳后用腹带或束裤加以支持固定。③手法复位:严重脱垂者,嘱患者平躺放松,缓慢将脱垂肠黏膜顺肠腔方向推回腹腔内,如袢式造的远端,脱出的肠管回纳后用奶嘴填塞固定。④避免剧烈运动增加腹内压从而加重脱垂。手术治疗:反复回纳无效、脱垂伴旁疝、脱垂肠黏膜糜烂坏死者应选择手术治疗。

6)肠造口出血。应揭除造口袋评估出血原因和出血位置。出血量少,用柔软纸或棉球、纱布稍加压迫即可止血。出血量较多,出血较频繁,用1‰肾上腺素浸湿纱布压迫或云南白药粉外敷后用纱布压迫或硝酸银笔烧灼止血。有活动性出血时,需要缝扎止血。

(2)造口周围皮肤并发症

1)粪水性皮炎:术前造口定位,术中选择理想造口位置。造口平齐和造口回缩者选择凸面底盘,便于收集排泄物。揭除底盘时,检查底盘和底盘下皮肤是否被排泄物污染,如有污染或底盘粘胶已被浸渍,应缩短造口用品使用时间。DET评分E=2分,局部涂撒造口保护粉,涂抹防漏膏后粘贴造口袋。或局部涂撒造口护肤粉后,再喷保护膜,等待保护膜形成、干燥后,可重复涂粉及喷膜2~3次,以达到严密保护的效果,再涂抹防漏膏后粘贴造口袋。DET评分E≥3分,可选用水胶体敷料,测量造口大小,在水胶体中间部位裁剪出造口孔径,再在水胶体与造口衔接处涂防漏膏。底盘中心孔大小应合适,一般直径大于造口1~2 mm。对造口平坦或周围皮肤不平者,粘贴造口底盘后应保持体位不变15~20分钟(必要时采取物理增温法:电吹风,但切记不要过热烫伤)。造口底盘使用时间不宜太长,底盘出现渗漏或排泄物渗漏,应缩短佩戴时间。

2)过敏性皮炎:询问过敏史,明确过敏源,必要时做皮肤贴布试验。排除过敏源,更换造口用品。局部外涂类固醇药物15~20分钟后再清洁干净,擦干后粘贴造口袋。必要时口服抗组胺药物缓解瘙痒。严重过敏者转诊皮肤科。过敏体质患者,可服用氯雷他定片。

3)机械性损伤:重新评估患者更换造口袋技巧。揭除造口袋底盘粘胶动作轻柔。使用皮肤保护性更好的造口底盘,亦可用剥离剂揭除。必要时使用黏性较弱的底盘。采取合适的更换造口袋的频率(根据造口袋类型和ARC流程来决定个性化的更换频率)。

4)毛囊炎:应使用剪刀剪除或用电动刀剃除毛发。底盘佩戴时间不宜过长,出现渗漏前进行更换。毛发不宜用手拔除,也不宜用一般剃刀或脱毛剂,容易造成微小擦伤和感染。严重感染者需进行细菌培养和药物敏感实验,给予抗生素治疗。毛发特别浓重者,剪除毛发后,可以应用防漏膏,降低渗漏。

5)真菌感染:正确剪裁造口底盘大小,合理使用附件产品,防止粪便污染皮肤。局部涂抹抗真菌软膏,每次10分钟,洗净后再贴造口袋,症状消失后持续用药2~3周。必要时,涂抗真菌药膏后,上面覆盖柔软细纱布(剪中心孔暴露造口),直接用腰带把底盘固定在造口上(不揭除底盘粘胶保护纸)。严重者可进行皮肤科会诊。

6)造口周围静脉曲张:出血时让患者平卧以减低门静脉压力,减轻出血。去除造口袋,明确出血点,少量出血可手指压迫止血。大量出血用1‰肾上腺素溶液棉球按压出血点。使用柔软底盘或一件式造口袋,尽量使底盘内径稍大,减少摩擦。保持大便通畅,减少摩擦刺激。更换或清洗造口时动作轻柔,最大程度减少创伤。避免使用硬质底盘(凸面底盘),底盘内圈直径应偏大,减少黏膜蠕动时的摩擦。避免剧烈活动,减少长期站立。造口处曲张静脉结扎或缝扎。局部注射硬化剂,但反复注射会引起黏膜溃疡、造口狭窄、感染、造口周围皮肤坏死。造口重建、肝移植、门体静脉分流需要根据病情个体化选择,综合制定治疗方案。

7)黏膜移位:指导患者更换造口袋动作要轻柔,避免加重造口损伤。重新测量造口外形及尺寸。对微小黏膜移位可用护肤粉,严重黏膜移位可使用藻酸盐敷料,用硝酸银棒分次烧灼。

8)造口处肿瘤:使用质地较软的底盘,建议使用一件式造口袋。造口出血时,用纱布压迫止血,止血后涂撒造口保护粉。适当减少底盘的更换频率,以防损伤出血。建议使用带碳片的造口袋,可减轻肿瘤坏死的臭味。治疗前进行组织学检查。放射线照射可使肿瘤减小从而减轻局部症状。肿瘤严重阻塞并影响造口排便者,可行造口重建术[37-38]。

(张华)

参考文献

[1]BUCK TE,刘建民.影响伤口愈合的因素[J].国外医学·创伤与外科基本问题分册,1990,11(3):146-149.

[2]蔡新中,蔡新民,张美娟,等.最新伤口护理学[M].北京:人民军医出版社,2008.

[3]胡爱玲,郑美春,李伟娟.现代伤口与肠造口临床护理实践[M].北京:中国协和医科大学出版社,2010.

[4]胡素琴,蒋琪霞.伤口处理中的认识误区调查与原因分析及其对策[J].实用临床医药杂志,2008(4):11-12.

[5]付小兵.慢性难愈合创面防治理论与实践[M].北京:人民卫生出版社,2011.

[6]王泠,胡爱玲.伤口造口失禁专科护理[M].北京:人民卫生出版社,2018.

[7]李乐之,路潜.外科护理学:实践与学习指导[M].5版.北京:人民卫生出版社,2018.

[8]胡泽兰,方芳,杨富,等.慢性伤口评估工具研究进展[J].护理学杂志,2018,33(17):98-101.

[9]周帅,江锦芳,覃彦珠,等.恶性肿瘤伤口症状管理的最佳证据总结[J].护理学杂志,2020,35(20):92-97.

[10]郭江凤,汤曼力,张严丽.临床决策支持工具用于多发伤危重患者失禁相关性皮炎管理[J].护理学杂志,2022,37(9):6-10.

[11]牟丹,张艳,莫如利,等.急性创面无干扰伤口愈合的护理研究进展[J].护理学杂志,2023,38(13):112-115.

[12]刘安康,杨巧红,王延峰,等.慢性伤口评估的最佳证据总结[J].护士进修杂志,2023,38(18):1694-1699.

[13]魏敏,金莉,季怡虹."伤口感染临床实践:最佳实践原则(2022)"解读[J].创伤外科杂志,2023,25(6):408-412.

[14]郑洪伶,蒋璐,苏琼.国际伤口感染研究所2022版《临床实践中的感染伤口——最佳实践原则》中伤口感染风险评估、识别和诊断内容解读[J].护理研究,2023,37(15):2665-2672.

[15]韩春茂,乔亮,王新刚,等.伤口卫生系列国际专家共识的解读[J].浙江医学,2023,45(4):337-341.

[16]魏敏,夏冬云,吴玲.《伤口负压结合灌注治疗国际共识指南(2019版)》解读[J].护理研究,2022,36(9):1511-1514.

[17]黄小莹,闫丽娟."TIME"原则联合自制负压引流装置在1例主动脉夹层术后切口脂肪液化病人中的应用[J].循证护理,2023,9(24):4558-4560.

[18]彭琦,吴婉莹,谢玲女,等.造口伤口失禁专科护士培训中基于ADDIE模型案例教学的实践及效果评价[J].护理学报,2025,32(4):24-27.

[19]王泠,马蕊,郑小伟,等.我国造口治疗师培养与使用的思考[J].护理管理杂志,2013,13(11):770-772.

[20]杨爱花,严梅,秦亚辉.国内外造口专科护理发展现状[J].护理研究2016,30(1):4-7.

[21]BOYLE D K, BERGQUIST-BERINGER S, CRAMER E. Relationship of wound, ostomy, and continence certified nurses and healthcare-acquired conditions in acute care hospitals[J].Journal of Wound, Ostomy and Continence Nursing, 2017, 44(3):283-292.

[22]LIU X L, WANG L. A review of the development and current status of wound ostomy continence nurses in the mainland of China[J]. International Journal of Nursing Sciences, 2018, 5(2):105-109.

[23]MEDLEY J A. Cost-effectiveness of a WOC advanced practice nurse in the acute care and outpatient setting[J]. Journal of Wound, Ostomy and Continence Nursing, 2014, 41(4):307-310.

[24]丁炎明.造口护理学[M].北京:人民卫生出版社,2017.

[25]韩广雪,胡晓双,刘金凤,等.国内外伤口造口失禁专科护士核心能力的研究现状[J].现代临床护理,2024,23(11):73-78.

[26]王玉珏,马雪玲.辅助化疗期结直肠癌患者术后造口并发症的回顾性研究[J].护士进修杂志,2017,32(22):2061-2063.

[27]魏惠燕,胡宏鸯,王瑛,等.难治性克罗恩病造口周围坏疽性脓皮病行联合治疗1例的护理[J].护理与康复,2017,16(7):796-798.

[28]郑美春,冯伟嫦,易珠,等.乙状结肠造口放射治疗患者的护理[J].南方护理学报,2004(7):47-48.

[29]智喜荷,宫叶琴.肠造口皮肤黏膜分离的护理研究进展[J].齐鲁护理杂志,2017,23(20):74-76.

[30]周秀红.肠造口周围粪水性皮炎的护理进展[J].当代护士(上旬刊),

2018,25(1):13-15.

[31]中华护理学会.T/CNAS 07-2019 成人肠造口护理[S].北京:中华护理学会,2019.

[32]徐洪莲.2020版《WCET国际造口指南》要点解读[J].上海护理,2022,22(7):1-5.

[33]唐云跃,岳树锦,郭彤,等.国外最佳肠造口临床实践指南健康教育推荐意见的分析研究[J].护理研究,2020,34(10):1733-1738.

[34]鲍丽超,韩慧,邹晓月.基于AGREE Ⅱ造口旁疝护理预防与管理的指南评价[J].护理学报,2021,28(19):48-51.

[35]孟晓红,徐洪莲.中华护理学会成人肠造口护理团体标准要点解读及思考[J].上海护理,2021,21(6):1-4.

[36]张佩英,傅晓瑾,高艳红.成人肠造口皮肤黏膜分离护理专家共识[J].中国研究型医院,2022,9(5):9-12.

[37]司龙妹,张泽曦,丁焱明,等.世界造口治疗师协会《国际造口指南(第二版)》要点解读[J].中国现代护理杂志,2023,29(5):561-565.

[38]中国造口管理协作组,中华护理学会伤口造口失禁专委会,中国医师会外科分会结直肠医师专委会,等.肠造口并发症的分型分类和分级标准(2023版)[J].中华胃肠外科杂志,2023,26(10):915-921.

门诊护理专科护士培训指南

第十一章

门诊信息化建设

第一节 医院信息系统发展简史

一、国外医院信息系统发展简介

1. 美国

作为医疗信息化在世界范围的先行者,美国医疗信息化建设起步于20世纪60年代,经历了4个发展阶段:第一阶段20世纪60年代初至70年代初,主要功能集中在护理和收费上,目的是满足医疗保险制度的要求;第二阶段20世纪70年代至80年代,在成功实现局部医院信息管理的基础上,开始利用在线数据通信技术开发覆盖全院的整体医院信息系统;第三阶段20世纪80年代末至90年代,开发重点在与诊疗有关的系统,主要目的是提高医院的医疗和护理质量;第四阶段20世纪90年代中期至今,开发重点转向电子病历、计算机辅助决策、统一的医学语言系统等方面,并且开始对其应用效果进行评价[1]。

2. 英国

在基层医疗领域,英国的医疗信息化处于世界领先的位置。1998年,英国制定了《现代NHS的信息战略》,建立英国国家医疗服务体系(national health service,NHS),其目标为建立全国每个人的终生电子健康记录。2010年,英国投入62亿英镑建立全国电子病历系统,无论为患者提供治疗的医疗机构用什么电子病历系统,在患者授权的前提下,都可以看到患者的当前用药、过敏以及药物过敏史等基本信息。在英格兰全境内,这些信息会在医院、全科医生(general practitioner,GP)诊所、免预约医疗中心以及社区药房共享。

3. 日本

20世纪70年代初,日本医院的事务管理人员和检查技师开始使用计算机,但医生还没有使用。20世纪80年代末,医院的诊疗过程也实现了计算机管理。

从20世纪90年代末至今，日本把电子病历的研究、推广和应用作为一项国策，在电子病历系统的标准化、安全机制、保密制度、法律上的合法性等方面做了大量工作[1]。但2023年底，经济合作与发展组织（organization for economic co-operation and development，OECD）公布了对其38个成员国的健康、医疗相关数据进行比较分析后制作的"医疗图解2023"报告。报告显示，日本医疗领域还存在医疗信息利用滞后等诸多问题。

二、我国医院信息系统发展简介

（1）起步阶段：始于20世纪70—80年代初，当时只有少数几家大型的综合医院和教学医院拥有信息系统，1973年中国医学科学院肿瘤医院成立计算机室，成为有文献记录的第一家有计算机的医院。20世纪80年代初期，一些医院开始开发小型管理软件，这一阶段的医院信息系统，以简单的管理应用为主，主要有收费管理、器械管理、药品管理、人事管理、病案首页管理与统计等功能板块，功能较为单一，且多为单机系统，信息无法共享。

（2）局部发展阶段：20世纪80年代后期至90年代中期，局域网技术逐渐成熟，网络开始投入使用。这一时期软件功能基本都是面向管理的单部门业务，如门诊收费、住院收费、药品管理等，但与单机相比业务模型已比较成型，信息能够在使用部门实现共享。

（3）全院级应用阶段：进入20世纪90年代，快速以太网和大型关系型数据库日益盛行，完整的网络化医院管理系统的实现已经成为可能，于是一些有计算机技术力量的医院开始开发适合自己医院的医院管理系统，一些计算机公司也不失时机地加入进来开发HIS（hospital information system，HIS）系统。这一阶段的HIS在设计理念上强调以病人为中心，在实现上注重以医疗、经济和物资三条线贯穿整个系统，在应用面上坚持管理系统和临床系统并重，力争覆盖医院各个部门。这一阶段，开发出了全院数据充分共享的门诊、住院、药品、卫生经济、物资、固定资产、LIS、PACS等系统[2]。

（4）智慧医院阶段：近年来，随着互联网技术的广泛应用、智能手机的普及以及云计算、大数据、5G、人工智能等新兴技术的兴起，国内一些医院开始尝试探索更具智能化的医疗服务，如利用互联网技术实现在一定区域内医疗机构间的信息交互与共享;为患者提供移动端的预约挂号、预约检查、查询报告、预约手术、智能问诊服务;利用云计算和大数据技术实现病历管理、医学诊断、影像辅助诊断等。

总之,医院信息系统在我国虽起步较晚但发展迅速,特别是近几年来,随着医院医疗体制改革的不断深入,医院之间竞争意识的逐步增强,以患者为中心理念的深入落实,医院管理水平和服务质量的提高,都成为促使医院加快建设医院信息系统的强大推动力[2]。

(王琦　冯梅)

第二节 门诊信息系统

一、门诊电子病历系统概述

1.HIS与电子病历系统的定义

HIS系统,是指利用计算机软硬件技术和网络通信技术等现代化手段,对医院及其所属各部门的人流、物流、财流进行综合管理,对在医疗活动各阶段产生的数据进行采集、存储、处理、提取、传输、汇总、加工形成各种信息,从而为医院的整体运行提供全面的自动化管理及各种服务的信息系统[3]。

2011年,卫生部(现为卫健委)在《电子病历系统功能规范(试行)》中定义,电子病历系统是指医疗机构内部支持电子病历信息的采集、存储、访问和在线帮助,并围绕提高医疗质量、保障医疗安全、提高医疗效率而提供信息处理和智能化服务功能的计算机信息系统,既包括应用于门(急)诊、病房的临床信息系统,也包括检验、病理、影像、心电、超声等医技科室的信息系统。

2.门诊电子病历流程

门诊电子病历系统提供门诊管理功能模块,能够满足门诊诊疗工作的实际需要,帮助门诊医生查阅历史病历,记录患者的诊疗经过及随访资料,下达医嘱,申请检验检查项目并查看报告,开处方等。通过门诊系统的使用,医护人员可以减少许多不必要的工作环节,完成日常的门诊医疗工作,提高个人和医院的整体工作效率和管理水平。

门诊模块主要任务是处理门诊记录、诊断、治疗处方、检验检查结果等信息[4],流程如图11-1所示。

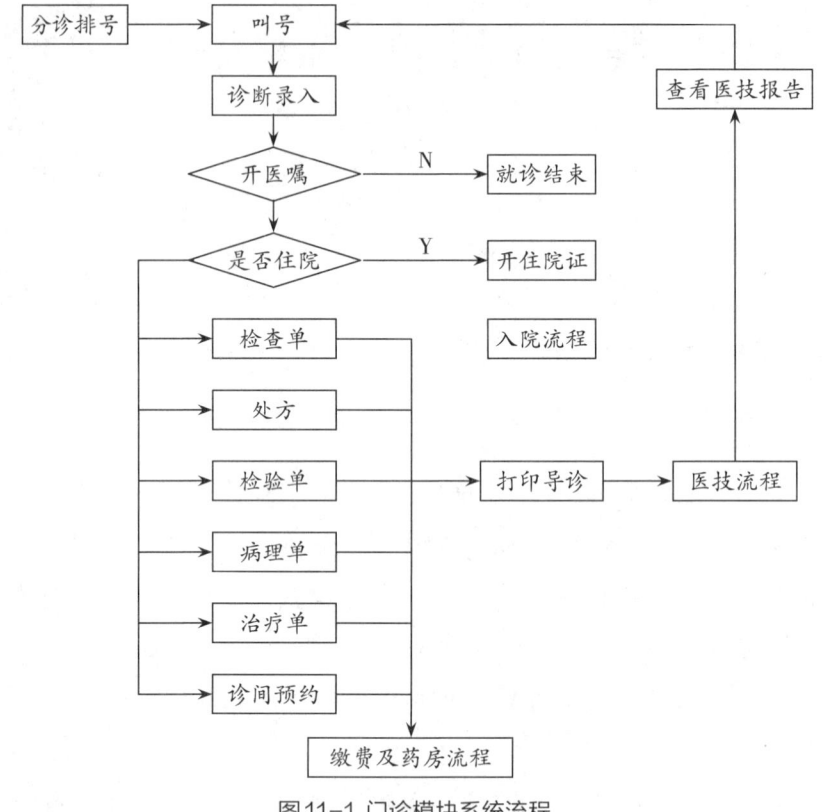

图11-1 门诊模块系统流程

二、门诊电子病历

（1）门诊病历：门诊病历的主要功能是记录患者在整个门诊诊疗过程中的各种病历资料，包括主诉、病史、体格检查、诊断、诊疗计划等内容。门诊电子病历系统在记录时，整份病历均采用结构化方式记录和存储，不仅便于医生录入，也利于患者历次就诊信息的关联检索，同时通过结构化方式存储，利于医生随访、科研、教学的病例查询、分析和统计。

门诊病历还支持初诊和复诊的病历分类处理。患者初诊时，医生需完成患者家族史（相关疾病亲属患者数等）、过敏史、生活史（吸烟史、饮酒史等）等信息记录。复诊时，医生通过电子病历可直接调阅上述信息，并可查看既往病史，这对于历史疾病或具有周期性发病规律的疾病诊疗具有较高价值。

（2）门诊医嘱：门诊医嘱通常作为门诊电子病历的一个重要模块，用于医生下达本次诊疗过程的医嘱信息,包括用药、检验、检查、嘱托等内容。所有医嘱内容均采用标准的医嘱数据字典,并可通过首拼、关键字等方式快速检索与完成录入。此外,为提高医生工作效率,门诊医嘱模块通常均具有设置成套医嘱功能,各科室可设置科室通用成套医嘱,医生也可根据个人习惯设置个人成套医嘱,在治疗相关疾病时,直接调用再进行微调,即可快速完成医嘱下达。

(3)电子处方:电子处方的功能主要是将医嘱中的药品内容转换为处方,并将处方信息发送至相应信息系统,如合理用药、处方点评、处方流转、门诊收费、药品管理等。各级医院因管理流程不同,使用的业务系统也略有差异,但最终均可通过电子处方完成医生开药—患者缴费—药房发药的过程,实现患者就医取药过程的信息化。对于近年来新兴的互联网医院而言,患者完成医生开药后,还可享受药品物流配送服务,实现线上就医、取药。

三、门诊预约与挂号系统

预约挂号是各地近年来开展的一项便民就医服务,旨在缩短看病流程,节约患者时间。2009年,国家卫生部(现为卫健委)下发《关于在公立医院施行预约诊疗服务工作的意见》,要求从2009年10月开始所有三级医院都要开展实名预约挂号服务。

预约挂号大多通过医疗机构提供的电话、网络、自助机或移动端进行。由于预约挂号需要事先登记患者的信息,并且可以减少在医院挂号窗口排队等待之苦,因此它一定程度上也有利于改善就医环境,促进"实名制"的推行,受到不少患者的肯定和欢迎。

门诊挂号管理系统用于管理医院的门诊挂号业务,一方面实现患者信息的录入、查询、修改和删除等功能;另一方面安排医生的出诊、停诊等排班工作,还可根据医生职称等级设置不同诊疗费。利用挂号系统,可实现挂号费用的自动核算以及患者挂号号序的自动生成。

四、检查检验系统

医生需通过门诊电子病历系统浏览患者的检查检验报告,利用各信息系统间的数据交互,将实验室信息系统(laboratory information system, LIS)或放射科信息系统（radiology information system，RIS）及影像归档和通信系统（picture archiving and communication system，PACS）与电子病历系统集成，实现从医生开单到检查检验科室接收、报告回传的全流程闭环。

此外，LIS、RIS等系统还提供异常值自动提醒功能，如患者某项检验结果高于或低于正常值时，系统自动提醒，并利用颜色、标识等反映在报告单上。对患者的历次检查，系统也可提供历史数据提醒与对比，方便医生直观获得患者长期检查检验数据及指标变化情况。

五、药事系统

医院药事管理信息系统是利用计算机技术对医院药品管理、合理用药管理等方面进行规范化管理的系统集合。药事管理信息系统是HIS的重要组成部分[5]，包括合理用药监控、处方审核、药品管理等功能，电子处方与发药机自动对接，形成药事的全过程闭环管理。

药品的配药发药管理一般是指门诊药房、住院药房等二级库房利用相应的系统对其库存药品进行销售出库的管理。通常门诊药房配药发药的服务对象是门诊就诊的患者，住院药房配药发药的服务对象是院内各病区。

大型医院一般有独立的配药人员和发药人员，所以通常采用配药和发药分开的流程。门诊患者处方在患者缴费后即自动发送至配药发药系统，目前各大医院已配备自动发药机还可实现自动配药，若无此设备则进行人工配药，配药完成后，可向患者发药，系统同时进行发药人、发药时间等信息记录。

（王琦　冯梅）

第三节 门诊分诊叫号系统

门诊分诊叫号系统是在结合医院环境、就诊流程的基础上，对门诊相关流程进行优化的系统。用于解决患者就诊、取药、检查时排队的无序、环境的嘈杂等问题，将医院物理集中的就诊环境与先进的设备及计算机网络技术、医院业务软件相结合，营造融洽、有序的就诊氛围，有效解决了候诊区秩序混乱、人工叫号效率低下等问题，减轻了分诊护士的工作量，提高医务人员的工作效率和医疗质量，提升了患者就医体验和满意度，提高了医院整体形象。通常门诊叫号系统，包括软件、硬件两部分，硬件主要指叫号大屏、诊室门口屏、音响等；软件指叫号管理软件及分诊排队软件。分诊叫号流程如图11-2所示：

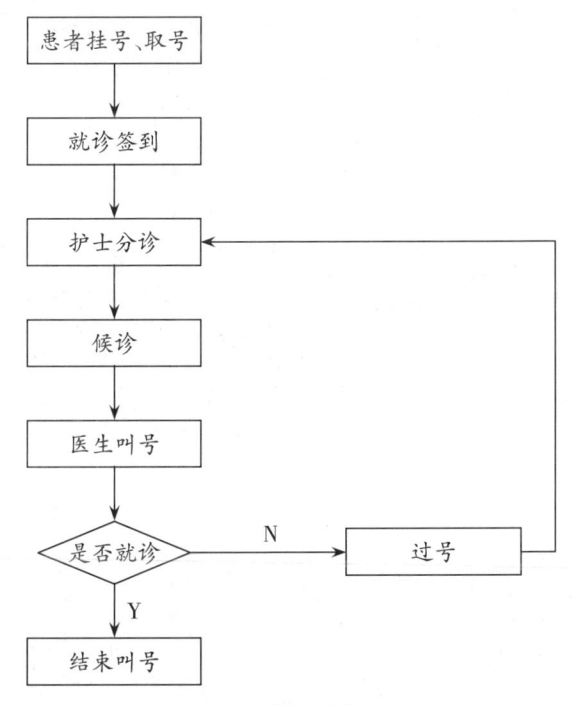

图11-2 分诊叫号流程

一、分诊叫号系统管理

分诊叫号系统权限配置及基础数据管理:对管理员、医生、护士等工作人员的权限进行分配,可实现不同管理层对各自管理的使用人员进行权限管理和基础数据管理。显示屏管理设置及设备控制:根据需求调整设置窗口显示字体大小、样式、行列数、提示信息等,信息量超过屏幕显示时,翻页滚动显示。系统可以对所有显示设备进行远程控制开关机、定时控制开关机,具备全天候多时段控制等功能,同时设备故障可以自动报警。

二、门诊分诊叫号

普通门诊支持自动分诊功能,根据医院规则制定签到或不签到等几种模式。不签到模式可根据挂号号序、取号顺序等配置自动分诊规则,直接进入分诊队列排队候诊。签到模式支持自助机、手机扫码等自助签到及手工分诊功能。患者可通过微信公众号、自助签到机等设备自助签到,也支持在分诊台手工分诊,通过预设置签到规则,对符合签到规则的患者自动分诊。

部分专科门诊,支持子母叫号模式,即分诊前完善检查也须排队叫号;支持平行排队规则,即分诊前完善检查,可根据不同检查队列长短,自动插入短队列进行排队;支持串行排队规则,即根据分诊前完善检查的先后顺序,设置进入排队队列的顺序,依次分诊叫号。

回诊排队序列设置,回诊患者非原看诊医生的排队规则,包括同级别同专业医生自动转诊、有多个同级别同专业医生时按排队人数短的队列自动插入、允许跨医生级别转诊、允许跨医生亚专业转诊等规则设置,支持设置专门的回诊诊室,所有回诊患者自动进入回诊诊室排队就诊等。

过号的处理,设置过号患者重复排队规则,根据规则分别设置不同的队列插入方式,支持过号患者手工插入队列等。

三、护士分诊台功能应用

排队规则设置,根据分诊科室按诊室自定义排队规则设置,方便多专业科室按不同专业实现不同的排队规则。自定义设置特殊患者优先规则及显示文字,多个类别的优先患者支持设置优先级别。医生临时停诊,系统暂停为其分派患者,后台可设置停诊原因如:临时外出查房、临时会诊、休息时间等信息,分诊屏上也将做出相应提示。支持停诊恢复,对临时停诊不再返回的医生排队队列重新排队,可支持手工模式,或通过后台设置自动重排规则。可根据同级别同专业医生插入队列,有多个同级别同专业医生时支持按排队队列长度进行自动插入,以上自动插入规则及间隔人数可配置。

诊区医生排班,可经分诊台软件对其坐诊时间进行排班,也可支持第三方系统排班信息导入对接。

护士分诊系统可以实时查看当前诊区队列叫号情况(如:本科室已挂号的全部患者、未报到患者、排队队列候诊人数、已就诊人数、过号人数等)。分诊台支持预叫号功能,可实现当前所有就诊患者队列状态显示及检索,包括:科室的等候队列、已就诊队列、过号队列、医生/诊室的已就诊队列、过号队列等功能。支持批量报到或自动报到功能,护士只需选择部分或全部患者,点选报到即可实现批量报到。可将患者从一个队列转到另一个队列。支持护士手工调整排队队列,对过号患者、违约患者、特殊患者绿色通道等,可由分诊护士对其进行优先、延后和删除排队等操作。支持急诊排队,分诊护士可根据患者病情紧急程度,手工点选急诊标志,优先就诊。更换诊室,若某诊室因特殊情况无法看诊,可以对已预约在该诊室的患者更换到其他诊室就诊。支持广播功能,分诊台可向候诊区广播语音、文本信息等。

四、医生工作站叫号排序

支持硬件叫号器,支持顺呼、选呼等呼叫模式。医生端具有语音播报功能,支持查看当前诊室的候诊队列情况,可以根据需要选择过滤条件,快速检索病人信息。

五、语音平台库软件及屏幕支持

支持主流的第三方语音包软件中文、英文、数字的合成语音,没有明显的合成听觉感受,达到正常语音效果。语音默认设置为普通话,且语音清晰、流畅、无噪音、质感良好。屏幕支持分诊台调节终端音量大小,系统软件可通过控制设备将LED单或双基色屏、全彩屏等显示设备并入系统平台统一管理。系统软件可通过电视盒等设备将普通电视屏幕并入系统平台统一管理。

(冯梅)

第四节 智慧门诊建设趋势

一、智慧服务未来发展

智慧服务必须以患者为中心，优化患者就医诊前、诊中、诊后各个环节流程，以便民惠民利民建设为重点。利用信息化技术手段，实现基于"全流程"的移动化服务，让医院与患者建立紧密的联系，转变传统的被动式服务为主动的服务推送，改善患者就诊体验，提升就医获得感。

结合人工智能、语音识别、生物识别等技术，让服务更加智能、便捷，例如：患者通过日常可穿戴设备如智能手环持续监测个人生命体征，发现异常后利用智能终端的语音、视频人机对话，完成诊前导诊，自动精准匹配看诊医生、就诊时间，快速完成预约挂号。就诊当天通过院内生物识别设备、物联网感应设备在患者来院后自动完成到诊签到。完成缴费后患者可根据智能导检系统规划的最佳路线完成各项检查检验，并利用个人智能终端获取报告内容。

二、智慧医疗未来发展

未来智慧医疗应用将信息技术与医疗深度融合，实现更加精准和科学的诊断和治疗。智慧医疗未来将呈现以下几种发展趋势：

（1）整体框架扁平化。越来越多的优质系统进行深度融合，实现业务工作一体化。如医生一体化工作站融合电子病历系统、医生工作站、临床路径系统、医保控费系统、VTE防治系统、治疗工作站、传染病上报系统、临床药理实验系统、临床辅助决策支持系统等。医生在使用过程中再也不用多个系统来回切换，实现真正的业务融合，提高医生工作效率。

（2）业务深入个性化。随着智慧医疗的快速发展，医疗系统的涵盖范围和规模也在持续扩大，常用医院信息系统产品已经相对成熟，市场趋势也在逐步走向个性化、专科化。根据各个专科的特点,定制出更加个性化的医疗信息系统和业务模块,如:生殖医学业务、血液透析业务、康复治疗业务、临床营养业务等等,同时各个专病数据库的需求也更加明显。发展个性化的医疗应用,有助于构建智慧医疗的良性生态模式。

(3)新技术更智能化。目前,手术机器人、影像智能诊断、可穿戴设备、决策支持等应用已经在医疗业务中崭露头角,各大型综合三甲医院已经在不同领域进行新技术探索。人工智能、区块链、大数据、物联网等新技术将在未来的医疗行业中得到更加深入的应用,同时也对医疗机构、医务人员、医信人都提出了全新的挑战。

三、智慧医院建设发展性能展示

1.医疗、护理管理

(1)门诊质控管理相关信息化建设:1)建立门诊医疗、护理质量控制体系,和各类医疗护理的质量控制数据指标应用体系,生成相关统计报表,提供数据查询与分析处理功能等。该体系能够直接从门诊、医技科室、辅助科室系统获得相关业务运行基础数据;2)建立门诊统一的医疗管理、护理管理综合数据处理与展示平台;3)建立完善的门诊医疗管理、护理管理指标数据库,针对门诊设立预期指标要求,定期将指标结果与设定的指标要求进行比较分析;4)建立门诊医疗护理的数量、质量指标分析与对比查看工具;5)应用多年门诊数据纵向对比功能。

(2)医疗准入管理:门诊手术权、治疗权、处方权(医疗权限)等的审核、授予、执行管控与记录。1)有统一管理门诊医务人员岗位职责和业务权限的机制与工具;2)能够将门诊岗位职责和业务权限记录与运营管理、医疗、患者服务相关业务数据系统共享,并能用于相关管理控制;3)门诊医务人员能够在系统中申请、查询自己所需的岗位职责和业务权限。

(3)医院感染管理与控制:医院感染监测与记录,传染病上报与记录,消毒监测,细菌耐药监测。1)能够统一管理院内感染、传染病上报数据;2)根据诊断、抗菌药物使用情况等对门诊感染进行判断与预警;3)对重复使用的衣物、布品等清洗消毒监测信息进行电子记录;4)能够对空气和环境进行监测记录。

(4)不良事件管理:对各类不良事件进行报告管理,不良事件处理追踪与反馈可追溯。1)能够对不良事件报告进行通报与处理反馈;2)有分析与控制不良事件的门诊管理指标,能够从报告、处理记录中自动产生指标结果,并能生成直观的分析图表供管理部门使用;3)系统对不良事件有分级处理功能,对高级别不良事件能及时提醒门诊管理部门处理。

(5)和谐医患关系:对患者投诉、纠纷预警与处置等进行记录,进行医患满意度调查。1)有门诊医患沟通关怀系统,能够对医患纠纷、信访、患者反馈、满意度调查、投诉信息进行统一管理并集中浏览;2)有与高风险问题清单内容相对应的预防与处置措施知识库;3)能够对高风险检查、治疗项目管控清单在实施前进行规范化检查与问题提示,并反馈给执行的门诊医师;4)能够通过移动设备采集患者的反馈、投诉、满意度调查等信息。

2.人力资源管理

包括门诊组织机构的设立与变更管理,人员的岗位管理、编制配置管理,人员招聘记录管理等。

(1)能够对岗位、编制、人员信息进行自定义筛选条件及统计,并根据分析结果进行岗位调整和提供相关决策支持。

(2)能够根据工作量变化、预测期内人员增减及补充人员情况等信息,进行整体人力资源需求预测,对于岗位缺编与超编情况进行智能提醒。

(3)人员考核与薪酬管理,对职工进行薪酬管理、工作量与绩效考核管理。

3.门诊收费的账目管理

包括收费标准管理、收费项目与财务科目管理相关功能。

(1)医务收费管理系统能够与门急诊收费、住院收费等系统的结账记录对接,收入明细可追溯到患者单次支付(每张收据)以及分类记录。

(2)费用明细数据能够按规范会计科目汇总并与财务系统对接。

(3)能够根据收入数据产生管理所需报表,如收入日报、月报,提供同比、环比分析功能。

(4)能够实现各收支渠道的统一对账,可通过统一的平台展示工具对医院收支账目进行智能展示[6]。

4.门诊资产账务管理

包括门诊资产增加、资产减少、资产折旧等账务管理及信息化应用。1)门诊资产管理系统能够与财务系统、业务系统联通,实现资产增加、减少、折旧账务过程的自动采集和安全监管。2)门诊资产与资金能够联动管理,并实时显示资产情况。3)能够通过信息系统准确记录多经费来源的资产信息,并与经费管理等系统进行联动业务处理;对于资产的附属资产、附属部件信息进行详细记录[6]。

5.门诊设备设施管理

包括设备论证记录、采购审核流程记录、谈判过程记录、合同的管理。1)能够统一展示和查询门诊设备购置信息和相关文档(包括审批文档、招投标文档、技术档案等)。2)能够从设备管理相关系统中获取设备资产分布、维修记录、耗材和配件、服务工作量、收费等信息,生成设备购置论证客观指标。3)能够设置设备配置额度指标,有超标预警提示[7]。4)门诊设备全生命周期管理,包括设备位置、运行使用、维护巡检、故障维修、随机配件更换、数据备份与恢复等信息的管理[8]。5)在运维管理指标库中,能够分别设立全院、门诊与科室预期运维指标,定期记录运维指标数据,并与成本管理联动。6)通过移动端完成维护巡检、故障维修、盘点等,并自动生成电子记录。7)有运维相关知识库,能够自动统计维修、保养标准工时并与实际数据对比处理,并能够用于运维保障人员管理。8)设备资质与证照管理、计量与检测管理、质控记录管理三大模块可实现设备计量和质控综合管理数据信息的集中展示,并支持对相关数据的综合查询。9)能够自动采集影像类设备(如CT、MR、DR、超声等)的质控数据。10)有质控指标分析与对比查看管理工具,能够进行历史数据对比[7]。11)门诊物资库房的入、出、存管理以及信息的处理。12)展示门诊各类物资(包括通用物资、医用材料等)入出库数据及库存信息,并进行历史数据对比[9]。

6.门诊运营管理与成本控制

包括门诊成本数据标准,门诊各类成本数据采集与记录,科室可控成本管理及应用。1)能够定期从物资仓库、药库、工资、固定资产、总账等系统中获取成本数据,如工资与补贴、医用材料、化学试剂、房屋与设备折旧及公摊费用等。2)能够灵活设置门诊成本分摊方式和转移对象。3)各门诊单元能够查看并追溯直接成本数据和分摊成本数据。4)各门诊单元能够获得自身成本分析报表。5)有不同类型门诊单元与成本相关的知识库。6)能够借助信息化系统分析历史数据,提供一定的决策数据支持,完善并精细化门诊成本管理流程。7)各门诊单元能够根据成本数据,结合收入数据,分析收益情况。

7.门诊绩效核算管理

全员运营收入与成本或支出分析。1)能够对缺失信息进行校验,如缺科室记录、无字典对照、缺收入和成本分类等。2)能够按人员提取和展现收入、工作量、人力成本等信息。3)能够进行门诊医疗服务分析评价,包括门诊医疗服务的时间、数量等能力与相应的投入、资源使用相比较的效益分析。4)能够从门诊信息系统实时获得业务量、主要环节时间点等数据,并实时生成医疗服务指标分析结果。5)具有对重复和缺失数据进行校验的功能。6)门诊开展医疗服务评价时能够实时调用多种指标数据。

8.门诊医疗废弃物管理

建立门诊医疗废弃物收集、转运、消纳转出处理、监督与追踪、统计分析等数据的医疗服务综合评价体系。1)建立门诊医疗废弃物称重管理、监督、追踪的数据库。2)各门诊单元与管理部门能够查询医疗废弃物数据的产生情况。3)各门诊单元产生的医疗废弃物处理费用能够计入本科室成本,并用于科室运行效益分析。

9.门诊楼宇管控

包括建设门诊项目管理、房屋使用分配与记录、设备设施监控、能耗与资源管理、成本计量与分配等。1)能够直接从信息系统中获取综合能耗(水、电、气、热等)的量和费用,并以此计算单位建筑面积能耗量、费用、室间能耗量等数据。2)有门诊统一的综合智能楼宇信息系统,针对房屋面积、维修、空调、管线、弱电、强电、燃气、水、消防、监控、医用气体等的运行数据进行管理,档案及时更新。3)利用门诊智能楼宇信息系统中已有的数据,如能耗管理、建设项目管理、维修管理、房屋使用分配与记录、设备设施监控、成本记录与分配等。

10.门诊信息系统保障管理

建立门诊信息系统运行、维护、巡检的管理体系,建立门诊信息规划、信息系统建设与完善的项目管理体系。1)建立较完善的门诊信息系统保障管理体系,可集中管理事件、问题、变更、配置、知识库等信息。2)能够对门诊事件分配、值班排班、系统发布等进行智能化提醒。3)能设置定期门诊管理检查的内容,并能够根据周期、频次等信息自动生成事件提醒、巡检提醒、变更提醒等信息。4)能够监测门诊重要设备的运行状况与计划任务执行情况,并有自动记录与报警功能。5)具备门诊信息资源管理能力,对现有系统中的信息资源有明确的清单,并能够按照政策法规对信息资源的使用进行管控。

11.教学科研管理

建立教学管理信息系统,对护理、在职教育与训练、专业技能培训、考核和评价等进行管理。1)能够根据人员类型及教学计划自动生成轮转安排和课程方案。2)能够根据教学计划,对教师进行上课提醒、监考提醒等。3)能够通过移动端查看个人学习计划,填报有关信息,小结反馈等。4)能够对专科或专项培训(如抗菌药物使用、特殊手术与操作、专科护理技能培训等)进行电子记录,并与临床管理系统共享。5)能够在线管理教室、实验室、教具、课题等教学资源,包括在线申请、审批场地、教室、教具等。

12.科研管理

建立科研管理信息系统。对科研项目、科研经费、知识产权、伦理审查、学术会议等进行管理。1)能够进行科研管理所需的各种查询、对比和分析,实时生成并展现院内各部门和人员的科研情况,智能化分析与管理医院科研产出。2)能够与财务系统对接,实现科研经费到账、支出等经费管理信息与财务系统共享。3)能够通过科研部门的管理指标库与知识库,对科研人员的科研能力进行分类对比。

13.门诊办公管理

1)支持移动端协同办公。2)能够通过系统督办工作,督办人员可以跟踪、催办协同处理人员。3)协同办公系统能够与关键业务系统对接,共享采购、人事、财务业务审批单等信息。4)能够进行协同效率分析,包括流程效率、节点效率、部门效率、个人效率等。5)行政办公各类文件(如下发文件、会议决议等)有系统归档记录,支持有管控的共享。

14.门诊网络安全管理

包括基础设施、安全管理、安全技术、安全监测等。1)门诊重要数据实现不同地点容灾(不能在同一建筑物内)。2)对门诊网络设备、安全管理设备、服务器等硬件的操作行为进行审核并记录,操作行为记录保存6个月以上。3)对门诊信息系统运行情况进行实时安全监测,具备基本网络安全态势感知能力,能够及时发现网络安全攻击行为并进行有效处置。4)每年定期对互联网上暴露的信息系统进行渗透测试和漏洞扫描,发现问题及时整改落实。5)对互联网上运行的管理信息系统重要数据进行加密传输、加密存储,使用的加密算法符合国家法律法规要求。

(冯梅)

参考文献

[1]郭强.基于C/S结构的医院信息管理系统的研究与实现[D].成都:电子科技大学,2012.

[2]李包罗,许燕.医院信息系统简介[J].中国护理管理,2009,9(1):77-79.

[3]裴炜娜.PDCA持续改进在PICU电子监护记录单应用及效果评价[J].甘肃科技,2021,37(6):165-167,73.

[4]周恬.HIS系统医生工作站的设计与实现[D].武汉:武汉理工大学,2007.

[5]胡芳,沈绍武.中医医院药事管理信息系统的需求分析与构建[J].中国药房,2014,25(39):3738-3741.

[6]赵洪莹.基于医院智慧管理分级的财务管理策略研究[J].经济研究导刊,2021(23):135-137.

[7]赵梦莹.三级医院医疗设备管理信息化成熟度评价模型构建研究[D].武汉:华中科技大学,2022.

[8]刘慧萍,李长艳,周笑笑.精细化管理在医院医疗设备管理中的应用研究[J].中国设备工程,2023(23):52-54.

[9]中国医学装备协会管理分会.医用耗材管理专家共识[J].中国医学装备,2023,20(12):190-195.

门诊护理专科护士培训指南

第十二章

门诊护理伦理与法律

第一节 伦理及护理伦理概述

1.伦理

在中国古代文化中,"伦"最初的含义为"辈""类""比",后来演变为"区别""秩序",现在主要指人伦,也就是人的血缘辈分关系。而"理"原意为"治玉",指根据玉石的纹路进行整治和雕琢,后来其引申含义为条理、道理或规则。"伦"与"理"合用,指调整人与人之间相互关系的道理和规则。

2.伦理学

伦理学(ethics),也被称为道德哲学或道德学,是一门研究道德的形成、本质及道德发展规律的科学。伦理学的本质是关于道德问题的科学,它通过系统化、理论化的方式研究道德问题,旨在帮助人们理解和解决道德上的困惑和矛盾,为人们提供正确的道德指引。

3.护理伦理学

护理伦理学(nursing ethics)是一门研究护理职业道德的科学,是采用一般伦理学的原理和道德原则来解决和协调护理实践中护理人员之间、护理人员与他人、护理人员与社会之间关系的护理道德意识、规范及行为的科学[1]。护理伦理学是由护理学和伦理学相结合而形成的一门学科。

(胡丹 贾雯碧)

第二节 门诊护理工作中的伦理与法律

一、门诊护理工作中常见的伦理与法律问题

1. 门诊护理的伦理要求

（1）接待患者热情周到：门诊护士要同情患者，充分理解患者的期望与需要，做到热情接待、周到服务，使患者对门诊诊疗有信任感、亲切感和温暖感，并使他们尽快得到诊疗[2]。

（2）保持环境清洁安静：门诊护理的责任之一是保持门诊环境的有序、清洁和安静。为此，门诊护士要加强巡视，发现危重患者要及时安排就诊和治疗，对候诊患者和陪伴家属要开展健康教育；引导患者文明就医，劝阻一些大声喧哗和吵闹的行为，禁止随地吐痰和抽烟[3]。

（3）与同事团结协作：门诊是一个整体，各科室之间以及医生与护士之间要密切联系、加强协作，建立良好的医护关系，有利于患者早诊断、早治疗、早康复。在门诊各科室的相互联系中，护士要发挥对门诊环境、制度、人员、工作性质等比较熟悉的长处，对医护关系起到直接或中介的调节作用，减少工作上的推诿扯皮，减少科室间的误会和矛盾。

（4）工作作风严谨：大多数门诊患者经诊疗后离开医院，故不易追踪和进行医疗质量控制，这需要护士具有严谨准确、一丝不苟的工作作风，将患者安全放在第一位。为此，一切治疗性操作都要严格遵守"三查八对"等医疗核心制度。同时，在门诊治疗、护理过程中，发现患者任何细微的病情变化都要认真对待，对患者病情有疑点或患者治疗时出现反应或发生意外情况，都不能轻易放过。

2. 护理人员的法律资格

护理人员的法律资格是指法律赋予护理人员在执业过程中的权利和义

务。在我国,《中华人民共和国护士条例》(以下简称《护士条例》)对护士的法律资格做了以下规定:

(1)护理人员的执业资格:护理工作必须由具备护士资格的人来承担,要取得护士资格必须通过国家统一的执业资格考试,并取得"中华人民共和国护士执业证书",经执业注册后方能从事护士工作[4]。

(2)护理人员在执业中享有的权利:护士权利是护士在护理执业中应享有的权利和应获得的利益。护士明确自身权利,依法执业,对促进护理工作顺利开展意义重大。

1)人格尊严和人身安全不受侵犯的权利:《护士条例》第三十三条规定,对于扰乱医疗秩序,阻碍护士依法开展执业活动的,侮辱、威胁、殴打护士或有其他侵犯护士合法权益的行为,依照《治安管理处罚条例》的规定,由公安机关给予处罚;构成犯罪的,依法追究刑事责任。

2)安全执业权利:《护士条例》第十三条规定,护士执业,有获得与其所从事的护理工作相适应的卫生防护、医疗保健服务的权利。从事直接接触有毒有害物质、有感染传染病风险等危险工作的护士,有依法接受职业健康监护的权利;患职业病的护士有依法获得赔偿的权利。

3)获得与履行职责相关的权利:护士有获得与患者疾病诊疗、护理相关信息的权利和其他与履行护理职责相关的权利,有对医疗卫生机构和卫生主管部门的工作提出相关意见和建议的权利。

4)获得专业技术职称和学习、培训的权利:按照国家有关规定,护士有获得与本人业务能力和学术水平相对应的专业技术职务、职称的权利;有参加专业培训、从事学术研讨和交流以及参加行业协会和专业学术团体的权利。

5)获得表彰、奖励的权利:《护士条例》第六条规定,国务院有关部门对在护理工作中做出了杰出贡献的护士,应当授予其全国卫生系统先进工作者荣誉称号或者颁发白求恩奖章,受到表彰、奖励的护士应享受省部级劳动模范、先进工作者待遇;对长期从事护理工作的护士应颁发荣誉证书。

6)经济待遇权:护士在执业过程中享有按照国家规定获取工资报酬、享受福利待遇、参加社会保险的权利。任何单位和个人不得克扣护士工资,降低或取消护士的福利待遇。

(3)护理人员在执业中履行的义务:护士的义务是在护理工作中,对患者

及社会应尽的执业要求,包括对患者法律和道德方面的责任[5]。护士依法履行的具体义务如下:

1) 遵守法律、法规、规章、诊疗、护理规范的义务:护士在执业活动中,应当严格遵守医疗卫生法律、法规、部门规章、诊疗和护理规范的规定,如"三查八对"制度、消毒隔离制度、疾病护理常规等,从根本上避免护理差错事故发生的可能,为患者提供安全、有效的护理。

2) 向患者解释和说明的义务:在护理活动中,护士应该将患者的病情、诊疗护理措施、医疗费用及预后等情况如实地告诉患者,及时回答患者提出的疑问和咨询。

3) 尊重和保护患者隐私的义务:由于治疗和护理的需要,护士在工作中会不可避免地接触到患者的隐私,护士有为患者保密的责任和义务。同时,未经患者同意,护士不得复印或转发患者的病历,不得将患者的个人信息泄露给与治疗护理无关的其他人员。

4) 正确执行医嘱的义务:护士在护理工作中应按规定核对医嘱。确认医嘱准确无误时,应及时正确地执行;当医嘱违反法律、法规、规章或诊疗技术规范时,则应及时向开具医嘱的医生提出质疑;必要时,应当向该医生所在科室的负责人或医疗卫生机构负责医疗服务管理的人员报告。

5) 及时救治患者的义务:护士在执业过程中,如果发现患者病情危急,应立即通知医生对患者进行抢救。在紧急情况下为抢救垂危患者生命,护士应为患者先实施必要的紧急救护,如吸痰、止血、建立静脉通路、胸外心脏按压和人工呼吸等,待医生到达后,护士应立即汇报抢救情况并积极配合医生抢救。

6) 如实记录和妥善保管病历的义务:病历是记录患者病情、进行医学观察研究或提供医学证明的重要依据,也是处理医疗纠纷时重要的法律证据,具有法律效力。护士应当按照卫生行政部门的要求,如实记录并妥善保管病历资料。

7) 参加公共卫生和疾病预防控制工作以及医疗救护的义务:护士肩负着保护人民群众生命安全的使命。《护士条例》第十九条规定,护士有义务参与公共卫生和疾病预防控制工作。发生自然灾害、公共卫生事件等严重威胁公众生命健康的突发事件,护士应当服从县级以上人民政府卫生主管部门或者所在医疗卫生机构的安排,参加医疗救护。

二、门诊护士的伦理和法律责任

1.门诊护士的伦理责任

护士伦理责任(ethical responsibility of nurse),是指护士违背良知和护理伦理的要求,构成护理伦理过失,导致患者人身损害和其他合法权益受到损害时,护士应当承担的医疗损害责任[6]。以下是门诊护理伦理损害的责任类型。

(1)违反信息告知的损害责任:患者在医疗机构接受医疗服务,即有对自己病情和医疗措施的知情权,医疗机构则有义务告知患者病情和所采取的医疗措施。违反信息告知的损害责任主要指医疗机构及医护人员没有对患者充分告知和说明病情,没有对患者提供及时有用的医疗建议的医疗损害责任。承担这种医疗损害责任的前提是医疗机构和医务人员违反了医疗良知及医疗伦理,没有履行对患者的告知、说明及建议等积极提供医疗信息的义务,损害了患者知情权。

(2)违反患者同意的损害责任:违反患者同意的损害责任主要指医疗机构及其医务人员违反了尊重患者自主决定意愿的义务,在没有经得患者同意的情况下,积极实施某种医疗措施或消极地停止继续治疗的医疗损害责任。此种医疗损害责任类型侵犯了患者的知情同意权和自我决定权。

(3)违反保密义务的损害责任:由于护患关系的特殊性,护士要了解患者患病情况及其他个人重要隐私信息。患者有权维护自己的隐私不受侵害,护士及相关知情人员也负有保密义务。护士随意泄露患者隐私,违背护理道德,应当承担违背保密义务的损害责任。医疗机构及其医务人员泄露患者隐私或没有经得患者同意就公开其病历资料,造成患者损害的,应当承担侵权责任。

(4)违反护理管理规范的损害责任:科学、有效的护理管理是保证患者获得优质护理的基本前提。违反管理规范的损害责任主要指医疗机构及医护人员违反了护理管理规范,导致患者权利受到损害的医疗损害责任,如门诊治疗室管理不当,门诊医疗器械的消毒不规范等。该类行为违反了护理良知和伦理,使患者受到损害,医疗机构及医护人员应承担相应责任。

2.门诊护士的法律责任

根据行为人违反卫生法律规范的性质和社会危害程度不同,护理违法行为可分为民事违法、刑事违法和行政违法3种。其所承担的法律责任也各有不同,分别是民事责任、刑事责任和行政责任。

(1)民事责任:民事违法是指护士违反卫生法律规范,侵害公民、法人和其他组织的合法权益,应当承担相应的民事法律责任的行为。

1)侵权行为:侵权行为是行为人侵害他人的人身和财产并造成损害的行为。护理工作中涉及的侵权行为通常包括护士侵犯患者的隐私权、知情同意权、生命健康权等。

2)违约行为:是指根据医疗服务合同的约定,护士没有履行或没有完全正确地履行合同约定的义务时所应承担法律责任的行为,以及造成患者权利受到损害的行为。患者就医后就与医院形成医疗合同关系,若医疗机构及其医务人员未尽到合同约定的责任和义务,给患者身体或财产带来损害的,则构成违约。

3)医疗过失:门诊护士在护理活动中负有护理技术上的高度注意义务,在对患者的检查、协助诊断、治疗护理及术后照护的护理行为中,如果不符合当时的护理专业知识和技术水平可导致护理技术过失。医护人员因过失侵犯了患者人身权而依法应当予以赔偿的法律事实包括医疗差错与医疗事故。医疗差错是指在诊疗和护理过程中,医护人员虽有失职行为或者非故意性技术过失,但是没有给患者造成死亡、残疾、组织器官损伤、功能障碍等不良后果的行为或事件。而医疗事故则是指医护人员在诊疗和护理工作中,违反了医疗卫生管理法律、行政法规、行政规章和诊疗护理规范、常规,过失造成患者人身损害的事故。

(2)刑事责任:刑事违法也称犯罪,是指行为人触犯刑事法律依法受到刑法处罚的行为,是严重的违法行为,具有严重的社会危害性,应受到严厉的刑法处罚。犯罪根据行为人主观意愿的不同,可以分为故意犯罪和过失犯罪两种。故意犯罪是行为人明知自身的行为会给社会带来不良后果,但依然采取行动的犯罪行为;过失犯罪是指行为人应当预见自身的行为会给社会带来不良后果,但因为自身的疏忽或因过度自信认为可以避免,从而导致不良结果的发生的犯罪行为。

(3)行政责任:行政违法是指护士违反医疗行政管理法规,依法应当追究行政责任的行为。行政违法行为尚未构成犯罪,但应承担具有惩戒或制裁性的法律后果,主要包括行政处罚和行政处分两种。行政处罚是指卫生行政机关或法律法规授权组织在职权范围内依据法律规定的内容和程序对违反卫生行政管理秩序的公民、法人和其他组织实施的一种惩戒或制裁。行政处分是指行政机关或企事业单位依据行政隶属关系,对违反卫生行政管理秩序、违反政纪或失职人员给予的行政制裁。行政处分有:警告、记过、记大过、降级、降职、撤职、留用察看、开除8种。

(胡丹　刘捷)

参考文献

[1]罗羽,谭静.护理伦理学[M].重庆:重庆大学出版社,2022.

[2]陈营.门诊护理沟通中存在的问题及对策[J].中国科技期刊数据库医药,2022(11):94-96.

[3]李云霞,叶凌云,杨莉,等.门诊护理服务存在的问题及对策[J].临床医学进展,2020(11):2538-2542.

[4]刘俊荣,范宇莹,张凤英,等.护理伦理学[M].第3版.北京:人民卫生出版社,2022.

[5]李瑞琪.门诊护理人员自我保护意识养成和护患纠纷防范对策[J].中西医结合心血管病电子杂志,2020(27):136-137.

[6]曾颖,李东雅.护理伦理学[M].长沙:中南大学出版社,2021.

门诊护理专科护士培训指南

第十三章

门诊护理教学

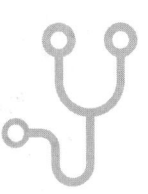

第一节 护理教学概述

门诊护理是医疗服务的重要组成部分,其发展历程与护理教学密不可分。随着医学科技的不断进步和医疗模式的不断演变,门诊护理及门诊护理教学的重要性日益凸显。本节将从门诊护理教学的发展和核心教学理念两个方面,介绍门诊护理教学的重要性及其在现代医疗体系中的地位。

一、门诊护理教学发展

1. 初始阶段

在医学教育的初始阶段,门诊护理教学主要侧重于技能培训和基本护理知识的传授。教学模式主要以传统方式为主,即课堂讲解和实践操作相结合。学生通过老师的系统讲解和模拟操作来学习基本的护理技能和操作方法。这一阶段的教学注重基础理论知识和操作技能的培养,为学生打下坚实的护理基础。

2. 规范阶段

随着医学教育体系的不断完善和护理专业的日益规范化,门诊护理教学进入了规范阶段。在这一阶段,护理教学逐渐形成了完善的课程体系和教学模式。教学注重培养学生的临床思维和综合能力,强调护理实践与理论相结合。这一阶段的教学目标是培养学生成为具备丰富临床经验和综合能力的优秀护理人员。

3. 创新发展阶段

在这一阶段,门诊护理教学更加注重培养学生的创新意识和实践能力。教学内容不仅包括常规的门诊护理知识和技能,还涵盖最新的医学科技和门诊护理理论。学生被鼓励积极参与科研项目和临床实践,以促进门诊护理教学与临床实践的紧密结合,推动护理学科的创新发展。这一阶段的教学目标是培养学生成为具备创新能力和实践能力的护理专业人员,能够应对日益复杂的门诊护理工作。

二、门诊护理教学理念

护理教学理念是指在护理教学过程中所秉持的核心理念和教育观念,它直接影响着护理教学的目标、内容和方法[1]。在门诊护理教学中,以下几个方面的理念尤为重要:

1.以患者为中心

将患者置于中心已成为现代护理工作的重要原则之一。护理教学应以患者需求和利益为核心,提升服务质量。在门诊护理教学中,以患者为中心的理念应贯穿整个过程,包括课堂教学、临床实践、科研训练等。首先,注重培养学生的人文关怀能力。学生需尊重患者的隐私和权利,理解其需求和感受,建立沟通和信任关系。其次,个性化护理服务至关重要。不同患者有不同需求,护理服务应及时调整和优化。

2.以实践为导向

门诊护理教学以实践为核心,将理论与实际操作相结合,培养学生实践能力和问题解决能力。随着医学技术更新和医疗模式转变,门诊护理工作面临新挑战。实践导向的护理教学注重临床实践的质量和深度。学生通过实践活动深入了解门诊护理工作特点,掌握各种护理技能和操作方法。教学内容紧扣实际场景,引导学生通过模拟操作、实习积累临床经验。

3.强调跨学科合作

跨学科合作在门诊护理中至关重要,也是护理教学的核心内容。随着医学和护理领域的发展,疾病诊断和治疗变得更加复杂,需要不同专业医护人员紧密合作,为患者提供全面的护理服务。因此,门诊护理教学应培养学生的跨学科合作意识和能力。强调跨学科合作可帮助学生适应未来工作环境,提升服务质量,实现全面关怀。

4. 重视科研创新

随着医学科技的不断进步和医疗模式的不断演变,门诊护理人员和护理专业学生需要时刻关注并积极参与科研创新,以不断提升门诊护理的水平和质量。重视科研创新意味着积极参与护理实践中问题的探索和解决。门诊护理工作需要紧密结合临床实践,将科研成果与临床实践相结合,实现理论与实践的有机统一。

(唐娇　余静雅)

第二节 护理教学目标

一、教学目标概述

教学目标(objective of teaching)是预期的学习结果和标准,用于指导教学活动,反映教师对教材、学生和教学过程的认识和规划。教学目标需与课程内容密切相关,旨在实现教师和学生的共同目标。理想的教学目标应是教师和学生共同达成。确定教学目标有助于教学按计划进行,指导教学内容和方法的选择,并作为评价教学结果的标准。

1. 教学目标的种类

(1)课程目标:是教育部各学科《课程标准》中要求教学工作者在教学过程中重点关注的内容。

(2)课堂教学目标:是对课程目标的细化,应当具体且可行,通常通过一节课教学即可完成。

(3)教育成才目标:需要学生长期坚持和努力才能达成,也被称为隐含的教学目标,通常不能通过一节课的教学完全实现。

2. 教学目标的局限性

(1)范围适用性的限制:并非所有学习结果或能力都能通过行为清晰、客观地展现出来。有些学习目标可能更适合在实践中评估,而不是简单地通过观察或测试来衡量。例如,护理人员与患者之间的沟通技巧可能无法通过课堂测试得到准确评估。

(2)影响整体教学构思:教学目标的层次和分类过细可能会影响教学的整体构思。有时候,过于关注特定的低水平目标可能会导致忽视更高水平目标的重要性。因此,在设计教学目标时,需要考虑目标之间的内在联系,以确保教学的全面性和连贯性。

(3)可导致教学模式僵化:单方面强调教学目标可能导致教学模式变得僵化、机械化,教学过程失去灵活性和创造性。因此,教学目标应作为指导性工具,而不是限制性框架。教师应灵活运用不同教学方法和策略,以适应学生需求和实际情况。

二、现代教学目标分类的理论

在医学教育领域,布鲁姆的教学目标分类理论(taxonomy of education objectives)将教学目标分为认知领域、情感领域和动作技能领域的目标,为教学目标的制定和评估提供了重要的指导[2]。

1.认知领域

认知领域的目标关注学习者在认知方面的能力和技能发展,包括知识的获取、理解、应用、分析、评价和创造等不同层次的认知过程。在门诊护理教学中,认知领域的目标可能涉及对疾病、诊断、治疗方案等医学知识的学习和掌握,以及对医疗技术和操作流程的理解和应用。

2.情感领域

情感领域的目标关注学习者在情感和态度方面的发展,包括学习者对于价值观、情感态度、兴趣爱好、情绪稳定性等方面的培养和塑造。在门诊护理教学中,以克拉斯沃尔为代表的学者,提出接受、反应、形成价值观念、组织价值观念系统、价值体系个性化5个层次的情感领域教学目标理论。

3.动作技能领域

动作技能领域的目标关注学习者的技能和操作发展,包括实践中的动手能力、技术熟练度和操作技能提升。在门诊护理教学中,动作技能领域目标涉及学生掌握各种护理技术和操作方法,如采集患者数据、执行护理操作、使用医疗设备等。

三、护理教学目标的编制

1.基本要求

(1)与门诊实际相符:护理教学目标应当与门诊护理实践的要求相一致,

确保学生在门诊环境下能够胜任各项护理工作。

（2）教学目标明确：教学目标应具有明确的描述，包括所要求的护理技能、知识水平和情感态度等方面，便于教师和学生理解及实施。

（3）可操作性强：教学目标应具有一定的可操作性，学生能够通过具体的学习和训练活动来实现目标，而非虚无缥缈或难以达成的抽象目标。

（4）目标整体协调：教学目标应当整体协调，各项目标之间相互补充，形成一个完整的护理教学体系，确保学生全面发展。

2.护理教学目标编制标准与步骤

（1）明确目标领域：在编写教学目标时，需明确涉及的领域或范畴，包括认知、情感态度和动作技能等领域，以确保目标全面适用。在此步骤中，护理教育者应确定教学内容和范围、分析学科结构、参考教学大纲和课程标准、细化目标领域，明确目标层次和重要性。

（2）确定具体目标：针对每个目标领域，进一步确定具体教学目标，包括所需知识、技能和态度，确保目标可操作和可评估。护理教育者应该分析学科需求，了解门诊护理领域最新发展、患者需求、临床实践中的挑战和机遇，从而确定教学目标。

（3）分解目标内容：将每个具体目标进一步分解为具体的学习内容和任务，明确学生需要掌握和完成的内容，并对教学目标进行描述，便于教学过程的组织和实施。

（4）制定教学策略：根据教学目标和学生实际情况，确定相应的教学策略和方法，包括课堂教学、实践操作、案例分析等，确保学生达到目标。在此步骤中，护理教育者需重点分析学生需求，了解学生起点水平、学习风格和学科理解能力至关重要，有助于确定教学策略的有效性和适用性。

（5）评估和反馈：通过定期评估和反馈，评价学生目标达成情况，及时调整教学策略，确保目标实现效果。教师应定期评估学生对教学目标的掌握情况，可采用小测验、考试、作业、实验报告、临床实践表现等方式。评估内容涵盖知识、技能和情感态度等方面，以全面了解学生学习情况。

(唐娇　余静雅)

第三节 护理教学方法

一、教学方法概述

教学方法是指教师与学生共同参与教学的一系列方式、途径和手段的总称,用以完成特定的教学任务。在教学中,教师需承担"教"的责任,同时也要重视学生的"学",因此教学方法的设计必须兼顾教学与学习的统一。选择教学方法应考虑教学目标、内容、对象和社会背景等因素,以实现最佳效果。现代教学方法不仅包括传统的课堂教学,还有多媒体教学、在线教育等,以适应时代需求。

护理教学方法的分类

可根据教学活动的过程、教师的指导程度以及学生在学习中的独立性等因素对教学方法进行分类。本节主要基于学生认知活动的不同形式进行分类,将护理教学中常用的教学方法归纳为以下几类:

(1)语言传递为主的教学方法。以口头语言活动和书面阅读为主要手段,通过讲授、讨论、谈话等方式实现教学目标。实时反馈和帮助学生及时发现和纠正错误,提高操作技能和安全意识。

(2)直接知觉为主的教学方法。以直接知觉为主的教学方法通过对实物或直观教具的演示以及组织教学性参观等方式来帮助学生学习知识,如演示法和参观法等,具有形象、真实和具体的特点。

(3)实际训练为主的教学方法。以实际训练为主的教学方法主要着重于培养学生的技能、行为习惯和实际运用知识的能力,强调学生通过实际活动来学习知识,包括实验法、练习法和实习作业法等。另外,临床实习也是一种重要的实际训练方式,学生在临床实践中跟随带教老师进行实际护理操作,提升实际操作能力和临床思维能力。

(4)陶冶为主的教学方法。以陶冶为主的教学方法是指教师根据教学要求,有计划地使学生处于一种类似真实活动情境中,利用其中的教育因素综合地对学生进行影响的教学方法,如角色扮演法、情境教学法和游戏法等。

二、门诊护理教学的常用方法

1.实践操作法

实践操作法(practical work method)通过模拟或实际操作,让学生掌握门诊护理的具体操作技能和实践经验。

(1)门诊护理教学中实践操作法的主要内容:包括模拟实验操作、真实环境操作和案例分析。教师设计模拟实验场景,如模拟护理操作室,进行技能练习;组织学生到门诊护理场所进行实际操作;结合实际案例进行分析,培养学生临床思维和操作技能。此外,开设门诊护理技能培训课程也很重要,包括讲解演示和学生观摩模仿。在实践过程中,教师要及时指导、反馈,激发学生兴趣和自信心。

(2)提升门诊护理教学中实践操作法教学效果的措施:首先,设立实践操作指导小组,由专业教师组成,负责对学生进行实践操作的指导和辅导,以保障教学质量。其次,加强模拟实验设施的建设,提升实验室设施和器材的配置水平,创设逼真的门诊护理操作环境,以此来提高学生的操作技能。最后,可以开展实践操作竞赛和评比活动,组织门诊护理技能竞赛和评比活动,以激发学生的学习积极性和竞争意识。

2.案例教学法

案例教学法(case study method)通过案例分析培养学生的临床思维和问题解决能力。此方法虽然能激发学生兴趣、增强团队合作,但也存在局限性,如案例选择不全面、学生参与不均衡等。案例教学法的主要内容包括:

(1)案例选择。教师根据教学要求和学生的实际水平,精心挑选与门诊护理相关的真实案例或模拟案例。这些案例可以包括门诊常见病例、护理实践中的挑战性问题、患者护理过程中的意外情况等。

(2)案例讲解。教师向学生介绍选定的案例,包括患者的病史、临床表现、诊断治疗过程等内容,引导学生了解案例的背景和重要信息。

(3)案例讨论。学生分成小组,针对案例中提出的问题展开讨论,探讨可能的诊断、护理策略和应对措施。通过小组讨论,学生可以共同分析问题,交流思想,从不同角度思考问题,并提出解决方案。小组讨论结束后,教师组织全班学生进行整体讨论,汇总各组的讨论结果,梳理案例中涉及的关键问题和解决方案,引导学生进行深入思考和总结。

(4)反思与评价。教师带领学生对案例讨论过程进行反思和评价,包括讨论的深度和广度、学生的表现和思考能力等方面,以及针对学生提出改进建议和意见。

3.情景教学法

情景教学法(scenario-based teaching method)通过模拟真实场景或情境,让学生在虚拟环境中进行学习和实践。在门诊护理教学中,通过设置具体生动的模拟情景,学生可以参与其中。它具有情境真实性、可控性、学生参与性和教师指导性的特点,尤其适用于门诊护理专业课的临床教学和训练。门诊护理教学中情景教学的基本过程包括情景设计、情景呈现、学生参与、问题探讨等。

4.以问题为导向的教学法

以问题为导向的教学方法(problem-based learning,PBL)通过临床问题激发学生的学习兴趣,引导他们自主学习。与传统以教师为中心的方法不同,PBL注重学生学习的主动性,旨在培养解决问题能力和评判性思维能力。此外,它还促进了团队合作、包容不同观点、时间管理和信息评价等技能的发展[3]。在实践中,学生以小组形式学习,每组成员8~15人。教师首先介绍总论和基本概念,然后提供PBL辅导材料供学生预习。学生根据案例提出问题,通过合作解决问题,并在课堂上分享结果。教师根据学习目标评价学生的学习过程和讨论。门诊护理教学中PBL的主要应用步骤包括问题提出、学生讨论、问题解决以及学生评价等。

(唐娇　余静雅)

第四节 护理教学的组织形式

护理教学组织形式是门诊护理教学的基础和关键,它直接影响着教学的效果和质量。随着医学科技的不断发展和护理理论的不断更新,传统门诊护理教学模式正面临革新需求,亟待构建与现代医学发展相匹配的多维教学组织形式。本节将介绍门诊护理教学中常用的各种教学组织形式及其分类,旨在为护理教学工作者提供参考和借鉴,促进门诊护理教学质量的不断提高。

一、护理教学组织形式概述

1. 教学组织形式概念

教学组织形式(organizational form of teaching),简称教学形式,是指为有效完成教学任务而对教学活动的各要素(如主体、内容、技术手段、方法、情景)进行组合和表现的特定结构方式,包括控制教学活动规模、安排教学时间和利用教学场所等方面的决策[4]。

2. 教学组织形式的发展

教学组织形式随着社会发展、教育理论进步和教学实践改革而不断演变。古代采用个别教学,如师徒传授,效率较低。随着工业化和科技进步,班级授课制逐渐兴起,最终普及。20世纪以来,出现更多关注学生个体差异和潜力的教学形式,如设计教学法和开放教学法。科技进步使得远程教学和翻转课堂成为可能。在门诊护理教学中,教学形式也在不断创新,主要体现在:

(1)传统教学模式的演变:初期门诊护理教学多采用传统的课堂讲授和书面教材学习的方式。随着医学科技的发展和门诊护理实践的丰富,传统教学模式逐渐暴露出无法满足学生实际需求的不足之处,需要引入更多实践性教学内容。

(2)实践教学的加强:现代门诊护理教学逐渐注重实践性教学,学生通过实地实习、模拟患者操作、临床技能培训等方式,深入了解门诊护理实践中的各项技能和流程。实践教学内容包括门诊环境的安全管理、患者病史采集与评估、常见疾病护理技能等,通过模拟和实际操作,培养学生在门诊护理中的应对能力。

(3)现代技术手段的应用:随着信息技术的快速发展,现代门诊护理教学开始借助多媒体教学、虚拟仿真实验等技术手段,提升教学效果。利用虚拟仿真系统,学生可以在模拟的门诊环境中进行护理操作。多媒体教学则通过图像、视频等形式展示门诊护理案例,生动形象地呈现实践场景,帮助学生理解和应用知识。

(4)跨学科教学与团队合作:现代门诊护理注重跨学科教学,将医学、心理学、护理学等相关学科知识融合进门诊护理教学中,培养学生全面的专业素养。门诊护理教学也强调团队合作,模拟真实门诊团队工作模式,培养学生与医生、其他护理人员以及患者有效沟通和协作的能力。

3.护理教学组织形式分类

(1)班级授课制(class-based teaching system):又称课堂教学,是一种教学组织形式,在这种形式中,学生按照大致相同的年龄和知识程度被编入固定人数的班级,教师根据教学计划中统一规定的课程内容和教学时数,按照学校的课程表进行教学。

(2)小组教学:小组教学是一种教学组织形式,将两人以上的学生编成小组,以小组为单位进行共同学习。这种教学形式能够有效弥补集体教学的一些不足,为教师与学生以及学生之间提供相互交流的机会,有利于引导学生思考和进行合作学习,是培养健全人格、促使个体社会化的有效途径。

(3)个别教学:个别教学是指教师针对个别学生进行传授和指导,以解决个别差异问题的教学组织形式。这种形式不仅仅是教师个别地教,学生个别地学,更重要的是根据每个学生的需求设计最适当的教学计划,并采用适合其特点的教学方法。现代教育技术的发展为实现个别化教学提供了可能。

二、教学基本环节

1.感知教学内容

学生理解教学内容的关键在于感知,这需要教师用多种方法来引导学生。

例如,采用直观的感性材料,如实验和演示,激发学生的观察力;提出问题和要求,如撰写实验报告,可以引导学生有目的地观察,培养他们的观察能力;生动的语言形象描述和基础知识复习都有助于学生对教学内容的理解和记忆。

2.理解教学内容

学生理解教学内容是一个复杂的思维过程,需要教师的科学指导。了解学生的思维规律,合理安排教学进程,能够提高教学质量。运用典型案例和比较、分析等方法,可以帮助学生发现问题和培养逻辑思维能力。此外,精确定义概念并纠正学生的错误认知也是必要的。

3.巩固教学知识

学生学习书本知识后,需要将其转化为自己的精神财富,这必须通过知识的巩固来实现。只有牢牢记住所学知识,才能顺利地掌握新知识,并灵活地运用已有的知识。知识的巩固是教学过程中至关重要的一环,如果缺乏这一环节,学生的学习就会如同竹篮打水一样徒劳无功。

4.运用教学知识

掌握知识的最终目的是应用知识,解决实际问题。学生通过运用知识可以形成技能、技巧,还可以检验所学知识,丰富直接经验,使知识内化到自己的知识结构中。同时,通过运用知识,还可以进一步巩固知识,提高分析问题、解决问题的能力。运用知识需要充分调动学生的主观能动性,进行反复练习和实际操作。

5.评价教学效果

在护理教学中,我们可以采用过程评价和结果评价等方法,对学生掌握护理知识与技能的情况进行检查。护理教师在教学过程中,通过过程评价,随时了解学生对知识的理解与技能掌握情况,并及时调整教学内容、方法和进度。另外,通过结果评价,在完成一定的教学内容之后进行专门检查,以了解学生知识掌握与能力发展情况。

三、课堂教学

课堂教学包括备课、上课、作业的布置与批改、课外辅导和学业成绩的测量与评定等环节。护理教育者应该认真做好各个环节工作,保证和提高课堂教学质量。

1. 备课

备课是教学的关键,是确保教学质量的重要手段。教师在备课前应深入研究课程标准和教材,了解学生情况,并设计详细的教学方案。备课主要包括3个方面的工作:深入研究课程标准和教材、了解学生情况、设计教学方案。

(1)深入研究课程标准和教材

1)深入研究课程标准:课程标准是教学内容的总体设计,教师应将其视为备课的基础。在备课过程中,必须明确教学目标、教材体系、基本内容以及对教学方法的要求。

2)深入研究教材:教材是教学的基本依据。备课时,教师应认真研读教科书,掌握每个知识点,明确教学内容的重点、难点和关键点。关键点指的是学科中承上启下的重要知识点。

3)广泛查阅教学参考资料:备课仅凭一本教科书是不够的。在研读教材的同时,教师应通过各种途径收集相关的参考资料,包括中外文书籍、报纸杂志、网络资源等。

(2)了解学生:教师需全面了解学生,包括其知识基础、学习态度与方法、理解能力、个性特点、兴趣爱好、思想品德以及健康状况等方面。护理学教师既可通过与班主任(辅导员)、其他任课教师或学生交流,也可通过课堂观察、作业批改、发放问卷调查等方式获取学生信息。

(3)设计教学方案:基于以上工作,护理教师应认真研究和设计一堂课的教学过程各个环节,制定详细的教学实施方案。教学方案的具体制定可包括学年或学期教学进度计划、单元计划、课时计划。

2. 上课

上课是整个护理教学工作的核心环节,是护理学教师与学生直接互动的主要方式。上课应按照教案进行,但也应根据课堂的实际情况,灵活掌握,不受教案束缚。

(1)课的类型和结构

1)课的类型：根据任务的不同，课程可分为不同类型，如一节课只完成一种教学任务称为单一课，如复习课、练习课、测试课、参观课等。若一节课完成两个或两个以上的教学任务，则称为综合课。

2)课的结构：即一节课的操作步骤，基本程序包括组织教学、检查复习、教授新内容、巩固学习内容、布置作业。组织教学是管理课堂，让学生明确任务和要求，集中注意力。检查复习是检查学生预习或复习情况，以确保已学内容的掌握情况。教授新内容和巩固学习内容则是在理解的基础上，通过复述、练习等方式使学生掌握教材和学习内容。布置作业是为了巩固和加强学习内容，预习即将学习的内容。

(2)上好课的基本要求

1)目标明确：教师与学生对课堂目标应有明确共识；教学目标应正确、全面，符合教材和学生实际，不仅包括知识掌握，还应包括情感、态度的培养。课堂活动应围绕教学目标展开。

2)重点突出：是指在一节课上，教师要将重要内容置于重点位置，不应将时间和精力平均分配给所有内容。有经验的教师会力求简明扼要，以便引导学生关注重点知识，并可采用典型案例帮助学生理解和掌握重点内容。

3)内容正确：教学内容应确保准确性、科学性和思想性。教师应持谦虚、认真、实事求是的态度回答学生提出的问题，不应随意回答没有把握的问题。

4)方法恰当：教师应根据教学目标、内容和学生特点选择最佳的教学方法。教学方法应科学、有效，符合教学规范。

3.作业布置与批改

作业包括课内作业和课外作业，旨在帮助学生巩固所学知识、熟练技能，并培养他们应用知识的能力。同时，作业也为教师提供了评估教学效果、调整和改进教学方法的反馈依据。在护理教学中，作业主要分为口头作业、书面作业和实践作业。作业的内容应符合课程标准和教材要求，教师应针对不同教学目标设计不同类型的作业。

4.课外辅导

课外辅导作为课堂教学的延伸和补充,在以下几个方面发挥着重要作用:答疑解惑,弥补学习中的遗漏和缺陷;针对学习成绩优异的学生提供个别指导;指导学习方法,培养良好的学习态度;为对学习有浓厚兴趣的学生提供课外研究的支持;开展课外辅助教学活动,如参观、观看教学影片和录像等。

5.学业成绩的测量与评定

学业成绩的测量和评定是根据一定的标准对学生的学习效果进行价值判断。学生的学业成绩是衡量教学成果的主要标志,也是学校和教师最常见的评价类型。

四、门诊护理教学

1.门诊护理教学概念

门诊护理教学作为临床护理教学的重要组成部分,在培养护理人员临床胜任力、衔接护理理论与实践等方面扮演着至关重要的角色。

门诊护理教学是指主要在医疗机构门诊进行,旨在通过实践性的学习,让护理学生在真实的临床环境中接触患者,学习护理技能,并了解门诊护理的流程和标准的教学活动。门诊护理教学强调学生在门诊设置下,进行护理评估、护理干预、患者教育以及协调多学科护理团队的综合能力培养[5]。

2.门诊护理教学的目标

门诊护理教学的目标主要涵盖3个领域,即认知、技能和态度。

(1)认知目标:认知目标包括两个方面,一是关于具体事实、信息及知识的目标;二是关于如何将理论知识运用于实践的目标。后者包括问题解决、评判性思维和临床决策等高层次认知技能。

(2)技能目标:护士不仅需要具备丰富、扎实的护理学专业理论知识,还应具备熟练的护理操作技能、护患沟通能力和组织管理能力。

(3)态度目标:学生在学习过程中已初步形成了对护理学专业、护士角色等的理解和价值取向。进入门诊护理实践阶段,学生有机会对此进行检验,并修正、巩固、发展更明确、坚定的信念和积极的专业价值观。临床教学应为学生提供专业的角色榜样,以促使学生形成正确的态度和价值观念。

3.门诊护理教学环境

(1)门诊护理教学环境的组成:门诊护理教学环境是指组成门诊护理教学的场所、人员和社会关系,是影响门诊护理教学的各种因素的总和,包括人文环境和自然环境。

1)人文环境:门诊护理教学的人文环境涵盖由门诊护理人员、门诊其他专业人员、护理对象、学生等组成的多元群体,以及该群体间形成的人际关系、护理类型等要素。门诊中各类人员的态度、言语等都对学生产生直接或者间接的影响,从而影响门诊护理教学效果。

2)自然环境:门诊护理教学的自然环境主要指对学生学习产生直接影响的各种自然因素,包括医院的地理位置、性质和规模、物理环境等。

(2)门诊护理教学环境的发展:门诊护理教学环境是培养护理专业学生和门诊护理人员专业技能与知识的关键场所。优质的门诊护理教学环境不仅能够提供实践操作的机会,还能够促进学生批判性思维、沟通协作能力和终身学习习惯的养成。门诊护理教学环境未来的发展方向如下:

1)互动式学习平台:开发和利用互动式学习平台,如在线讨论板、虚拟课堂、实时反馈系统等,以促进学生之间的交流和合作,同时提供即时的学习支持和反馈。

2)多功能教学空间:设计灵活多变的教学空间,可以根据不同的教学活动和学习需求进行调整,如可以设置小组讨论区、个人学习区、演讲和报告区等。

3)健康促进和健康教育区:设置专门的区域用于健康促进活动和健康教育,可以模拟社区健康中心的环境,让学生在实际情境中学习如何进行健康评估、健康教育和疾病预防。

4.门诊护理教学形式

门诊护理教学的形式主要包括门诊见习和门诊实习。

(1)门诊见习:门诊见习是门诊护理教学中一项重要的实践环节,旨在为学生或相关专业实习生提供在临床门诊环境中学习和实践的机会。在这一阶段,学生通过观察、参与和实施临床工作,巩固和应用其在课堂上学到的医学理论知识与技能。门诊见习旨在培养学生的临床思维、医学实践技能以及患者关怀能力,为其未来成为合格的门诊护理人员奠定坚实的基础。

(2)门诊实习:门诊实习通常是指学生在学习过程中到医疗机构的门诊部门进行实习,在门诊实习期间,学生会在临床老师的指导下,参与门诊医护团队的日常工作,并通过观察、参与临床实践和实际操作来拓展临床经验和技能。这种实践性的学习方式有助于学生将理论知识应用到实际门诊工作中,并培养他们成为合格的门诊护理从业人员。

5.门诊护理教学中伦理与法律问题

门诊护理教学在复杂社会情境中展开,涉及多方权利与责任,可能引发伦理和法律问题。应预防并妥善处理,确保教学安全和质量。

(1)门诊护理教学的伦理问题:伦理规则是护理专业的重要特征,门诊护理教学中涉及的伦理问题主要包括以下方面。首先是患者权益尊重,学生需要学习如何尊重和保护门诊患者的权益,包括他们的自主权、尊严权和隐私权等。其次是医疗抉择和决策,教学内容应该强调尊重患者的意愿和偏好,共同制定适当的治疗方案。再次是护理实践中的道德困境,学生需要学习如何识别和处理门诊护理实践中的道德困境。最后是文化敏感性和多样性,教学内容应该涵盖文化敏感性和多样性的伦理问题,例如如何尊重和理解不同文化背景和信仰体系下门诊患者的需求和偏好。

(2)门诊护理教学的法律问题:门诊护理教学涉及多方面的法律问题,其中首要的是医疗法律责任。学生在学习过程中需要全面了解门诊护理的法律责任,包括护理人员应当遵守的法律标准、法律义务以及相关的法律责任。其次,教学内容应涵盖患者权益的保护,教学应强调如何保护患者的隐私、知情权和自主权等方面。在此基础上,学生还需要了解医疗错误及其责任。这涉及医疗错误的法律定义、预防、处理和记录方法,以及相关的法律程序和责任。此外,教学内容还应重点介绍门诊患者知情同意的法律要求。这包括如何有效地获得和记录患者的知情同意,以及如何处理患者拒绝治疗或建议的情况。最后,学生还需要了解医疗记录和保密性方面的法律要求。他们必须确保了解医疗记录的法律要求和保密性规定,以保障门诊患者的健康信息得到妥善保护。

(李娟　唐娇　余静雅)

第五节 门诊护理教学课程思政

在门诊护理教学中,课程思政扮演着至关重要的角色。课程思政不仅关乎学生的专业素养和职业道德的培养,更涉及学生的人生观、价值观和社会责任感的塑造[6]。本节将从课程思政的定义、发展、特征等方面展开阐述,旨在引导读者深入理解门诊护理教学中的思政工作,并为后续内容的学习和探讨奠定基础。

一、课程思政的定义

1. 课程思政

课程思政是指通过挖掘非思政课程中的德育元素,并发挥课程的思政育人功能,从而与思政课形成协同一致的育人体系。也可将课程思政定义为:高校教师在传授课程知识的基础上,引导学生将所学的知识转化为内在的德性,融入自己的精神体系,转化成为自身素质或能力的一部分,从而形成认识世界和改造世界的基本能力和方法[7]。

2. 医学专业课程思政

医学专业课程思政,是指医学专业课的教师在传授和讨论专业知识的同时,通过言传身教的方式,充分挖掘医学专业知识中所蕴含的思想道德因素,引导学生实现人文精神的内化和道德情操的升华,从而培养具备高尚医德和精湛医术的医学人才的一种教育教学活动。换言之,医学专业课程思政就是充分挖掘医学专业课中的思政元素和内容,并在教学过程中自然地突出和体现这些思政元素和内容,使"思政"与"课程教学"融为一体,达到教学效果的无声润物,从而实现"立德树人"的教育目标。

二、课程思政的发展

近年来,随着社会的不断变革和教育理念的更新,课程思政在医学教育中的作用日益凸显,成为护理教学不可或缺的重要组成部分。下面将从几个方面详细探讨课程思政的发展。

1. 政策支持与指导

政策的出台和指导文件的发布为课程思政的发展提供了重要保障。从国家到地方,各级政府纷纷提出加强思政课程建设的重要性,将课程思政作为高校教育的基本任务之一,这为课程思政的发展奠定了坚实的政策基础[8]。

2. 教学模式创新

传统的思政教育主要以理论课程为主,但随着教学模式的创新和多元化发展,课程思政也逐渐向多种形式延伸。例如,将思政元素融入护理技能实训中,通过案例分析、角色扮演等方式引导学生思考、讨论,使学生在实践中感受思政的魅力。

3. 跨学科融合

课程思政不再局限于某一学科范畴,而是逐渐实现了跨学科融合。在门诊护理教学中,除了护理学科知识外,还融入了医学伦理、患者沟通技巧、心理健康等内容,使学生在学习专业知识的同时,更加注重人文关怀与社会责任感的培养。

4. 实践教育的强化

实践教育一直是护理教学的重要组成部分,而课程思政的发展也在一定程度上促进了实践教育的强化。通过实践环节,学生能够更直观地感受到思政理念的实际应用,并在实践中不断提升自己的思想道德水平和专业素养。

三、课程思政的特征

1. 全面性

全面性的课程思政不是增设独立课程,而是将思想政治教育渗透到所有学科中。全员育人需要所有教师积极参与,而课堂教学作为主要渠道,更应成为教师深度融入、发挥效能的核心阵地。隐性渗透式教育意味着教育贯穿于所有课程始终,但需要在实践中不断完善。全方位育人包括利用各种教育载体,如诚信教育、校园文化建设等。

2.潜隐性

潜隐性的课程思政通过无形的方式将德育与思政内容融入学科教学中,需要教师精心策划,注重潜移默化的教育效果。它强调显性与隐性教育的结合,拓展思想政治教育的实施场域,加强学生的情感共鸣,使思想政治教育内容内化于心、外化于行。

3.协同性

协同育人要求全员共同参与,特别是高校教育在学生思想发展和行为规范方面扮演关键角色。思政课程与课程思政需要协同教育,强调共同的社会主义办学方向,教师在教育方向和理念上协同育人,集中力量提升育人效果,共同进行思想政治教育[9]。

4.引领性

新时代高校的育人方式和内容需要创新,突破传统的知识传授模式。各地高校积极推进"课程思政",强调引领学生的价值观,加强理想信念教育。课程思政具有引领性,专业课程在塑造学生价值观方面发挥辅助作用,教师应以身作则,在课程教学中融入专业精神和社会主义核心价值观。

四、门诊护理教学中开展课程思政的重要作用

护理教育中课程思政的重要性不言而喻。在门诊护理教学中,开展课程思政具有以下重要作用。

1.价值导向作用

通过课程思政,可以引导学生树立正确的医疗伦理和职业道德观念,培养其为患者提供高质量护理服务的使命感和责任感。门诊护理人员应该秉持敬业、爱心、责任和尊重患者的价值观,以患者的利益为重,提升思想道德水平,

营造和谐、温暖的医疗环境。

2.目标协同作用

课程思政与门诊护理教学目标协同作用,促进护理学生全面发展。除了掌握门诊护理专业知识和技能外,护理学生还应具备良好的职业素养、团队合作精神、沟通能力和自我管理能力等方面的综合素养。课程思政能够在课程设置、教学方式和评价体系等方面与护理教育的目标相协同,实现德智体美全面培养。

3.动力支持作用

在门诊护理教学中开展课程思政,可以激发学生学习的兴趣和动力,增强其学习的自觉性和主动性。同时,课程思政还能够促进教师的专业发展和教学水平的提升,推动护理教育事业的不断发展和进步,为培养优秀的门诊护理人才奠定坚实的思想道德基础。

五、门诊护理教学中课程思政建设策略

门诊护理教学课程思政旨在引导学生确立正确的人生观、价值观,提升思想道德素质和专业修养,全面提升其综合素质和服务水平。科学的教学策略能确保课程思政工作有效开展。门诊护理教育课程思政建设策略主要包括以下内容。

1.强调医德医风教育

通过课程设置和教学活动,注重培养护理学生的医德医风,强调门诊护理人员应该具备的职业操守、责任感和服务意识。通过案例分析、讨论和角色扮演等方式,引导学生深刻理解医德医风的重要性,并将其融入实际门诊护理实践中。

2.培养专业道德情怀

教学内容应该注重培养学生的专业道德情怀,鼓励学生关注患者的利益,尊重生命、尊重患者的选择和偏好,强调门诊护理人员的使命和责任。通过案例分析、实践教学和导师指导等方式,引导学生将专业知识与道德情怀相结

合,成为品德高尚、责任心强的门诊护理专业人员。

3.注重以患者为中心的教育

门诊护理教学应该突出以患者为中心的理念,教育学生以患者为中心,关注患者的需求和就诊体验,提供个性化、全面的护理服务,培养学生的沟通能力、关怀技能和团队合作意识,提升其服务质量和患者满意度。

六、门诊护理教学中课程思政效果评价

随着医学教育的发展,门诊护理教学也在不断深化和完善,而课程思政作为门诊护理教育中的重要组成部分,其评价显得尤为重要。评价是对课程思政实施效果和质量的客观反映,有助于发现问题、改进措施、提升教学水平[10]。

1.门诊护理教学中课程思政效果评价的内涵

(1)思想观念的理解与转化:评价学生对思政理论内容的理解程度以及能否将其转化为实际工作中的思想观念和行为准则。这包括对医疗伦理、职业道德、社会责任等方面的理解和应用能力评价。

(2)价值观念的塑造与体现:评价学生价值观念的塑造情况,包括对患者、医疗团队、社会的价值认同和尊重程度。评价他们的言行举止中是否体现了医者仁心、博爱之情等正确的价值取向。

(3)职业道德与行为规范:评价学生在门诊护理工作中的职业道德修养和行为规范,包括对患者隐私的保护、医疗信息的保密、医疗安全的维护等方面的表现。

2.门诊护理教学中课程思政效果评价的重要环节

(1)学生自评与反思:学生应该被鼓励进行自我评价和反思,评估自身在思想政治素质、医德医风、患者关怀等方面的提升情况。通过书面或口头反思,学生可以深入思考自己在门诊护理实践中的行为和表现,以及所取得的进步和不足。

(2)教师评估与指导:教师在门诊护理教学中扮演着重要角色,他们应该定期对学生进行评估和指导,评价学生在专业素养、患者关怀、法律法规遵守等方面的表现,并给予针对性的指导和建议。

（3）医患沟通与患者反馈：医患沟通是门诊护理中至关重要的环节，学生应该积极与患者沟通，并倾听他们的意见和建议。通过患者的口头或书面反馈，学生可以了解患者对护理服务的满意度和改进建议，从而评价自己的护理水平和服务质量。

（4）案例讨论与小组讨论：案例讨论是评价学生思想政治素质和伦理道德水平的有效方法。通过举办案例讨论或小组讨论，学生可以共同探讨和分析各种伦理道德问题和医疗护理困境，从中学习和反思，提升自身的职业素养和道德修养。

（5）评价工具与指标体系：建立科学合理的评价工具和指标体系是评价课程思政效果的关键。应该根据课程目标和学生培养目标，设计针对门诊护理教学的全面有效的评价指标。

3.门诊护理教学中课程思政效果评价的主要内容

（1）学生综合素质评价：评估学生在门诊护理实践中的专业技能水平、沟通能力、人际关系处理能力、团队合作精神等方面的表现，以及对患者的关怀和尊重程度。

（2）学生思想政治教育效果评价：评估学生在门诊护理实践中对医疗伦理、法规规范、职业道德等方面的理解和遵守情况，以及对医患关系、团队协作等方面的思想政治素养和实践能力。

（3）护理实践教学效果评价：评估学生在门诊护理实践中的具体操作技能、临床护理能力、病情观察和记录、医嘱执行等方面的表现，以及对常见病症的识别和处理能力。

（4）教师教学效果评价：评估门诊护理教师在课程思政中的教学设计、教学方法、教学效果和思想政治教育工作开展情况，以及学生对教师思政工作的感受和反馈。

（5）课程体系建设评价：评估门诊护理课程体系中思政教育内容的设置和贯穿情况，以及与专业技能培养的整合度，确保思政教育与专业教育相互促进、相互融合。

（唐娇　余静雅　李娟）

第六节 护理教学评价

护理教学评价是护理教育中的重要环节,其核心在于通过系统、科学的方法,对护理教学活动的过程和结果进行全面的价值判断。教学评价旨在保证护理教学目标的最大化实现,进而提升教学质量,并为被评价者提供自我完善及科学决策依据。评价内容包括对教师的教学效果、教学手段和教学态度的评估,以及对学生的学习情况和反馈意见等方面的评估。通过护理教学评价,及时发现教学中的问题,促进教学的持续改进,提升护理人才的培养质量。

一、概念

1. 教学评价

教学评价是指按照一定的教学目标,运用科学可行的标准和方法,对教学及其结果进行测量和价值判断的过程。它是对教师的教和学生的学的价值作出判断的过程,目的在于研究教学现象,为其后的教学决策提供服务。教学评价一般包括对教学过程中教师、学生、教学内容、教学方法与手段、教学环境、教学管理诸因素的评价,但主要聚焦于学生学习效果的评价和教师教学工作过程的评价。

2. 护理教学评价

护理教学评价是指以护理教学培养目标和课程教学目标为依据,通过科学的方法收集信息,对护理教学过程和教学效果进行价值判断的过程。其目的在于确保各种护理教学目标的最大化实现,提高护理教学质量,并对培养对象进行资格证明。这一评价过程不仅关注教师的教学方法和效果,也重视学生的学习需求和困难,从而调整教学策略,促进双方的共同发展。通过护理教学评价,可以全面、系统地了解护理教学的整体状况,为优化教学内容、改进教学方法提供科学依据。

二、教学评价的分类

1.按评价目的和功能分类

（1）诊断性评价：也称为教学性评价或准备性评价，是指在教学活动开始之前，对学生的知识、技能以及情感等状况进行预测，并以此为依据进行教学设计。通过这种预测，教师可以了解学生的知识基础和准备状况，判断他们是否具备实现当前教学目标所要求的条件，进而为实现因材施教提供依据。诊断性评价的目的是设计出可以满足不同起点水平和不同学习风格的学生所需的教学方案，并将学生置于最有益的教学程序中。这种评价对于确保教学计划的有效实施，以及促进学生的个性化和全面发展具有重要意义[1]。

（2）形成性评价：也称过程性评价，是指在护理教学过程中，为及时了解学生的学习情况、发现教学中的问题而进行的评价。通过形成性评价，教师可以随时了解学生在学习上的进展情况，获得教学过程中的连续反馈，从而随时调整教学计划、改进教学方法。同时，学生也可以了解自己的学习进步情况，获得学习上的反馈，借以肯定或修正自己的学习方式。这种评价的目的在于激励学生学习，帮助学生有效调控自己的学习过程，获得成就感，增强自信心，培养合作精神。形成性评价是一种注重过程、旨在促进教师和学生共同发展的评价方式，有助于提升教师的教学质量和学生的学习效果。

（3）总结性评价：也称终结性评价，是指在教学活动结束后为判断其效果而进行的评价。它旨在评定学生的学习成绩，确定学生达到教学目标的程度，同时也是为了解教学活动的最终效果，为制定新的教学目标提供依据。总结性评价注重结果，具有较大的概括性，测验内容范围较广，常用于学期末或学年末各门学科的考核、考查，考查学生对知识、技能的掌握程度与运用所学知识解决实际问题的能力。这种评价可以帮助教师了解学生的学习情况，为教学改进提供依据，同时也可以激励学生继续努力学习。

2.按评价对象分类

（1）学生学习成效评价：学生学习成效评价是指评价主体运用各种测量方法和测量工具，持续收集、分析有关知识、技能等学生能力增值和情感、态度变化情况的信息，并以这些信息为依据与预设学习成果相对比，从而对教育教学的成效进行评判的过程。这种评价的主要目的在于发现学生的课程学习与老师的教学等环节中可能存在的问题,从而寻找解决方案,最终实现提高学生的学习成效、促进个体发展的目标。

(2)教师教学质量评价:教师教学质量评价是指对教师的教学工作进行系统、全面、客观的价值判断过程。这一评价过程主要关注教师在教学过程中的表现,包括教师的学术水平、教学方法、教学态度、教学效果等方面。通过收集和分析教师的教学行为、学生的学习成果以及教学环境等多方面的信息,教师教学质量评价旨在衡量教师的教学工作是否达到预期的教学目标,以及教师是否具备从事教育教学工作所必需的基本素质和能力。

(3)教学管理质量评价:教学管理质量评价是指对教学管理部门在组织、实施、监督教学活动过程中的工作效果和质量进行的评价。该评价过程涵盖了教学管理的各个方面,如教学计划的制定与执行、教学资源的分配与管理、教学质量的监控与提升等。此评价的目的是确保教学管理工作的高效运行,提升教学质量,促进教学目标的达成。

三、学生学习成效评价

学生学习成效评价是教育过程中至关重要的环节,旨在全面评估学生在知识掌握、技能提升以及情感态度等方面的表现。通过科学、客观的评价方法,可以及时了解学生的学习状况,发现存在的问题和不足,从而调整教学策略,优化学习环境。同时,学生学习成效评价也是激励学生不断进步的重要手段,它有助于提升学生的自信心和学习动力,促进其全面发展。

1.学习成效评价的方法

护理教学中,学生学习成效评价的方法有考核法、问卷法、观察法和访谈法等。

(1)考核法:考核法是以某形式提出问题,考生采用文字(笔试)或语言(口语)的形式进行解答,相关人员对此解答做出质量判断。由于考核法能按评价目的进行测量,应用普遍。其中的考试是高等学校评定学生学业成绩优劣的主要形式。按照形式,考试分为笔试、口试和操作考试等;按照考试时间分为期中考试及期末考试等,按照答卷要求分为闭卷考试和开卷考试。教师可根据教学内容和目标选择恰当的考试形式。

1)笔试:是最常用的考试形式,通常用于评估学生的知识和技能水平。其优点是题量大,知识覆盖面广,信度、效度较高。笔试还具有费时少、效率高、成绩可比性强等特点。但笔试也有其局限性,如不能评估学生的口头表达能力、交流沟通能力和动作技能等,考生有可能凭猜测或作弊得分。

2)口试:是指通过口头交流的方式评估学生的知识、技能和素质水平。通过口试,能够考查学生的交流沟通能力、对知识的掌握程度、应变能力及口头表达能力,此考试形式学生也不易作弊。但口语考试也有其局限性,如逐一对考生进行考核,费时且效率低,评分标准受主考教师个人主观因素的影响较大,难以保持一致。

(2)观察法:观察法是在自然的环境中观察被评价者的实际行为,以此来评估其技能、知识、态度或其他相关特质的方法。观察法可用于了解被评价者的行为、技能、态度、个性、兴趣、情感反应和人际关系等,采用行为描写、逸事记录等方式记录观察到的结果。在门诊护理教学中,学生的临床见习、实习考核和操作技能考核都可以采取观察法。观察法具有真实性、客观性的特点,但易受到主观因素影响,不能客观反映出被评估者的真实状况。

(3)问卷法:问卷法是通过书面形式提出问题,向被评价者收集相关信息的方法,在教学考核中是一种重要的评价方法。其特点是效率高、便于开展定量分析。根据回答的方式不同,问卷题目分为封闭式问题(结构式问题)和开放式问题(非结构式问题)。在教学的实际应用中,一份问卷常常将这两种方式结合起来,以封闭式的问题为主,开放式的问题为辅,让收集的信息更全面。

(4)访谈法:访谈法是指通过与评价对象进行面对面交谈获取相关信息的方法,访谈法能够深入了解学生学习态度、需求及观点等方面的信息。根据被访谈人数的多少,访谈分为集体访谈和个别访谈。访谈法的特点在于其直接性、互动性和深入性,能够获取丰富而真实的资料。然而,访谈法也存在局限性,如受访者主观性影响、信息真实性难以完全保证,以及耗时耗力等问题。

2.试题类型及编制

试题类型一般分为两类:主观题和客观题。

(1)试题类型

1)主观题:主观题也称自由应答型试题,学生答题时,可自由组织答案,教师根据标准判定答案的正误。常见的类型有简答题、论述题、病例分析题、判断题等。主要用于评价较高层次的认知目标达到情况,也能检验学生的思维条理性、文字表达能力和分析问题解决问题的能力。但此题型知识覆盖面窄,评分易受主观因素的影响[5]。

2)客观题:客观题也称固定应答型试题。此题型答案格式固定,评分标准便于掌握,常见的题型有选择题和填空题等。客观题主要用于评价认知目标中的领会、应用和分析等层次的内容。其特点是答案明确、评分准确和回答简便,知识面覆盖较广,但客观题具有编制要求较高、考生答题通过猜测有可能猜对、长期使用客观题有造成学生死记硬背的可能等弊端[5]。

(2)试题编制步骤

1)明确考核目的:考核目的与教学进程相关,不同知识点和不同教学过程的试题难度和考核重点有区别。课前的考核,其目的是考查学生的知识技能储备情况,难度低。课中的考核,其目的是考查学生在教师讲解后对某知识点的掌握程度。课后的测验,其目的是为师生的教与学提供反馈,考核重点是整个课程,难度较大。

2)制定试题计划(也称双向细目表):确定考核的目的后,将教学目标作为横轴,教学内容作为纵轴编制双向细目表,包括:①明确本课程的教学目标和教学内容;②确定试题类型;③衡量各章节教学内容、教学目标及各题型之间的重要性;④确定各类题型的配分及各类题型数量搭配。

3)命题:命题是指制定具体的试题。在命题中应注意:①按照双向细目表的要求进行;②题型一般不超过5种类型,避免命题单一;③注意每道试题的难度和区分度,难度分一般在20%左右,水平分在10%左右,试卷基本分在65%~70%;④制定2份难易程度相当的试卷以备用;⑤试卷文字准确,表达意思清晰,试题间无相互提示;⑥编制试题评分标准[1]。

4)审核与修改试题:试题编制完成后,在印刷前需认真审核。包括试题与双向细目表的吻合程度,文字表述和答案的准确性,试题的规范性等。

5)编排试卷:核查试卷的完整性,答题区域是否足够等,确保试题顺序正确。

试题顺序一般是选择题、是非判断题在前,填空题、简答题、论述题等在后,对各试题进行编号,试题的字体、字号及排版要统一。

3.考核结果分析与评价

对考核结果进行分析是提高考核质量的重要方式,由于分析与评价的内容广,本部分只简要介绍试卷的考试质量分析和试题质量分析。

(1)考试质量分析:考试质量分析是指通过对试卷的卷面进行分析,以了解此次教学的总体质量、学生对课程教学目标的掌握情况、教学或试卷编制中的问题等内容。可通过计算学生的平均成绩和标准差,绘制学生成绩分布图等形式,了解考试质量。

(2)试题质量分析:试题质量分析是指对试题的内容范围、难度等进行综合评估,常用评价指标是试题的难度和区别度。

1)难度:难度是指试题的难易程度,试题的难度指数常用P表示,难度指数的数值越高,表示试题的难度越小。难度指数的计算方式有两种,题型不同,其计算方式也不同。①客观题难度指数P=该题答对的人数/考生总人数;②主观题难度指数P=全体考生该题得分的平均值/该题的满分值。试题的难度是评价试题制定质量的指标之一,试题的难度指数P值在0.3~0.7之间表示难度适宜,试卷全部试题难度指数平均值最好在0.5左右,这既能反映学生得分的个体差异最大,也能反映试题难易程度适中[1]。

2)区别度:区别度是指试题对学生的学业成绩的鉴别程度。区别度高表示该题对学业成绩好和差的学生都有较好的区别度和鉴别度。区别度的计算方式由于题型不同而有差异。①客观题区别度=高分组该题答对的人数比率-低分组该题答对的人数比率;②主观题区别度用考生在某题上的得分与其考试总分间的积差相关来表示。区别度的范围一般在-1~1之间,若某题的区别度为正值,其数值越大,该题的区别度越好[1]。

四、门诊护士临床能力评价

临床能力评价是对门诊护士或实习学生评价的重要内容,门诊护士临床能力评价主要涉及专业知识、技能、沟通协调以及临床思维能力等方面,目前临床评价方法有多种,如观察法、模拟法等。

1.门诊临床评价概述

(1)临床评价的概念:临床评价是对学习者的临床实践能力进行判断的过

程。临床实践包括对病人、家庭和社区的照顾,以及护理人员或护生在工作中各种能力的表现。通常情况下,临床评价通过观察护士或护生在工作中的表现,对他们的能力进行判断,具有一定的主观性,因此评价者要注意避免出现判断偏差或主观臆断。

(2)临床护理能力的内容:临床护理能力包括临床技能和态度,临床技能是指基础能力和专科能力两方面,基础能力是指评判性思维能力、信息智慧化利用能力、沟通协调能力、分析和解决问题能力、自主学习能力等方面。专科能力是指护理人员或护生在特定专科门诊科室中,运用专业知识和技能为患者提供针对性、高质量服务的能力。由于不同岗位对护士或护生的专科技能有不同的要求,专科能力需以岗位适配性为评价标准。

(3)临床评价中的反馈:评价者对护士或护生的表现要进行持续反馈,便于被评价者改进,以保证临床评价效果。反馈时应注意:反馈要具体、明确、及时、全面,反馈应具有诊断性,让被评价者明白问题所在。

2.门诊常用临床能力评价方法

(1)观察法:观察法是在临床工作中,通过观察护士或护生的护理行为表现并作出评价的方法,是评价门诊护士或护生临床表现的最主要方法。观察法的信效度由于受到评价者自身价值观、知识、态度等因素的影响会出现一些偏差,因此评价者要注意避免出现错误判断,一次判断不能代表被评价者的综合表现。评价者在进行观察时,可采用轶事记录、检查表、评分表等形式对观察到的内容进行记录。

(2)模拟考核法:模拟考核法是采用模拟患者和模拟临床情景的方式对护士或护生进行考核的方法。模拟患者可以是学生或护生自己扮演或标准化病人,也可以用人体模型或高仿真模拟人。评价者应提前根据考核目的编制符合临床实际的临床情景或案例,并对考核项目、要求及评分进行统一规定,以保证考核的客观性。为保证考核效果,要对模拟患者提前进行专门培训和测试,考核时,标准化病人也可以作为评价者参与对护士或护生的临床能力考核。目前常采用客观结构化临床考试(objective structural clinical examination, OSCE),OSCE由多个模拟临床情景的考站组成,受试者在规定的时间内按顺序到各个考站完成相应考核,考核内容包括操作技能、沟通协作能力、分析问题和解决问题能力、人文素质等。

（3）综合评定法：根据对护士或护生临床护理能力的总体要求，制定评价指标，由多位临床护理专家形成评价小组，按照评价指标对护士或护生的临床护理能力进行综合评定，判断护士或护生是否达到了培养目标。综合评定法对被评价者的评价较全面，但比较费时，其使用受到一定限制。

五、教师教学质量评价

教师评价是对教师的工作表现进行判断的过程。教师评价的目的在于提供反馈，以便教师能够识别教学中的优缺点，促进教师不断提高教学能力，从而提升教学质量和学生的学习体验。教学质量评价包括课堂教学质量评价和临床实践教学质量评价两部分。

1.评价原则

教师教学质量评价原则包括：(1)客观公正。应遵循事实和数据，避免主观偏见或情感影响，确保评价结果的公正性；(2)全面性。评价内容应涵盖教学目标、教学方法、教学态度、教学效果、教学内容等；(3)透明性。评价标准和流程应该对所有教师和相关人员公开，确保评价过程的透明性和可信度；(4)多元性。鼓励多元化的评价方式，包括定性和定量评价的结合，以及不同角度的评价，如学生、同行、专家评价等；(5)实用性。评价结果应用于实际教学改进中，为课程设计、教学方法选择、教学资源配置等提供依据。

通过积极、有效的教师教学质量评价，进一步提升护理教育的整体水平，培养高质量的护理专业人才。

2.评价内容

教师教学质量的评价内容包括：教学目标、教学态度、教学内容、教学方法及教学效果等。

（1）教学目标：评价教学目标是否恰当，是否具体明确，此次教学是否达到教学目标，学生对教学目标是否明确等。

（2）教学态度：教学态度是做好护理教学工作、完成相应教学任务的前提，教师教学态度评价一般包括教师对教学事业的热爱程度、承担教学任务的积极性、备课的认真与否、教学改革的采用情况等。

（3）教学内容：教学内容是保证教学任务完成的关键，评价内容主要包括课程目标要求的基础知识、基本知识与技能等的讲授是否完成，教学重难点是否突出，知识点的讲授是否正确等。

（4）教学方法：教学方法是较好完成教学任务的重要手段，评价内容包括教师是否积极启发或引导学生学习和思考，师生互动情况，教具合理运用情况，各种教学方法的结合使用情况等。

（5）教学效果：教学效果评价是依据教学目的及任务，对教师的教和学生的学两方面的效果进行的评价。教学效果评价主要包括教师授课是否达到预定目标及达到程度；绝大部分学生是否理解和掌握教学内容；授课是否利于培养学生能力等。

3.教学评价途径

教师教学质量评价有多种途径，主要有专家评价、同行评价、学生评价、自我评价等。门诊护理教学评价一般多采用两种以上途径进行，保障评价的结果更加客观、可靠。

（1）专家评价：专家评价是指邀请具有丰富经验和专业知识的教育专家对教师教学质量进行评估和指导的过程与方法。这种评价通常更加专业和深入，能够从宏观和微观的角度分析教学活动的有效性、教学方法的创新性以及课程内容的适宜性。专家评价的影响较大，具有一定的权威性，常通过听课、检查教案、召开座谈会等形式对教师教学质量作出评价。

（2）同行评价：同行评价是指由学校或医院内的其他教师对某教师的教学过程、方法、内容及效果进行的评估和反馈。这种评价方式通常基于专业标准和教学经验，旨在提供实质性的建议以促进教师的专业发展和提高教学质量。同行评价可以采取多种形式，包括教学观摩、教案评审、教学讨论和反馈会议等。在此过程中，教师们互相学习，分享最佳实践和教学方法。

（3）学生评价：学生评价是指学生根据自己的学习体验和感受，对教师的教学质量进行评价。学生评价是门诊护理教师教学质量和教学效果评价的主要依据之一。通过学生评价，可以了解教师受欢迎程度、师生关系、教师教学技巧是否符合学生要求，但由于学生对教师教学目标、内容和方法的整体理解不够,其评价可能存在一定误差,需与其他评价方式结合应用。

(4)自我评价:自我评价是指教师对自己的教学过程进行评价,也是护理教学评价的重要途径。教师根据评价指标体系,对自己的教学工作进行自我认识、自我反思和自我促进。自我评价有助于提升教师的教学能力和教学质量,促进专业成长,同时也有助于营造积极的学习氛围。

以上4种评价方式由于评价者不同,对教学质量评价的侧重点也有所不同。在门诊护理教学中,可以采用2~3种评价相结合的方式,对护理老师在课堂教学或实习教学中的教学质量进行综合评价。

(李娟)

参考文献

[1]李秀华,孙红.专科护理导论[M].北京:人民卫生出版社,2018.

[2]苗蓓蓓,张蔚,刘振波.现代护理教学与临床实践[M].广州:世界图书出版广东有限公司,2019.

[3]张军.现代护理教育[M].武汉:武汉大学出版社,2022.

[4]梁红敏,彭云珠.临床教学组织与管理[M].昆明:云南科技出版社,2016.

[5]段志光,孙宏玉,刘霖,等.护理教育学[M].5版.北京:人民卫生出版社,2022.

[6]张博.新时代高校"课程思政"建设研究[D].长春:吉林大学,2022.

[7]中共中央办公厅,国务院办公厅.关于深化新时代学校思想政治理论课改革创新的若干意见[EB/OL].(2019-08-14)[2024-03-14].https://www.gov.cn/zhengce/2019-08/14/content_5421252.htm.

[8]中共中央办公厅,国务院办公厅.关于全面深化新时代教师队伍建设改革的意见[EB/OL].(2018-02-01)[2024-03-14].https://www.mohrss.gov.cn/SYrl-zyhshbzb/dongtaixinwen/shizhengyaowen/201802/t20180201_287787.html.

[9]杨金铎.中国高等院校"课程思政"建设研究[D].长春:吉林大学,2021.

[10]梁耀元.基于三维目标的"课程思政"护理教学评价指标体系的构建[D].南宁:广西中医药大学,2022.

门诊护理专科护士培训指南

第十四章

门诊护理研究

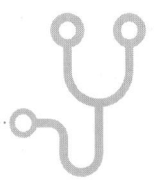

第一节 文献检索

文献检索是在学习和工作中,获取文献和所需信息的过程,它对于门诊护理专科护士至关重要。通过掌握文献检索技巧,护士能够快速、准确地获取所需的文献资料,从而更好地指导临床实践,提高工作效率。因此,门诊护理专科护士应注重培养和提高自身的文献检索能力,以更好地为患者提供优质的护理服务。

一、概述

1. 文献的概念

我国 1983 年颁布的国家标准《文献著录总则》中,文献的定义是"记录有知识的一切载体"。其中知识或信息是文献的实质内容,而载体则是其外部形态。记录则是将知识和信息进行形式化表达的方式,包括文字、图形、符号、声频、视频等。常见的记录载体包括纸张、胶片、磁带、磁盘等。医学文献则是记录人类医学知识的文献,是医学科研和临床实践的重要参考和交流工具[1]。

2. 文献类型

(1) 按照文献载体类型分类:包括纸质文献、电子文献和缩微文献等。

(2) 按照出版形式分类:包括图书、期刊、会议文献、学位论文、报告、专利文献、政府出版物等。

3. 文献级别

(1) 一次文献:也被称为原始文献,主要是指作者或研究人员直接创作的文献,如学术论文、研究报告、专利申请书等。这些文献通常包含最新的研究成果、理论探讨和实验报告,是学术研究领域中最基本和最重要的文献类型。

(2) 二次文献:是在一次文献的基础上,对其进行加工整理后得到的文献,如索引、数据库、书目、文摘、综述等。这些文献通常对一次文献的内容进行概括和整理,让读者更方便地了解和获取相关领域的知识。

(3)三次文献:是基于一次文献和二次文献进行综合分析、评述而形成的文献,如评论、评述、年鉴等。这些文献通常对某一领域的知识进行全面和深入的探讨,以便读者更全面地了解该领域的发展趋势和研究现状。

(4)零次文献:是指未经正式出版或发表的文献,如内部报告、手稿、会议交流资料等。这些文献通常由研究人员或学者自行整理和保存,具有极高的学术价值和保密性。

4.文献检索和检索工具的概念

文献检索是将文献按照其外部特征(如标题、作者、文种、来源、卷期等)或内容特征进行系统整理和编排,并存储在特定载体上,以便通过一定的方法从检索系统中查找到与检索者需求相关的特定文献的过程。检索系统涵盖了手工检索工具、计算机检索数据库以及网络化信息检索的硬件设备和软件系统。检索工具是指用于信息查询和获取的方法和手段,按照一定的学科和主题收集、整理相关文献,并为文献提供检索标识,具备检索、存储和报道信息的功能。

5.文献检索方法

(1)直接法:是最常用的检索方法之一。它包括顺查法、倒查法和抽查法。1)顺查法:是指从某个特定主题或领域的早期文献开始,逐年向后追踪,直到找到所需的文献。这种方法特别适用于需要了解某个主题或领域的演变和发展历程的研究;2)倒查法:与顺查法相反,是从最新的文献开始,逐年向前追溯,直到找到所需的文献。这种方法特别适用于需要了解某个主题或领域最新进展的研究;3)抽查法:是根据某种特定的抽样方法,选择某些年份或期刊进行检索,以获取所需的文献。这种方法特别适用于需要快速了解某个主题或领域的研究现状和发展趋势的情况。

(2)追溯法:是一种利用参考文献链接来获取更多文献的方法。它通常从一篇已发表的文章入手,查找其参考文献,然后从这些参考文献中追查被引用的原始文献,再从这些原始文献的参考文献扩大检索范围以获取更多文献,如此循环下去,直到找到所需的文献。这种方法可以帮助研究者深入挖掘某个主题或领域的知识,但需要花费研究者较多的时间和精力。

(3)循环法:是一种结合直接法和追溯法的方法。它通常从某个特定主题或领域的早期文献开始,使用直接法进行检索,然后利用追溯法对获取的文献进行深入挖掘和分析。这种方法可以帮助研究者全面了解某个主题或领域的研究现状和发展趋势,但也需要花费研究者较多的时间和精力。

6.文献检索途径

(1)分类途径:是一种按照文献资料所属学科(专业)类别进行检索的途径。它依据检索工具中的分类索引,如图书馆的分类目录、专业网站的主题分类等进行文献检索。

(2)主题途径:是通过文献资料的内容主题进行检索的途径,依据是各种主题索引或关键词索引。检索者只要根据项目确定检索词,便可以实施检索。

(3)著者途径:是根据已知文献著者来查找文献的途径,依据的是著者索引,包括个人著者索引和机关团体索引。

(4)题名途径:是通过文献的题名来查找文献的途径,包括文献的篇名、书名、刊号、标准号、数据库名等。

(5)其他途径:还有一些其他途径可以帮助研究者进行文献检索,如利用检索工具的各种专用索引来检索的途径,常见的有各种号码索引、专用符号代码索引和专用名词术语索引等。此外,还可以通过学术数据库、学术搜索引擎、学术期刊、会议论文集、专家咨询等途径进行文献检索。

7.文献检索步骤

由于每位研究者的文献需求和目的不同,其选择的检索方法和途径也会有所区别。一个合理的检索策略通常包括以下步骤:

(1)明确检索主题和目标:研究者要认真细致地分析课题,明确研究主题和目的,以便确定检索文献的范围、类型、回溯年限等。

(2)选择合适的数据库和检索工具:研究者需要根据研究领域和需求选择涵盖相关文献的数据库和检索工具,并了解这些工具的特点和使用方法,以便更高效地进行检索。在选择数据库和检索工具时,研究者需要考虑数据库和检索工具的收录范围、使用方法、更新频率、权威性和可靠性等。

(3)制定相应的检索策略:包括确定关键词及其组合方式,以及使用逻辑运算符来构建有效的检索式。通过合理的检索策略,研究者可以更快速地定位到所需文献,同时减少无关信息的干扰。此外,根据实际情况调整检索策略,还可以帮助研究者扩大或缩小检索范围,以满足不断变化的研究需求。

(4)在选择的数据库和检索工具中进行检索:在进行检索时,检索策略的敏感性和特异性可以根据需要进行调整。在试验性检索阶段,研究者需要尝试不同的关键词组合和检索方式,以了解检索结果的相关性和准确性。这个阶段可以帮助研究者发现检索工具的局限性,并确定需要进一步调整的检索策略。在正式检索阶段,研究者需要根据研究需求和目的来选择最合适的关键词和检索方式。同时,还需要根据检索结果的数量和质量,对检索策略进行调整和优化。如果发现检索结果不够准确或不够全面,需要及时调整检索策略。

(5)获取原始文献:研究者可以通过阅读文摘、关键词等文献基本信息,或者阅读其他学者对该文献的评价、引用等信息,来初步判断该文献与自己课题的相关程度。如果相关程度较高,那就可以通过各种方法来获取全文。

二、中文医学文献检索数据库

1.中国生物医学文献服务系统(SinoMed)

SinoMed是由中国医学科学院医学信息研究所/图书馆开发的综合性生物医学文献服务系统。自2008年首次上线以来,该系统整合了中国生物医学文献数据库(CBM)、中国生物医学引文数据库(CBMCI)、西文生物医学文献数据库(WBM)、北京协和医学院博硕学位论文库(PUMCD)以及中国医学科普文献数据库(CPM)等多种资源,为用户提供文献检索、引文检索、开放获取、原文传递及个性化服务等全方位的生物医学中外文整合文献服务。SinoMed内容涵盖临床医学、预防医学、基础医学、护理学、药学、中医学、中药学等方面。

SinoMed致力于深度揭示数据并进行规范化处理。系统根据美国国立医学图书馆的《医学主题词表(MeSH)》、中国中医科学院中医药信息研究所的《中国中医药学主题词表》以及《中国图书馆分类法·医学专业分类表》对收录文献进行主题和分类标引,以更深入、全面地揭示文献内容。同时,CBM还对作者、作者机构、发表期刊、所涉基金等进行规范化处理,标识第一作者和通讯作者,持续提升相关检索的准确性和全面性。

SinoMed不断优化文献检索功能,提供跨库检索、快速检索、高级检索、智能检索、主题词表辅助检索、主题与副主题扩展检索、分类表辅助检索、多维限定检索、多维筛选过滤、多知识点链接等选项,使检索过程更为快捷高效。此外,SinoMed还丰富了引文检索功能,拓展了被引文献主题、作者、出处、机构、基金等维度。

2. 中国知网（China National Knowledge Infrastructure, CNKI）

CNKI是中国最大的知识资源平台之一,由清华大学和同方股份有限公司共同发起,自1999年开始建设。它包括90%以上的中国知识资源,如：学术期刊、学位论文、会议、报纸、年鉴、专利、标准、成果、图书、学术辑刊、特色期刊、古籍、视频等资源类型。其中,包括来自80余个国家和地区、900多家出版社的8万余种期刊(覆盖JCR期刊的96%, Scopus的90%以上)、百万册图书等。中国知网的数据库包括《中国学术期刊网络出版总库》《中国学术期刊全文数据库》《中国博士学位论文全文数据库》《中国优秀硕士学位论文全文数据库》《中国重要会议论文全文数据库》《中国引文数据库》《中国专利全文数据库》等。内容包括自然科学、人文社会科学、医学等领域。中国知网提供一框式检索、高级检索、专业检索、作者发文检索、句子检索等检索方式。

3. 万方医学网（Wanfang Medical Network）

万方医学网是万方数据股份有限公司秉承开放联合、专业精深的理念,联合国内医学权威机构、医学期刊编辑部、权威医学专家推出的,面向广大医院、医学院校、科研机构、药械企业及医疗卫生从业人员的医学信息整合服务、医学知识链接全开放平台。为用户提供期刊、学位论文、会议论文、科技成果等信息检索功能,并提供在线支持服务,旨在关注医学发展、关注全民健康、推动国内医学信息资源的共建、共享和沟通。该网与中华医学会、中国医师协会等权威机构达成独家合作,收录其主管主办的多种期刊。万方医学网提供一框式检索、高级检索等检索方式。

4. 维普中文科技期刊数据库（China Science and Technology Journal Database, CSTJ）

维普中文科技期刊数据库是我国最大的数字期刊数据库,由科技部西南信息中心、重庆维普咨询有限公司于1989年创建,是我国第一个文献信息光盘数据库。维普中文科技期刊数据库学科范围涵盖社会科学、自然科学各个领域,收录的期刊种类多、论文数量大,且收录的高质量期刊也比较全面,提供多种检索方式,包括基本检索、高级检索、专业检索等,可以满足用户不同的检索需求。目前该数据库已成为我国图书情报机构、教育机构、科研院所等系统必不可少的基本工具和获取资料的重要来源。

三、英文医学文献检索数据库

1.PubMed

PubMed是生物医学领域最重要也最权威的数据库之一,由美国国立医学图书馆(National Library of Medicine,NLM)下属的国家生物技术信息中心(National Center for Biotechnology Information,NCBI)研制开发,并通过互联网免费向公众开放。PubMed最早源于1879年创办的医学检索工具Index Medicus(IM)。20世纪60年代,为实现IM的自动化编辑,NLM创建了MEDLARS系统(medical literature analysis and retrieval system),其后又进一步实现了联机检索,称为MEDLINE(MEDLARS Online)。1983年,MEDLINE开始发行光盘版,并迅速成为医学文献检索领域最常用的数据库之一。1996年,NCBI推出了基于Web、以MEDLINE数据库为核心内容的PubMed检索系统,并向全球开放。PubMed具有快速报道文献、每日更新数据、强大的检索功能以及方便快捷的使用特点,并提供丰富的外部链接和多种个性化服务[2]。

2.Embase

Embase是生物医学、药理学和药学研究领域最重要的文摘数据库之一,其历史可以追溯到1947年由荷兰Elsevier(爱思唯尔)公司出版的印刷型检索工具Excerpta Medica(简称EM,《医学文摘》),20世纪70年代该工具发展为EM文摘数据库。Embase整合了EM文摘数据库与MEDLINE数据库的全部内容,并去除了重复记录,为用户提供更加全面和高效的检索体验。

3.Cochrane图书馆

Cochrane图书馆是国际Cochrane Collaboration的主要产品,由英国Wiley公

司出版发行。Cochrane图书馆汇集了全球不同类型的最佳医学研究的综合性成果，被公认为循证医疗健康领域的"黄金标准"，是一个提供高质量证据的数据库，是临床研究证据的主要来源。Cochrane图书馆的用户群体广泛，涵盖了消费者、医生、政策制定者、研究者和学生等。Cochrane图书馆检索功能包括简单检索和高级检索，以满足不同用户的需求。其主要内容包括以下几方面：Cochrane系统评价数据库（cochrane database of systematic review，CDSR）、Cochrane临床对照试验注册数据库（cochrane controlled trials register，CCTR）、疗效评价文摘数据库（database of abstracts of reviews of effects，DARE）、Cochrane方法学数据库（cochrane methodology database）。

4.CINAHL

CINAHL（cumulative index to nursing and allied health literature）是EBSCO Information Services公司开发的，也是护理和相关健康科学领域最常用的数据库之一。它涵盖了护理学、生物医学、药学、健康管理等多个学科领域的文献，收录的期刊和会议论文等资源质量较高，对于相关领域的研究和从业人员具有重要的参考价值。与其他数据库相比，CINAHL在护理和相关健康科学领域具有独特的优势，如收录的期刊范围广泛、文献质量高、更新及时等。此外，CINAHL还提供了多种检索方式和工具，帮助用户快速准确地查找所需文献。

（李娟　杨欣）

第二节 门诊科研设计基本方法

随着医疗技术的迅速进步和医疗需求的持续增长,当今社会对门诊专科护士的角色要求发生了深刻转变,门诊专科护士不再仅仅是单纯的技术执行者,而应成为具备批判性思维和科学研究能力的实践者。为了满足这种新的角色需求,门诊专科护士必须掌握科研设计的基本方法。这不仅可以帮助门诊专科护士增强自身的科研素养和实践能力,还可以帮助其更深入地了解门诊护理实践中存在的问题,从而推动门诊护理的创新与发展。

一、概述

1. 研究设计的概念

研究设计是科研工作中重要的一个步骤,在课题开展前,研究者需要根据研究目的选择恰当的设计方案,以明确研究过程的步骤及方向。这样的预先规划是为了确保最终能得出理想且可信的研究结果。研究设计将抽象的研究目标具体化,转化为切实可行的研究方案,从而帮助研究者系统地收集、整理和分析数据,直至达到预定的研究目标[3]。

2. 研究设计的相关要素

(1)处理因素:处理因素在研究中起着关键作用,它是研究者为了研究目的而施加或观察的,能对研究对象产生直接或间接影响的要素,也被称为实验因素[4]。假设研究者想要研究音乐疗法对术后患者疼痛缓解的效果,那么音乐就是处理因素。在这个实验中,研究者将术后患者分为两组,一组接受音乐疗法,另一组则不接受。通过比较这两组患者的疼痛程度,研究者可以评估音乐疗法对疼痛缓解的效果。因此,在这个例子中,"接受或不接受音乐疗法"就是该实验的"处理因素"。

(2)样本:在研究工作中,研究对象被称作样本,是代表总体的一部分。通过对样本的研究结果的分析,研究者可以推断出总体的特征。因为研究数据来源于样本,所以样本的选择应该服务于研究目的,严格按照研究设计所规定的条件进行取样。在选择样本时,研究者应该注意以下几点:首先,要严格规定总体的条件;其次,要按照随机原则选择具有代表性的样本;最后,每个研究项目都应该有足够的样本量,过少的样本量会导致结果不具有代表性,而过大的样本量则难以对实验条件进行严格控制,容易产生较大误差。

(3)对照组:设立对照组是进行比较研究的基础,通过比较实验组和对照组的结果,可以有效地验证干预措施的效果,并得出更具可信度的结论。虽然并不是每个科研课题都必须设立对照组,但对于大多数研究而言设立对照组仍然是必要的。由于样本之间存在个体差异,比如性别、年龄、病情程度、心理和社会状况等因素都可能对研究结果产生影响,因此采用同期对照方法可以有效地消除或减少这些因素的影响。对照组的设立旨在排除与研究无关的干扰因素,突出实验的主要因素效应,从而提高研究的准确度和可信度。在实验设计中,对照组和实验组应尽可能在均衡的条件下进行观察,以减小误差并提高研究的精确度。常用的对照方法主要包括组间对照、配对对照、自身前后对照、交叉对照等形式。

(4)随机抽样与分组:采用随机抽样和分组的方法,确保研究对象有相等的机会被分配到实验组和对照组,以消除研究者主观干扰。为保证样本的代表性和研究的准确性,需要使用客观的随机方法进行分组,比如分层随机法或随机数字表法等。这样可以确保所有潜在的干扰因素在两个组之间得到均衡分配,从而提高研究的可靠性和精确度。同时,为确保随机分组的有效性,需要在研究设计中明确分组的方法和过程,并在实际操作中严格按照规定开展。

(5)观察指标:观察指标在整个研究过程中起着非常重要的作用,是研究者选择和确定需要观察或测量的特定数据点。通过这些指标,研究者能够收集到一系列相关的资料,从而推导出研究的结果或结论。例如,研究者正在研究一种新的降糖药物,那么血糖水平就是一个核心的观察指标,因为它能直接反映出药物的降糖效果。

(6)变量:变量是研究中的各种因素,变量都是可以被观测或测量的,例如患者的疼痛程度。在研究中,常常有多个变量,包括自变量、因变量和干扰变量。1)自变量:是研究中的"原因",是影响研究目的的主要因素;2)因变量:是研究者观察或记录的结果,随自变量的变化而发生变化;3)干扰变量:也称控制变量,是指研究中影响研究变化和结果的干扰因素。以"不同护理模式对患者术后恢复的影响"为例,自变量是不同的护理模式,这是影响患者术后恢复的主要因素;因变量则是患者的术后恢复情况,会随着护理模式的不同而发生变化;干扰变量可能包括患者的年龄、性别、学历、手术类型等,这些因素可能会对研究结果产生影响,因此需要在研究设计中加以控制。

3.常见护理研究设计的类型

(1)按照研究设计方法的不同分类

1)实验性研究

实验性研究是一种干预性研究,旨在准确地揭示自变量和因变量之间的因果关系,体现了研究的科学性和客观性。在设计实验性研究时,必须包括3个关键要素:干预、对照和随机。首先,干预是指研究者有意对研究对象施加特定的措施。其次,对照是通过设立对照组来消除或控制混杂变量的影响。最后,随机涉及随机抽样和随机分组,以确保实验组和对照组在均衡条件下进行比较,从而使样本更具代表性。

2)类实验性研究

类实验研究,又被称为准实验研究,是一种与实验性研究相似但存在一定差异的研究方法。其核心在于对研究对象施加干预措施,以检验特定因素对研究对象的影响。然而,类实验研究在设计和实施过程中存在一些限制。相对于严格的科学实验应当随机分组和设立均衡可比的对照组,类实验研究在实际条件所限的情况下不能随机分组或不能设立平行的对照组,不能完全符合上述条件。因此,这种研究被称为类实验或准实验。

类实验研究的特点包括以下几个方面。①无法随机分组:由于实际情况的限制,研究对象通常不能被随意分配到控制组或实验组;②研究对象范围较大:类实验研究通常涉及数量较大、范围较广的研究对象;③缺乏平行对照:与严格的实验研究不同的是类实验研究通常没有平行的对照组。在某些情况下,可能会使用自身对照或组内对照来减少干扰因素。

类实验研究提供了一种在现实条件下获取有关特定影响因素的有效方式,但其结论可能受到无法随机分组和缺乏完全对照组等因素的影响。因此,在解释和应用类实验研究的结果时,需要谨慎考虑这些限制。

3)非实验性研究

非实验性研究则不对研究对象施加任何干预措施。这种研究主要观察研究对象在自然状态下的现象和特征。因此,相对于前两类研究,非实验性研究通常更容易操作,特别适用于对研究问题了解不足的情况。在选择研究方法时,研究者应根据研究目的、资源和时间等因素进行综合考虑,以确保研究的准确性和可行性。

(2)按照研究的目的不同分类

1)回顾性研究

回顾性研究是一种利用已有的临床资料(如病历)进行分析和总结的研究方法。它不需要提前进行设计和随机分组,而是从病历查阅或随访调查中获取所需要的资料。通过回顾性研究,研究者不仅可以总结经验,还能发现问题或为进一步的研究提供线索。这种研究方法的优点是比较省时、省钱、省力,因此易于被医务工作者采用,并可作为深入研究的基础。然而,回顾性研究也存在一些缺点,比如结果偏差较大,往往因为记录不完整而导致准确性不够,同时主观因素也可能对研究结果产生影响。

2)前瞻性研究

前瞻性研究通常采用随机对照的方法,例如队列研究,在比较性研究中观察已经存在差异的两组或多组研究对象。在自然状态下持续一段时间后,研究这些组中某个现象的变化。这种方法科学且合理,具有严谨的研究设计,包括对照组的设立和明确的研究指标。通常,研究人员也相对固定,从而确保研究结果的可靠性,并能得出科学的结论。前瞻性研究是医学研究中常用的一种方法,能够更准确地揭示疾病发生、发展和转归的规律,为临床实践和公共卫生政策的制定提供科学依据。

(3)按照研究性质的不同分类

1)量性研究

量性研究是一种重要的科研方法,它是对事物中可以量化的部分进行测量和分析。量性研究的核心在于通过收集大量的数据,运用统计学和其他数学工具进行处理和分析,以检验对某一现象的某些理论假设。量性研究能够帮助研究者更加客观、准确地揭示事物之间的关系和规律,为理论构建和实践应用提供有力的支持。

2)质性研究

质性研究是一种注重深度和整体性的探究方法,它强调研究者作为研究工具的角色,在自然情境下通过与研究对象互动,采用访谈、观察等多种方式收集资料。这种方法重视研究对象的主体性和意义建构,使用归纳法分析资料并形成理论,旨在获得对研究对象的解释性理解。质性研究适用于探究复杂、多变的社会现象和人类行为,能够揭示其中的深层含义和内在逻辑。

4.流行病学研究

流行病学是研究疾病在人群中分布、影响因素及其控制措施的科学,其基本研究方法包括观察性研究、实验性研究和理论性研究。观察性研究可进一步分为描述性研究和分析性研究,前者主要描述疾病或健康状况的分布和特点,后者则通过对比分析探索疾病与健康状况之间的关系。实验性研究是流行病学中的重要手段,包括临床随机对照试验、现场试验和社区试验,它们通过人为干预来评估某一因素对疾病的影响。这些方法在流行病学的应用中相互补充,为揭示疾病的流行规律和制定有效防控措施提供了科学依据。

二、量性研究设计

量性研究根据研究设计方法的不同,分为实验性研究、类实验性研究及非实验性研究。

1.实验性研究设计

在护理研究领域,常用的实验性研究设计方案如下:

(1)随机对照试验

随机对照试验(randomized controlled trial,RCT)是一种科学研究方法,通过随机分配符合特定条件的研究对象到试验组或对照组。在相同的条件或环境下,对两组对象实施不同的干预措施,并多次分步地观察和研究其结果。最后对实验结果进行客观的比较和评价[5]。

RCT的适用范围广泛:首先,它适用于护理干预研究,用于探究和对比新的护理方法、预防措施或其他干预手段在疾病康复和预防方面的效果。其次,在病因研究中,当研究的因素被证实对人体无危害,但可能与疾病发生有关时,可采用RCT。然而,若某因素已被证明对人体有害,则不允许在人体上进行RCT。最后,RCT也可用于教育学研究,例如比较在线学习和传统面对面学习在护理教育中的效果。

(2)半随机对照试验(quasi-randomized controlled trial)

与标准的RCT不同,半随机对照试验采用半随机分配方式,例如根据研究对象的出生日期、入院日期或住院号等末尾数字的奇偶性来将其分配到试验组或对照组。这种分配方式可能导致基线不均衡,增大选择性偏倚的风险,从而影响结果的真实性和可靠性。

(3)非等量随机对照试验(non-equal randomized controlled trial)

在某些情况下,由于样本来源或研究经费的限制,研究者可能采用非等量随机分配方式,将研究对象按一定比例(如2:1或3:2)分配到试验组或对照组。虽然这种方法可以加快研究进程,但可能会降低检验效能。

(4)整群随机对照试验(cluster randomized controlled trial)

在此类试验中,随机分配的单位可能是一个家庭、一个团队或一个社区等。这些单位被随机分配到试验组或对照组,并接受相应的干预措施。整群随机对照试验的设计与普通RCT相似,但由于随机分配单位的不同,样本量计算和结果分析方法会有所差异,通常需要更大的样本量。

2.类实验性研究设计

(1)不对等对照组设计

也称为非随机同期对照试验,是一种研究设计方式,其中试验组和对照组的研究对象不是通过随机分组来确定的,而是由研究者或研究对象根据纳入和排除标准人为地分配到不同的组。在这种设计中,实验组接受特定的干预措施,而对照组则接受常规的对照措施。在相同的条件或环境下,针对两组的结局会同步进行观察和研究,并对实验结果进行科学的测量、比较和评价。这种设计方法与随机同期对照试验在适用范围上相似。该设计方法简单易行,易于被研究者和研究对象接受,同时可在短时间内获得较大的样本。但由于分组非随机,试验组和对照组可比性较差,可能受选择性偏倚和测量性偏倚影响,导致结果真实性下降,结论论证强度减弱。

(2)自身前后对照设计

研究者未设对照组,纳入符合标准的个体后做基线调查,接受干预措施,测量干预后结果,并比较前后两次测量结果。这种自身前-后对照设计与流行病学的自身前-后对照试验有所不同,后者比较研究对象在前-后阶段接受试验与对照措施的效果,需有洗脱期。自身前后对照设计适用于干预措施简单、时间短、需快速获取前后测试结果的研究。该设计简易,结果易得,但干预期间易受其他因素影响,真实性较差,结论论证强度较弱。

(3)时间连续性设计

时间连续性设计是对自身实验前后对照设计的优化,当自身变量的稳定性不确定时,这种设计可被采用。假设某学校想要评估一种新的教学方法对学生学习成绩的影响。由于无法在同一班级中实施不同的教学方法,因此无法设立相等的对照组。同时,也无法控制其他因素如学生背景、家庭环境、教师教学风格等的影响,所以无法进行随机分组。为了解决这个问题,学校可以采用时间连续性设计。在实施新教学方法之前,每隔一定的时间(如一个月)收集一次学生的学习成绩作为对比的基础数据。连续收集几次数据后,开始实施新的教学方法(施加处理因素X)。之后,再每隔相同的时间段用同样的方法收集学生的学习成绩,并进行比较。

3.非实验性研究设计

(1)描述性研究

描述性研究是一种利用现有资料或专项调查资料的研究方法,其目的是根据不同地区、时间和人群特征,真实地描述疾病或健康状况与暴露因素的分布情况。在护理领域,描述性研究是应用最广泛的方法之一,常用于现状调查、需求调查和影响因素调查等。描述性研究包括横断面研究、纵向研究、个案报告和病例报告等多种形式。接下来将重点介绍横断面研究和纵向研究。

1)横断面研究:它也被称为现况研究或现患率研究,是在特定的时间和空间背景下,对特定人群中的事件(或疾病)发生(或患病)状况及其相关影响(暴露)因素进行调查分析的方法。这种方法的应用非常广泛,可以用于描述各种群体事件的发生率、疾病的患病率与感染率等;初步探索与事件或疾病发生有关的因素;以及评估人群中的医疗卫生服务需求和质量。横断面研究可以分为普查和抽样调查两种类型。普查通常用于全面了解某种疾病的分布情况或描述人群的健康状况,例如它可以用于调查全体学龄儿童的视力状况或了解某个地区内高血压患者的分布情况。而抽样调查则是根据特定目的,在特定时间内从某人群总体中按照一定方法抽取一部分样本进行调查分析,然后基于这部分样本的结果来推断整个人群的状况。例如,可以抽取一部分城市居民进行空气质量与健康关系的调查。

横断面研究的优点在于实施相对容易,科学性较强,可以在一次研究中观察多种事件(疾病)的发生状况及多种相关的因素。然而,它也存在一定的局限性,例如无法确定因果关系,以及大规模的调查可能需要投入大量的人力和物力资源。

2)纵向研究:它也被称作追踪研究,是在不同的时间节点上对同一组人群的疾病状况、健康状况以及其他特定因素进行持续观察和研究,旨在揭示这些因素在时间推移下的动态变化。这种研究具有前瞻性,能够深入探索各种健康问题的发展轨迹。纵向研究的适用范围广泛,既可以用于分析疾病的成因,也可以全面追踪某种疾病的发展过程和结果,帮助我们更深入地理解影响疾病的各种因素以及疾病的自然发展历史。例如,可以对心脏病康复者进行长期的追踪研究,观察他们的生活习惯、心理状况、药物治疗效果以及病情复发情况。这种研究方法的优点在于能够捕捉到各个变量的时间动态变化,清晰地展现出自变量与因变量之间的时间先后顺序,因此其研究结果往往比横断面研究更具说服力。然而,纵向研究也存在一些挑战,比如需要投入大量的时间和资源,而且可能会受到失访等因素的影响。

(2)相关性研究

相关性研究是一种旨在探索不同变量之间是否存在关系以及存在何种关系的研究方法。与描述性研究相比,相关性研究更侧重于明确几个关键变量,并深入探索它们之间的潜在联系,从而更全面地理解这些变量之间的关系。它不仅能描述现状,还能在一定程度上揭示变量之间的因果关系。

相关性研究适用于分析某种特定因素与疾病或健康状况之间的关系,探寻可能的影响因素或线索。此外,它还能为疾病监测工作提供依据,有助于更准确地掌握疾病的发展趋势和影响因素。

相关性研究的优势在于可以利用现有的常规资料和数据进行研究,从而节省大量的人力、物力及时间。同时,在研究初期,相关性研究能够为研究者提供方向性方面的信息,有助于明确后续研究的重点和方向。然而,这种方法也存在一定的局限性,比如难以有效控制混杂因素的影响,容易导致研究结果发生偏倚和虚假联系。因此,虽然相关性研究能够揭示变量之间的关系,但其结果的论证强度相对有限。

(3)分析性研究

分析性研究是在自然环境下,对两种或更多不同的事物、现象、行为或人群进行比较,以探索它们之间异同的一种研究方法。分析性研究归属于观察法,不涉及人为干预和随机分配,这是和实验性研究不同的地方。同时,与描述性研究相比,分析性研究需要设立对照组,以便研究者更准确地比较不同组之间的差异。队列研究和病例对照研究是分析性研究中常用的两种方法。这些方法可以帮助研究者更深入地了解不同因素对健康或疾病的影响,为预防和治疗提供科学依据。

1)队列研究:它是一种前瞻性的研究方法,它通过对一群研究对象(即队列)进行追踪观察,探讨暴露因素与研究事件或疾病之间的关系。在这个研究中,研究对象会根据是否暴露于某个特定因素被分为暴露组和非暴露组(对照组),并进行一段时间的随访。通过比较两组之间所研究事件或疾病的发生率,研究者可以了解暴露因素对该事件或疾病的影响。队列研究的方向是纵向的、前瞻性的,它关注的是从原因到结果的关系。在这个研究中,暴露因素是客观存在的,而不是人为干预的。群组的划分是根据暴露因素的有无来确定,研究者不能随机化分配。例如,观察并记录一群儿童在成长过程中是否接触某种化学物质(一个可疑的致病因素),以及他们发生哮喘的情况。通过比较接触该化学物质和未接触该化学物质的两个儿童群组在观察期间哮喘的发生率,研究者可以了解该化学物质与儿童哮喘之间的关系。如果两个群组的发生率存在显著差异,那么可以认为该化学物质与儿童哮喘之间存在联系。队列研究主要用于深入检验病因假设,能够同时检验一种暴露因素与多种健康结果之间的关联。此外,队列研究还可用于评价预防和治疗效果,以及研究疾病的自然发展史。与病例对照研究相比,队列研究具有独特的优缺点。首先,队列研究能够直接获得暴露组和非暴露组的发病率或死亡率,以及反映疾病危险关联的指标。这使得研究者可以充分而直接地分析病因的作用。由于暴露因素发生在前,疾病结果在后,并且因素的作用可分等级,因此队列研究在检验病因假说方面具有更强的能力。同时,队列研究还可以同时调查多种疾病与一种暴露因素的关联,从而更全面地揭示暴露因素对健康的影响。但是,队列研究也有一些局限性,如它所需要投入的资源成本高,耗费大量的人力、财力及时间。因此,在选择研究方法时,需要根据现实情况和研究目的来权衡队列研究与病例对照研究的优缺点,选择最合适的研究方法。

2)病例对照研究:它是一种回顾性的研究方法,其目标是从已知的"果"(即疾病或事件)出发,回溯寻找可能的"因"(即相关因素)。这种方法以队列研究的基本理论为基础,但在实施过程上进行了简化,因此具有更广泛的应用价值。病例对照研究在疾病或事件发生后进行,通过调查研究对象对过去因素的暴露情况,来了解两组研究因素的暴露率或暴露水平。病例对照研究的适用范围广泛,可用于病因学研究、临床治疗效果研究、疾病预后研究,以及探索某事件或结局与特定因素之间的关系,例如医务人员流失的相关因素研究。这种研究方法的优点在于所需样本量相对较小,人力、物力投入较少,易于进行且出结果快。此外,病例对照研究对患者无损害,并且可以针对一种事件或疾病的多种原因、干预与结局等相关因素进行研究。然而,这种方法也存在一些局限性,如合理选择对照组可能较为困难,发生偏倚的可能性较大,以及论证强度相对不如队列研究。

三、质性研究设计

1.质性研究的概念

质性研究,也被称为质的研究或定性研究,是一种对特定情境下某种现象的特征、方式和含义进行深入探索的方法。在这个过程中,研究者作为主要的研究工具,会在自然环境下采用多种方法收集资料,以全面理解社会现象。他们使用归纳法分析这些资料,并通过与研究对象的互动,深入理解其行为和意义。质性研究的特点是对事物或现象进行整体、深入和连贯的研究[6]。

2.质性研究的特征

(1)质性研究的研究步骤具有高度的灵活性,允许研究者在资料收集的过程中根据实际情况进行调整。

(2)质性研究通常是多种资料收集方法的综合应用,例如深度访谈、参与观察以及档案分析等。

(3)质性研究具有全面性和深入性,致力于探索事物的深层含义和实质,而非仅仅关注表面现象。

(4)质性研究属于非干预性研究,关注特定现象和社会情境,旨在深入理解事物或现象的本质和真实状态,但不进行预测或改变,因此不会对研究对象施加干预。

(5)质性研究要求研究者深入实际研究环境,并在其中生活或工作相当长的时间,以充分理解研究对象。

(6)在选择研究对象时,质性研究通常采用目的抽样方法,即根据研究者的判断和对研究对象特征的理解进行有目的的选取。

(7)质性研究在资料收集阶段通常不设计固定的结构,也不使用特定的收集工具,而是将研究者自身作为主要的研究工具。

(8)质性研究的资料收集和资料分析通常是同时进行,形成一个连续过程,研究者会根据初步分析结果调整后续的研究策略和数据收集工作。

(9)质性研究的最终成果是形成与所研究现象和情境相适应的理论或模式。

(10)研究者在描述研究过程、自身角色以及可能的偏差时,通常会采取主观的态度。

3.质性研究的类型

质性研究涵盖了多种研究类型,如现象学研究、扎根理论研究、人种学研究、历史研究、个案研究、社会批评理论研究以及行动研究等。尽管这些研究类型在哲学理念和方法上存在一定差异,但它们的共同目标是深入探索事物的本质和意义。

4.质性研究的设计

不同的质性研究具有独特的设计。在护理学中,现象学方法是常被采用的质性研究手段,也是我国护理领域质性研究的常见方法。现象学方法的核心在于对某一现象进行深入的、精确的、系统化的研究,从而获取对现象全面、深入的理解。它强调研究者的主观经验和直观感受,通过直接观察和体验来理解现象。这种方法为研究者提供了一种独特的视角和思考方式,有助于发现被传统研究方法所忽视的细节和深层含义。以下是具体的研究步骤[7]。

(1)研究者自身的准备

1)界定研究现象:在选择具体的研究问题之前,研究者首先要明确研究现象。所谓"研究现象",即研究者希望深入了解的人、事件、行为、过程及其背后的意义。

2)明确研究问题、目的和意义:确定研究现象后,研究者需要具体描述研究问题。例如,可以探索某种护理措施对患者康复效果的影响,或者护士在面对职业压力时的应对策略等。同时,要阐明研究的目的和意义,说明为何该研究值得进行以及预期的研究成果对社会或学术界的贡献。

3)反思个人前设与见解:在进行研究之前,研究者需要对自己的个人经历、对该问题的既有认知进行深入的反思。这有助于避免在研究过程中受到个人偏见或假设的影响,确保研究的客观性和准确性。

(2)资料收集

质性研究资料的收集方法并不是在研究设计初期就完全确定的,而是一个相对灵活的过程。这些方法涵盖了访谈、观察、问卷调查、日记记录、文件查询等多种手段,其中访谈和观察是最常用的方法。在进行质性研究资料收集时,需注意以下环节:1)选择研究参与者:通常采用现场立意或目的性取样方法,样本量的大小取决于资料饱和的速度,而非统计学上的概率代表性;2)伦理考量:必须确保参与者的知情同意,保护其隐私和权益;3)访谈前准备:研究者自身的训练至关重要。在访谈前,建议请教有经验的现象学研究者,制定详尽的访谈大纲,并提升访谈技巧;4)实施有效访谈:访谈者需在资料收集过程中融合敏感性与灵活性,开放式的访谈有助于参与者更自由地分享生活经验和描述个人体验。

(3)资料分析

1)阅读原始资料:拿到资料后,研究者需多次阅读、回忆情境、重听录音或重看录像,深入资料内部,全面理解研究对象描述的现象。在阅读中,研究者需进行初步分析,检查、追踪资料,挖掘信息,明确待追问的问题,辨别主要信息。

2)设计分类纲要:在资料分析中,首先需要设计一个对资料进行分类索引的方法。这个过程涉及将资料分解成更小、更易于管理的单元,以便进行检索和回顾。为此需要制定一套分类纲要,并根据这一纲要对资料进行分类和编码。分类纲要通常是在对实际资料进行仔细阅读后形成的,可以是具体层面的描述性分类纲要,也可以是抽象层面的概念性分类纲要。

3)开放性编码:设计好分类纲要后,即可进行资料编码。编码是识别并命名概念或主题的过程,初步编码可以得到资料分析中最基础的意义单位。编码可以用词语、句子或其对应的编号、缩写等表示。

4)归类:对开放性编码得到的码号进行归类,依据一定标准形成类属。类属代表资料中的观点或主题,是对已编码内容的进一步提炼。类属分析基于相似和对比原则,即寻找资料的相似处和不同点。所形成的类属内部一致,同级之间互斥。

5)详细描述:在分析的最终阶段,研究者将整合各个主题的片段,形成一个整体框架,如理论或整体描述,这个过程可称为"讲故事",即解释主题和类属,建立联系和故事线。

(4)结果报告与论文写作

现象学研究的最终报告以描述性为主,常通过引用研究对象的原话来阐述其经历,以支持主题内容。报告注重对研究现象进行整体、情境化、动态的"深描",并适当引用当事人的语言。体验性描述是现象学写作的重要部分,但要避免随意解释或概括体验。

(李娟)

第三节 门诊科研论文撰写规范

学习科研论文撰写对门诊专科护士意义重大,可使其系统总结经验、提升学术交流能力、培养批判思维、提高问题解决能力,有助于提升护理服务质量,是护士职业发展的重要一环。门诊科研论文的撰写一般包含以下几个部分:①题目;②作者署名和单位;③摘要和关键词;④正文,包括前言、对象与方法、结果、讨论及致谢(酌情);⑤参考文献[8]。

一、题目

论文题目应精准反映核心内容,要简洁明了。拟定题目时要控制长度、避免使用标点,尽量不用非公认缩略语。主标题无法全面反映主题时,可加副标题。总之,标题需简洁清晰。论文的标题作为一个完整的句子,旨在清晰地传达研究的核心内容,通常涵盖两到三个基本要素:研究对象、结果变量及(或)干预措施。

二、作者署名和单位

学术论文需明确标注作者姓名和工作单位,以便联系和咨询,并体现对内容的负责态度。署名权的行使极为严肃,多人合作时,署名顺序依贡献度和参与度排列,第一作者通常是构思、设计、执行研究及撰写论文的主要贡献者。

三、摘要

摘要是学术论文的精髓所在,它以简明的语言对论文的研究目的、方法、结果和结论进行高度概括。通过摘要,可快速把握核心内容。摘要的开头应明确阐述研究的目的,用一两句话概括地指出研究所要解决的问题。方法部分应简要介绍研究的设计、对象、数据收集方式、观察指标以及统计分析手段等关键信息。结果部分应精练地呈现研究的主要发现,包括具体的数据和其统计学及临床意义。在展示结果时,应按照其重要性和意义进行排序,并确保表达的准确性和清晰度。结论部分应总结研究的主要观点,指出研究的创新之处、存在的未解决问题和未来研究方向。

四、关键词

关键词是为了帮助读者快速了解论文主题,以及在检索时迅速找到相关文献而特别设计的一种人工语言。这些关键词可以是单词、词组或短语,它们能够反映文章的核心内容。在选择关键词时,一般会从文章的标题、摘要和小标题中挑选,数量通常控制在3~5个。为了确保论文能够被国内外的文献检索系统所收录,并提高论文的引用率,作者在选择关键词时应优先使用美国国立医学图书馆出版的 Index Medicus 和中国医学期刊索引中的主题词(MeSH)。

五、正文

科研论文的正文内容通常采用一种相对固定的结构,主要包括前言、研究对象与方法、结果和讨论等几个部分。虽然这种格式并不是绝对固定的,可以根据文章的实际内容进行灵活调整,但对于大多数研究论文或初学者来说,采用四段式写作仍然是非常有必要的。

1. 前言

前言,也称为引言、导言或研究背景,是一篇论文的开篇部分。它主要概述了研究背景、当前国内外的研究现状和进展,以及研究的思路、目的和意义。前言应直接切入主题,简洁明了地突出重点,无需添加小标题、插图、列表或非标准符号、术语、缩略词。对于英文缩写,应在其首次出现时提供中文全称和英文全称。前言的长度应控制在200字至400字之间,避免冗长和自我评价,只需明确指出研究主题。

2.研究对象与方法

"对象与方法"作为研究论文的关键环节,直接反映了论文的严谨性、科学性和创新性。在撰写时,需明确描述研究样本及其选择方式,同时详细阐述所采用的研究手段。具体如下:

(1)研究对象

1)研究的起止时间:描述研究对象时,应明确说明研究的起始和结束时间,以及研究对象的来源和身份(如住院患者、门诊患者或社区居民等)。同时,需指出样本是否通过随机抽样获得,并提供年龄、性别等一般人口学数据。若采用随机抽样,应具体阐述抽样方法,避免笼统描述。

2)研究对象的纳入和排除标准:在研究对象的选择过程中,必须明确纳入和排除的标准。临床病例的纳入应基于确切的诊断标准和确诊方法,这些标准和方法应该是该疾病诊断的金标准或当前学术界公认的标准。此外,可能还有其他特定的纳入和排除标准。如果研究包含对照组,对照组的选择标准也应明确。这些标准必须具体、严格,以确保研究结果的可靠性和可重复性。

3)统计学描述:在描述研究样本量时,应详细说明其统计学计算过程,并解释公式中各参数的选择依据,从而确保研究结果的统计学可靠性。通过合理的样本量计算,可以增强研究结论的准确性和说服力。

4)分组:在研究中,若设立对照组,必须清晰阐述分组方式。如采用随机分组,应具体说明随机过程;若使用分配隐藏或盲法分组,也需作相应阐释。为确保研究各组之间的可比性,应预先制定表格,对比各组基线数据,包括人口学和关键临床特征,并进行统计检验,以验证基线资料的均衡性。

(2)研究方法

1)研究设计:应简洁明了地描述研究设计方案,如实验性可采用"随机对照"或"半随机对照",类实验性可用"非对等对照""自身对照"等设计,非实验性则可用"病例对照""队列"或"描述性"研究。

2)干预措施:干预性研究在论文中应详细阐述干预的具体内容、方法、时长及人员组织等,同时对对照组的护理措施进行详细描述。

3)测量指标和研究工具:论文应明确说明干预后的测量指标和判断标准。若使用评定量表,应介绍其信度、效度及评分标准;若采用自制问卷,则需阐述问卷内容、结果判断方法和内容效度的验证过程。

4)资料收集方法:资料收集过程应详细描述,包括伦理审定、对象招募、知情同意、测量实施或问卷发放回收等步骤。对于多次测量的研究,应特别注明每次测量的时间点和内容。

5)质量控制:科研论文应详细阐述如何控制实施过程中的偏倚和干扰,包括提高研究对象依从性、随访率和调查员培训等措施,以增强论文的科学性和可信度。

(3)统计分析方法

论文应简要介绍资料分析内容、统计方法,并根据研究类型和数据性质处理数据,明确所选统计分析模型。使用计算机分析时,需说明统计学软件。

3.结果

结果是论文的核心,包括现象和数据,经整理后用文字报告。文字冗长时,可用图表归纳,但要避免过多,尽量简练。描述结果时按逻辑顺序,保持真实性和科学性,准确报告,不加评价。

4.讨论

讨论部分是对研究结果进行深入、理性的分析、解释和评价,包括临床护理观察或实验结果的理论解释、研究结果的理论价值、国内外研究动态比较、研究方法与材料的评价,以及对当前问题的见解、未来展望等。作为全文的关键部分,讨论应详尽、充分,展现研究的深度和广度。

5.结论

结论是基于研究结果提炼出的新观点,涵盖结果的核心意义、应用前景及限制,并指出未来研究方向。结论需经过多次验证后慎重得出,而非单次研究即可轻易断定。

6.致谢

致谢是对在课题研究或论文撰写中提供指导、帮助、支持、协作的单位和个人,以及提供技术、物质或经费支持的单位和个人表示感谢的部分。

六、参考文献

参考文献是列出论文中引用的文献,用于支撑论点、展示信息来源。其作用包括:体现科学依据、避免重复、尊重他人成果、方便检索资料。参考文献的书写必须严格遵循规范,作者应亲自挑选与论文紧密相关且最新的公开发表文献,并优先引用原著。在引用时,必须确保论点准确无误、避免断章取义,同时按照规定的格式和标注要求进行著录,包括序号、位置和形式的规范标注,以确保学术严谨性和可读性。

参考文献的类型使用单字母标识,如 M 代表专著,C 代表论文集,N 代表报纸文章,J 代表期刊文章,D 代表学位论文,R 代表报告,S 代表标准,P 代表专利。这种标识方法简洁明了,方便读者快速了解论文引用文献的类型。参考文献各著录项的书写格式如下:

(1)期刊文章书写格式:[序号]作者.篇名[J].刊名,出版年份,卷号(期号):起止页码.如:[1]黄欢欢,周科嘉,曹松梅,等.基于混合感知模型的智慧养老平台的建立与应用[J].中华护理杂志,2021,56(3):421-426.

(2)专著类书写格式:[序号]作者.书名[M].出版地:出版社,出版年份:起止页码.如:[1]尤黎明,吴瑛.内科护理学[M].北京:人民卫生出版社,2017:10-12.

(3)论文集书写格式:[序号]作者.篇名[C].出版地:出版社,出版年份:起止页码.如:[1]张伟,刘洋.深度学习在医疗影像诊断中的应用研究[C].北京:科学出版社,2023:45-58.

(4)报纸文章书写格式:[序号]作者.篇名[N].报纸名,出版日期(版次).如:[1]刘喜梅.发挥特色优势,推动中医护理发展[N].人民政协报,2024-03-20(5).

(5)学位论文书写格式:[序号]作者.篇名[D].出版地:保存者,出版年份:起止页码.如:[1]彭超华.老年人自我忽视现况及其影响因素的研究[D].武汉:华中科技大学,2018:10-12.

(6)研究报告书写格式:[序号]作者.篇名[R].出版地:出版者,出版年份:起止页码.如:[1]中商产业研究院.2024—2029年中国数据中心建设市场供需趋势及发展战略研究预测报告[R].深圳:中商产业研究院,2024:9-10.

(7)专利书写格式:[序号]专利申请者或所有者.专利题名:专利国别,专利号[P].公告日期或公开日期[引用日期].如:[1]李娟.一种气管插管固定器:中国,201720880540.2[P].2019-01-11[2021-11-26].

(李娟)

第四节 其他论文撰写

一、综述

护理综述论文聚焦于特定护理主题,通过广泛查阅国内外最新原始医学护理文献,并经深入理解、分析、归纳、整理及评价后撰写而成,具有护理专业普及性。其中,"综"指对文献的综合分析,即对资料进行归纳整理,剔除不实信息,以精练、明确、客观的方式介绍专题内容;而"述"则体现了作者的观点和评价。

1. 写作步骤

(1) 选题

选题的依据主要包括以下几点:1) 遵循科研选题的基本原则,如实用性、新颖性和独创性等;2) 应根据专业需求来选择课题,重点关注护理事业中亟待解决或发展的重大问题;3) 选题还要充分考虑现实文献资料的情况,因文献资料是综述论文写作的基础,没有充足的资料无法撰写综述;4) 选题还应客观评估自己的专业能力、写作水平和兴趣,以便将查阅的文献与自己熟悉的领域相结合,深入透彻地阐述所选主题。

(2) 收集与整理资料

在确定选题之后,需要广泛地收集和阅读相关材料。为了确保研究的时效性,研究者应优先引用期刊文献,特别是近2~3年内的文献。对于理论和概念部分,可以适当地引用具有权威性的专著或教科书。在广泛阅读材料的基础上,研究者应精选出具有代表性和权威性的文献进行深入阅读。在阅读过程中,要做好摘录工作,摘录的内容主要包括作者、题目、刊名、出版年份、研究目的、研究方法、主要结果和结论等。

(3)草拟提纲

草拟提纲的实质在于对已掌握的资料信息进行更深层次的加工整理。具体步骤通常包括:1)明确前言部分的要点,确立综述的引入和背景;2)确定主体部分的若干个大段落及其对应的大标题,这些大段落将构成综述的核心内容;3)进一步细化每个大段落中的小段落及其小标题,确保内容的层次性和条理性;4)根据前述步骤撰写完整的提纲,并据此构建综述的整体框架。

2.写作格式及要求

综述撰写通常遵循一定的格式规范,主要包括题目、著者、摘要、关键词、正文和参考文献等部分。

(1)题目

综述的题目是其内容的精华所在,通常由所探讨的主题和相应的说明性词语组成。例如,在《骨折病人术后便秘护理研究进展》这一题目中,"骨折病人术后便秘护理"明确指出了综述的核心对象,而"研究进展"则作为说明语,概括了文章的内容方向。

(2)摘要

摘要作为综述的重要组成部分,属于指示性摘要,其主要功能是在300字以内概括性地介绍论文的主题内容,而不涉及详细的数据和结论。在撰写摘要时,应特别注意避免与前言内容的重复和混淆,同时避免使用第一人称词汇,如"本文""作者"等。

(3)前言

前言是综述的开篇部分,通常约300字左右。在这有限的篇幅内,需要清晰地介绍相关概念或定义、讨论范围,概述相关护理问题的现状、存在问题、争论的焦点以及发展趋势等。前言的撰写应紧扣综述主题,避免过多涉及与主题不直接相关的内容。

(4)主体

主体是综述的关键组成部分,它以论据与论证为基石,旨在提出问题、深入剖析并寻求解决之道。作者在此部分会广泛比较各专家学者的观点,同时融入个人的经验与见解,从多元视角阐明护理问题的历史脉络、当前状况、争议焦点、未来方向及其解决方案。

(5)小结

小结部分是综述的收尾,它应与前言形成紧密的呼应。在前言中所抛出的问题或议题,小结中应当给予明确且凝练的回答或总结。小结不仅要概括性地回顾主体部分所提及的各种观点、研究成果和结论,还要对这些内容进行对比和分析,进而为读者指明该领域未来的可能发展趋势。

(6)参考文献

参考文献在综述中占有重要地位,其数量通常多于一般科研论文。因为综述的内容主要来源于已有文献,所以必须将引用的论点、数据、研究结果等文献出处详细列于文后,便于读者验证和深入探究。在写作过程中,要特别警惕避免引用二次或多次转引的文献,这样可以减少信息的失真和误解。

二、医学科普文章

医学科普文章,由医学领域的专家、学者或科普作家精心撰写,采用易于理解的语言将专业医学知识普及给大众。这些文章不仅有助于提升公众的健康素养,使他们能够更好地认识并预防疾病,从而维护个人健康,而且还架起了医患之间的沟通桥梁,增强了患者对医生诊疗建议的理解与信任。此外,面对网络上泛滥的健康谣言,医学科普文章应及时站出来,传播科学、准确的健康信息,捍卫公众的健康权益。更重要的是,这类文章还能激发公众对医学研究的兴趣,为医学领域的创新与发展注入新的活力。医学科普文章写作步骤如下:

(1)确定主题:在选择医学科普文章的主题时,应选择既实用又能吸引读者的内容,同时要兼顾其时效性和公众关注度,从而提升文章的整体吸引力。

(2)深入研究和收集信息:必须严谨地参考权威医学文献以确保信息的准确度和科学性,并结合专家观点,以提升文章的可信度和深度,为读者提供全面而可靠的医学知识。

(3)构建文章框架:撰写时应制定清晰的提纲,明确文章的重点和逻辑顺序,并合理安排内容布局,从而确保整篇文章条理清晰、易于理解,使读者能够轻松获取所需的医学知识。

(4)编写引人入胜的内容:为了吸引并持续抓住读者的兴趣,作者应以一个吸引人的开头来启程,比如通过提出问题、讲述故事或描述场景等方式来达到引人注意的目的。随后,保持内容的连贯性和趣味性至关重要,撰写者可以运用生动的语言和贴近生活的实例来深入浅出地解释复杂的医学概念。在文章的结尾部分,进行简洁明了的总结,并为读者提供实用的建议或启示,从而帮助他们将所学知识应用到日常生活中,提升健康水平。

（5）审读与修改:初稿完成后,仔细审读至关重要,它能提升文章的语言流畅性和逻辑严密性,纠正错别字和语法错误,提高整体质量。同时,邀请他人审阅也能提供宝贵建议,完善文章,确保读者获得准确易懂的医学知识。

（6）发布与分享:文章定稿后,选择适合的发布平台,如医学杂志、报纸或科普网站,并积极推广,以扩大医学知识的影响力。发布前,务必再次检查文章的排版和格式,确保读者获得最佳阅读体验。

（杨欣　李娟）

参考文献

[1]罗爱静,于双成.医学文献信息检索[M].3版.北京:人民卫生出版社,2015.

[2]郭继军.医学文献检索与论文写作[M].5版.北京:人民卫生出版社,2018.

[3]李秀华,孙红.专科护理导论[M].北京:人民卫生出版社,2018.

[4]李宗芳,郑芳.医学科研课题设计、申报与实施[M].3版.北京:人民卫生出版社,2023.

[5]陈世耀,刘晓清.医学科研方法[M].2版.北京:人民卫生出版社,2022.

[6]胡雁.护理研究[M].4版.北京:人民卫生出版社,2012.

[7]李峥,刘宇.护理学研究方法[M].2版.北京:人民卫生出版社,2018.

[8]吴忠均.医学科研论文撰写与发表[M].3版.北京:人民卫生出版社,2021.